图书在版编目（CIP）数据

新疆维吾尔自治区中药维吾尔药饮片炮制规范：2020年版 / 新疆维吾尔自治区药品监督管理局编写. —北京：中国医药科技出版社，2021.7

ISBN 978-7-5214-2189-7

Ⅰ. ①新… Ⅱ. ①新… Ⅲ. ①饮片–中药炮制学–规范–新疆②维吾尔族–民族医学–饮片–炮制–规范–新疆 Ⅳ. ①R283.64-65②R291.5-65

中国版本图书馆 CIP 数据核字（2020）第 235884 号

美术编辑　陈君杞
版式设计　易维鑫

出版　**中国健康传媒集团 | 中国医药科技出版社**
地址　北京市海淀区文慧园北路甲 22 号
邮编　100082
电话　发行：010-62227427　邮购：010-62236938
网址　www.cmstp.com
规格　889×1194mm　1/16
印张　24½
字数　455 千字
版次　2021 年 7 月第 1 版
印次　2021 年 7 月第 1 次印刷
印刷　三河市万龙印装有限公司
经销　全国各地新华书店
书号　ISBN 978-7-5214-2189-7
定价　268.00 元

获取新书信息、投稿、
为图书纠错，请扫码
联系我们。

新疆维吾尔自治区中药
维吾尔药饮片炮制规范

编 委 会

序

——擦亮中医药文化瑰宝

习近平总书记指出："中医药学包含着中华民族几千年的健康养生理念及其实践经验，是中华文明的一个瑰宝，凝聚着中国人民和中华民族的博大智慧。""要遵循中医药发展规律，传承精华，守正创新，加快推进中医药现代化、产业化。"一株小草改变世界、一缕药香跨越古今。新中国成立71年来，党和政府高度重视中医药工作，特别是党的十八大以来，以习近平同志为核心的党中央把中医药工作摆在更加重要的位置，中医药改革发展取得显著成绩，为增进人民健康作出了重要贡献，也对世界医学文明产生积极影响。这些重要论述深刻阐述了中医药的历史价值、文化价值、现实作用，是坚定民族自信、文化自信的重要支撑，增强了我们传承创新发展中医药的底气和信心，为我们传承创新发展中医药指明了方向。

2010年，新疆制定并颁布了第一部《新疆维吾尔自治区中药维吾尔药饮片炮制规范》（2010年版）。十年来，这部规范在加强中药维吾尔药饮片管理，保证饮片质量安全，保障各族人民群众用药安全及中医药产业发展中发挥了重要作用。随着科学技术的发展、中药维吾尔药饮片质量研究和检验检测方法的不断进步，《新疆维吾尔自治区中药维吾尔药饮片炮制规范》（2010年版）中部分炮制方法技术已不符合《省级中药饮片炮制规范修订的技术指导原则》相关要求，影响了中药维吾尔药产业传承创新发展。

面向未来，中医药需要传承精华，更需要跟上时代的脚步。坚持守正创新，才能让国粹传承发展。守正是为更好地弘扬中华民族优秀传统文化，创新是为进一步促进中医药这个瑰宝的传承发展。2019年，按照国家药品监督管理局工作部署，新疆维吾尔自治区药品监督管理局立足实际情况，启动了《新疆维吾尔自治区中药维吾尔药饮片炮制规范》（2020年版）的修订工作，成立了新疆维吾尔自治区中药饮片炮制规范修订工作委员会，由新疆维吾尔自治区药品监督管理局和药品检验研究院共同组成课题组，负责制修订和编撰工作。

一年来，在新疆维吾尔自治区党委政府和新疆维吾尔自治区市场监督管理局的关心支持下，在新疆维吾尔自治区药品监督管理局党组的帮助下，课题组的科研技术人员深入新疆中药民族药饮片生产、经营企业和使用单位，开展实地调研，详细了解和掌握中药维吾尔药饮片炮制情况，收集相关参数，参考大量文献资料，广泛征求专家意见，反复论证修改，几易其稿，才使《新疆维吾尔自治区中药维吾尔药饮片炮制规范》（2020年版）书稿成型，并顺利通过国家药品监督管理局的备案程序。

《新疆维吾尔自治区中药维吾尔药饮片炮制规范》（2020年版）一书面世之际，我相信，这本倾注了新疆维吾尔自治区药品监督管理局、药品检验研究院相关科研技术人员心血和汗水的劳动成果，将会受到广大中药维吾尔药（哈药、蒙药）饮片检验检测同行、相关企业、使用单位和研究人员的欢迎，为科学开展中药维吾尔药饮片检验检测和相关生产、使用、研究工作起到积极的帮助和指导作用。

中医药的发展，任重而道远。传承历史，守正创新，我们才能共同擦亮中医药文化瑰宝，为健康中国建设助力。我希望，编写本书的新疆维吾尔自治区药品监督管理局、药品检验研究院的科研技术人员把中国共产党的信任和重托牢记心上，把对历史和人民的责任扛在肩上，担当作为，开拓奋进，在今后的工作中勤学习、勤实践、勤探索、勤创新，积极研究出更多的科研成果，为谱写新时代中医药传承创新发展新篇章、为推进健康中国建设和增进各族人民健康福祉作出新的更大贡献。

新疆维吾尔自治区市场监督管理局党组成员
新疆维吾尔自治区药品监督管理局党组书记、局长

张钶祥

2020年10月

前　言

　　中药维吾尔药炮制在我国历史悠久，其目的是增强药材疗效，降低或消除药材毒副作用，从而适应临床需要。为进一步继承和发展新疆维吾尔自治区中药维吾尔药传统炮制经验，加强中药维吾尔药饮片管理，提高中药维吾尔药饮片质量，规范中药维吾尔药饮片炮制，保证临床应用疗效和安全，新疆维吾尔自治区药品监督管理局根据《中华人民共和国药品管理法》规定，按照《省级中药饮片炮制规范修订的技术指导原则》要求，采用现行版《中华人民共和国药典》（以下简称《中国药典》）药材标准收载格式，在《新疆维吾尔自治区中药维吾尔药饮片炮制规范》（2010 年版）的基础上，结合新疆维吾尔自治区实际情况，编制了《新疆维吾尔自治区中药维吾尔药饮片炮制规范》（2020 年版）（以下简称《规范》)，作为新疆维吾尔自治区中药维吾尔药饮片生产、流通、使用、检验和监督的重要依据和法定技术标准。

　　本《规范》收载了 215 个饮片炮制规格，涉及 183 种中药维吾尔药材，均为新疆维吾尔自治区中药维吾尔药生产、经营、使用的常用品种。为突出新疆维吾尔自治区中药维吾尔药饮片炮制特色，按照《省级中药饮片炮制规范修订的技术指导原则》相关要求，本《规范》删除了《新疆维吾尔自治区中药维吾尔药饮片炮制规范》（2010 年版）中收载的与现行版《中国药典》一部收载重复的 72 个品种、140 个炮制规格（包括核桃仁和牛黄两个打粉饮片）；不再收载红豆杉和海狸香 2 个来源属于濒危野生动植物品种；增订了牛蒡根等 24 个自治区药品监督管理局药材标准收载品种和《甘肃省中药饮片炮制规范》（2009 年版）收载品种，共涉及 26 个炮制规格；参照新疆维吾尔自治区药品监督管理局药材标准收载品种、中国药典委员会标准提高品种公示稿和《湖北省中药饮片炮制规范》（2018 年版）对一枝蒿等 31 个品种的质量标准进行了修订；修订了炒阿育魏果等 6 个打粉饮片的炮制方法；根据相关文献，结合专家建议，

I

对个别品种的植物来源、拉丁学名、【注意】或其他描述有误或不规范之处进行修订；将个别仅有炮制方法的饮片炮制规格作为附录进行单独罗列，供饮片生产和使用单位参考；增加了部分原植物和饮片的彩色图片；为方便查询，书后编制了中文索引（按汉语拼音顺序）。

在本《规范》编制过程中，新疆维吾尔自治区药品检验研究院负责标准制定的具体组织、协调和管理工作；新疆维吾尔自治区药物研究所、新疆维吾尔自治区中药民族药研究所、新疆维吾尔自治区维吾尔医药研究所、新疆医科大学、新疆医科大学附属中医医院、新疆维吾尔自治区维吾尔医医院相关专家对增修订品种进行审核并对其他品种提出修订意见和建议；新疆银朵兰维药股份有限公司和和田维吾尔药业股份有限公司积极派员协助编制工作并提供部分图片。在此一并表示衷心的感谢。

由于时间、水平和经验所限，不足之处在所难免，希望各有关单位和广大医药工作者在执行过程中及时提出宝贵意见，以便今后进一步修订完善和再版时参考。

本《规范》自 2020 年 12 月 30 日起实施。

新疆维吾尔自治区药品监督管理局

2020 年 11 月

目　录

凡　例

一、根据《中华人民共和国药品管理法》规定，按照《省级中药饮片炮制规范修订的技术指导原则》要求，制定《新疆维吾尔自治区中药维吾尔药饮片炮制规范》（2020年版）（以下简称《规范》）。本《规范》是新疆维吾尔自治区中药维吾尔药饮片质量监督、管理、检验的法定技术标准，由新疆维吾尔自治区药品监督管理局颁布实施，自正式实施之日起执行。本《规范》一经颁布实施，其所收载同品种或相关内容的《新疆维吾尔自治区中药维吾尔药饮片炮制规范》（2010年版）即停止使用。

二、《规范》收载了215个饮片炮制规格，涉及183种中药维吾尔药材，均为新疆维吾尔自治区中药维吾尔药生产、经营、使用的常用品种。其药材主要来自《中华人民共和国药典》（以下简称《中国药典》）（2020年版）一部、《中华人民共和国卫生部药品标准》维吾尔药分册、《中华人民共和国卫生部药品标准》中药材第一册、《维吾尔药材标准》上册（1992年版）、《儿茶等43种进口药材质量标准》和新疆维吾尔自治区药品监督管理局药材标准中收载的品种。

三、本《规范》分序、前言、凡例、品名目次、正文、附录、图片、索引等八个部分。各部分描述的主要内容如下：

1. 前言　概述制定本《规范》的渊源、目的、依据及管理办法。

2. 凡例　解释和使用本《规范》的基本指导原则，把与正文、附录及质量检定有关的共性问题加以规定，避免在标准中重复说明。凡例中的有关规定具有法定的约束力。除本《规范》规定外，其他有关凡例和通则等均按现行版《中国药典》执行。

3. 品名目次　按药材和饮片名称中文名笔画顺序排列，同笔画数的字按起笔笔形一丨丿丶一顺序排列。在药材名称下列出饮片名称，同一药材的不同炮制品种按中文笔画顺序排列。

4. 正文　各品种项下，按顺序分别列有【品名】（中文名、汉语拼音、维吾尔文名称、拉丁名）、【来源】【炮制】【性状】【鉴别】【检查】【浸出物】【含量测定】【性质】或【性味与归经】【功能与主治】【用法与用量】【注意】【贮藏】【药材标准来源】【曾用名】等项。

5. 附录 本《规范》附录收载了炮制通则、常用炮制辅料、其他炮制品，简要介绍了常用炮制方法及工艺、炮制饮片规格标准、炮制辅料及仅有炮制方法描述的炮制品等，药材和饮片取样法、药材和饮片检定通则等照现行版《中国药典》通则中相关内容进行操作。

6. 图片 本《规范》附图中收载了部分饮片的原植物或原植物生境图片、市售商品饮片图片、显微鉴别图片、薄层鉴别色谱图片的彩色照片。

7. 索引 为方便查阅本《规范》，索引收载了饮片名称中文索引（按汉语拼音顺序排列）。

四、本《规范》正文各项描述的含义如下：

【品名】 是指中药维吾尔药正名、汉语拼音、维吾尔文名称、拉丁名。正名采用现行版《中国药典》《中华人民共和国卫生部药品标准》维吾尔药分册、《中华人民共和国卫生部药品标准》中药材第一册、《维吾尔药材标准》上册（1992 年版）、《儿茶等 43 种进口药材质量标准》和新疆维吾尔自治区药品监督管理局药材标准中使用的药材法定名称；汉语拼音为正名的汉语拼音；维吾尔名称在《中华本草》（维吾尔药卷）的基础上，进行了专业的审定，现形成该药维吾尔文名称。药材拉丁名与该饮片药材拉丁名一致。

【来源】 描述原植（动、矿）物的科名、中文名、拉丁学名、药用部位（矿物药注明类、族、矿石名或岩石名）、采收时期等内容。

【炮制】 概略表述药材通过净制、切制或炮制等加工操作，制成一定规格饮片的具体方法。与现行版《中国药典》炮制方法相同的采用药典方法，维吾尔药材炮制尽量保留新疆维吾尔药特色炮制方法。加工炮制方法与本《规范》附录炮制通则相同的，列出引用的炮制方法、条件或程度，不再赘述其详细过程；若加工炮制方法与本《规范》附录炮制通则不同的，则详细描述相应的加工炮制过程。

【性状】 系指药材经加工炮制后的饮片（净制品、切制品、炮炙品）的性状。描述内容有：外观形状、大小、色泽、表面、质地、断面特征及气味等方面的内容。同一品种下的不同炮制品分别进行描述。一种饮片，多种基原，性状不同者，则分别描述，先重点描述一种，再分述其他种的主要区别点。

【鉴别】 包括外观鉴别、理化鉴别、显微鉴别和薄层色谱鉴别。

【检查】 系指检查药材饮片中含有并需要控制物质的方法。对部分饮片品种的杂质、水分、总灰分、酸不溶性灰分等，在检查项下做出了具体的规定。其中，水分检查未注明用第几法检查时，按现行版《中国药典》通则 0832 第二法（烘干法）测定。

【浸出物】 系指用水或其他溶剂采用冷浸、热浸等方法对饮片中的可溶性物质进行测定。

【含量测定】 系指对饮片某一主要有效成分或某类成分的含量或限量范围进行测定的方法。

【性质】 是以维吾尔医理论对该饮片性能的概括，并尽可能体现炮制前后的变化。主要参考依据为《中华本草》（维吾尔药卷）。

【性味与归经】 是按中医理论对该饮片性能的概括，并尽可能体现炮制前后的变化，主要参考依据为现行版《中国药典》。

【功能与主治】 系以中医或维吾尔医学理论和临床用药经验为主对该饮片所做的概括描述，并尽可能体现炮制前后的变化。对于某些炮制品的功能与主治和生品有区别的，则补充记述。主要参考依据为现行版《中国药典》《中华人民共和国卫生部药品标准》维吾尔药分册、《中华人民共和国卫生部药品标准》中药材第一册和《中华本草》（维吾尔药卷）。

【用法与用量】 用法除另有规定外，一般指水煎内服；用量一般指成人一日常用剂量，必要时可根据需要酌情增减。

【注意】 系指主要的禁忌和不良反应。使用时的配伍禁忌、毒副作用和其他必须遵循的有关规定。主要参考依据为现行版《中国药典》《中华人民共和国卫生部药品标准》维吾尔药分册、《中华人民共和国卫生部药品标准》中药材第一册和《中华本草》（维吾尔药卷）。

【贮藏】 系指饮片贮存与保管的基本要求，有关术语表述同现行版《中国药典》凡例。

【药材标准来源】 系指炮制品原药材质量标准的出处。

【曾用名】 系指在相关文献资料或在当地炮制加工、临床配伍中习惯使用的名称。

五、本《规范》所用的原药材，应符合有关药材标准的规定。

六、本《规范》所用的炮制辅料，应符合辅料标准的有关规定。

七、药材炮制用水系指符合国家生活饮用水标准的清洁水（简称清水）。

八、除本《规范》另有规定外，《规范》中所用术语、计量单位、试验用水、试药试液、指示剂、精确度要求及检验方法等均以现行版《中国药典》的凡例和通则为依据。

九、除本《规范》另有规定外,《规范》中对照品和对照药材应使用由国务院药品监督管理部门指定的单位统一供应的对照品和对照药材,国家无统一供应的由新疆维吾尔自治区药品监督管理部门指定的单位制备、标定和供应。

十、本《规范》未尽事宜,均按现行版《中国药典》有关规定执行。

十一、本《规范》的实施、修订及解释权归新疆维吾尔自治区药品监督管理局。

品 名 目 次

五　画

甘石龙卡白印包司奶对

八　　画

青玫苦苹苜松刺奇欧鸢非罗侧乳

九 画

指荜茴荨药胡南韭哈香秋胆洋神蚤骆

一 枝 蒿

Yizhihao

يىزىخۇ ئەمنى

ARTEMISIAE RUPESTRIS HERBA

本品为菊科植物一枝蒿 *Artemisia rupestris* L. 的干燥全草。春、夏二季花期采挖，除去杂质，晒干。

【炮制】 除去杂质及灰屑，切段。

【性状】 根和根茎呈类圆柱形，表面土黄色至灰褐色，常带少数短须根，断面黄色。茎单一或数个丛生，呈圆柱形，幼枝和花枝上有短绒毛，老枝或枝的下部光滑，有不甚明显的细纵条纹，直径 1.5～3mm，呈紫红色或黄绿色，中空。基部裂片呈狭披针形，具柄，上部叶较小，羽裂或不分裂，叶两面均被疏绒毛。花序总苞片 3～4 层，外层绿色，纸质，条形，内层膜质，卵形；管状花，黄色或白色，边花 1 列，雌性；内层花两性。全草具特异芳香，味微苦。

【鉴别】 （1）本品茎横切面：表皮细胞 2～3 列，类矩形，排列整齐，呈切向延长。外被角质层。并生有多细胞非腺毛。皮层细胞数列不规则排列，内皮层细胞较大，排列整齐。在茎的棱脊处常有外韧型维管束，韧皮部外侧有柱鞘纤维群，木质部导管排列较紧密。髓部细胞较大，壁多木化，有的具纹孔，中央为空腔。

本品粉末黄绿色。叶表皮细胞垂周壁弯曲或较平直，气孔不定式，副卫细胞常 3～5 个。非腺毛众多，基部分枝形或叉状，由 1～3 余个细胞组成，顶端狭尖，长 50～600μm。花粉粒甚多，类圆球形，具 3 孔沟，外壁较厚，直径约 30μm。导管多为螺纹或孔纹，直径 10～15μm。薄壁细胞有纹孔，偶见草酸钙方晶，直径 2～10μm。木纤维长方形或长棱形。

（2）取本品粉末 1g，加甲醇 50ml，超声处理 10 分钟，滤过，回收溶剂至干，残渣加甲醇 2ml 使溶解，作为供试品溶液。另取一枝蒿酮酸对照品，加甲醇制成每 1ml 含 2mg 的溶液，作为对照品溶液。照薄层色谱法（《中国药典》2020 年版四部通则 0502）试验，吸取上述两种溶液各 5μl，分别点于同一硅胶 GF$_{254}$ 薄层板上，以石油醚（30～60℃）－乙酸乙酯－冰乙酸（20∶10∶1）为展开剂，展开，取出，晾干，置紫外光灯（254nm）下检视。供试品色谱中，在与对照品色谱相应的位置上，显示相同颜色的斑点。

【检查】　杂质　不得过 3%（《中国药典》2020 年版四部通则 2301）。

水分　不得过 10.0%（《中国药典》2020 年版四部通则 0832 第二法）。

总灰分　不得过 16.0%（《中国药典》2020 年版四部通则 2302）。

酸不溶性灰分　不得过 1.0%（《中国药典》2020 年版四部通则 2302）。

【浸出物】　照醇溶性浸出物测定法（《中国药典》2020 年版四部通则 2201）项下的热浸法测定，用稀乙醇作溶剂，不得少于 15.0%。

【含量测定】　照高效液相色谱法（《中国药典》2020 年版四部通则 0512）测定。

色谱条件与系统适用性试验　以十八烷基硅烷键合硅胶为填充剂；以甲醇－0.5%醋酸溶液（60∶40）为流动相；检测波长为 245nm。理论板数按一枝蒿酮酸峰计算应不低于 4000。

对照品溶液的制备　取一枝蒿酮酸对照品适量，精密称定，加甲醇制成每 1ml 含 50μg 的溶液，即得。

供试品溶液的制备　取本品粉末（过三号筛）约 1.0g，精密称定，置具塞锥形瓶中，精密加入甲醇 100ml，称定重量，密塞，超声处理（功率 250W，频率 40kHz）30 分钟，放冷，再称定重量，用甲醇补足减失的重量，摇匀，滤过，取续滤液，即得。

测定法　分别精密吸取对照品溶液与供试品溶液各 10μl，注入液相色谱仪，测定，即得。

本品按干燥品计算，含一枝蒿酮酸（$C_{15}H_{20}O_3$）不得少于 0.20%。

【性质】　寒，味辛、苦。

【功能与主治】　清热，消炎止痛，凉血解毒。用于热性或胆汁性或血液质性疾病。

【用法与用量】　6～20g。外用适量。

【贮藏】　阴凉干燥处。

【药材标准来源】　《卫生部药品标准》中药材 1 页。

丁 香 油

Dingxiangyou

قەلەمپۇر يېغى

CARYOPHYLLI OLEUM

本品为桃金娘科植物丁香 *Eugenia caryophyllata* Thunb. 的干燥花蕾经水蒸气蒸馏得到的挥发油。

【炮制】 取丁香 280g，加水 1700ml 浸泡，加食盐 24g，文火加热至丁香变软，倒入蒸馏锅内蒸馏，收集蒸馏得到的挥发油，密封保存。

【性状】 本品为淡黄或无色的澄清液体，具特殊芳香气。露置空气中或贮存日久，则渐浓稠而变成棕黄色。

【鉴别】 取本品 0.5g，加乙醚 5ml 使溶解，振摇数分钟，滤过，滤液作为供试品溶液。另取丁香酚对照品，加乙醚制成每 1ml 含 16μl 的溶液，作为对照品溶液。照薄层色谱法（《中国药典》2020 年版四部通则 0502）试验，吸取上述两种溶液各 5μl，分别点于同一硅胶 G 薄层板上，以石油醚（60～90℃）－乙酸乙酯（9∶1）为展开剂，展开，取出，晾干，喷以 5%香草醛硫酸溶液，在 105℃加热至斑点显色清晰。供试品色谱中，在与对照品色谱相应的位置上，显相同颜色的斑点。

【性质】 三级干热。

【功能与主治】 温筋养肌，祛风止痛，温补胃脘，滋补肝脏，乌发。用于面神经麻痹，瘫痪，关节炎，胃脘寒虚，肝脏虚弱，头发早白。

【用法与用量】 1～3g。外用适量。

【贮藏】 密封，避光，置阴凉处。

【药材标准来源】 《卫生部药品标准》维吾尔药分册 1 页。

蜜制土木香
Mizhitumuxiang
هەسەلدە لايىقلانغان قارا ئەندىز
INULAE RADIX

本品为菊科植物土木香 *Inula helenium* L. 的干燥根的炮制加工品。秋季采挖，除去泥沙，晒干。

【炮制】　取净选的土木香根，切横向厚片，置锅中炒热，加炼蜜适量，趁热炒至不粘手，取出，晾凉。

【性状】　本品呈圆形厚片，表面黄色至深黄色，有凹点状油室，周边黄棕色或暗棕色。质坚硬，气微香，味先甜后苦、辛。

【鉴别】　取本品粉末 0.5g，加甲醇 4ml，密塞，振摇，放置 30 分钟，滤过，滤液作为供试品溶液。另取土木香内酯对照品和异土木香内酯对照品，加甲醇制成每 1ml 各含 2mg 的混合溶液，作为对照品溶液。照薄层色谱法（《中国药典》2020 年版四部通则 0502）试验，吸取上述两种溶液各 5μl，分别点于同一用 0.25%硝酸银溶液制备的硅胶 G 薄层板上，以石油醚（60～90℃）－苯－乙酸乙酯（5∶1∶1）为展开剂，置避光处展开，取出，晾干，喷以 5%茴香醛硫酸溶液，加热至斑点显色清晰。供试品色谱中，在与对照品色谱相应的位置上，显相同的两个蓝紫色斑点。

【检查】　杂质　不得过 2%（《中国药典》2020 年版四部通则 2301）。

【性味与归经】　辛、苦，温。归肝、脾经。

【功能与主治】　健脾和胃，调气解郁，止痛安胎。用于胸胁，脘腹胀痛，呕吐泻痢，胸胁挫伤，岔气作痛，胎动不安。

【用法与用量】　3～9g。多入丸、散用。

【贮藏】　置阴凉干燥处。

【药材标准来源】《中国药典》2020 年版一部 17 页。

大 麦

Damai

ئارپا

HORDIMI FRUCTUS

本品为禾本科植物大麦 *Hordeum vulgare* L. 的干燥成熟果实。夏季果实成熟时，割取地上部分，晒干，打下果实，除去果壳。

【炮制】 取干燥成熟果实，除去杂质。

【性状】 本品呈梭形，两端狭尖，长 6.5～10mm，直径 2.5～4mm，厚 1.5～2.5mm。表面黄色，背面浑圆，为外稃包围，具 5 脉，先端长芒已断落。腹面为内稃包围，有一条纵沟。除去内外稃片后，果皮黄色。质硬，断面白色，粉性。无臭，味微甘。

【鉴别】 本品粉末浅黄色。外表皮细胞黄色，壁较厚，波状弯曲。栓质细胞弯月形，内含棕色物。硅质细胞较小，扁圆形。淀粉粒圆形、椭圆或卵形，脐点裂缝状，人字形或马蹄形，直径 8～29μm。非腺毛单细胞。

【检查】 杂质 不得过 2%（《中国药典》2020 年版四部通则 2301）。

【性质】 一级干寒。

【功能与主治】 生干生寒，降低过盛胆液质、血液质，消炎退肿，清热止渴，清血除脂，通利肠气，清胆止泻，润肤生辉。用于湿热性或血液质性疾病，胸膜炎，乳腺炎，腮腺炎，肺结核，口渴心烦，腹泻，肤色粗糙，暗疮肿痛。

【用法与用量】 3～10g，常与其他药配伍使用；单用时，20～50g，可煎服。

【贮藏】 置阴凉干燥处，防蛀。

【药材标准来源】 《卫生部药品标准》维吾尔药分册 2 页。

大　戟　脂

Dajizhi

سۇتلۇكئوت يىلمى

EUPHORBIUM

　　本品为大戟科植物多脂大戟 *Euphorbia resinifera* Berger. 的树脂状分泌物。植物生长旺盛期，在茎的棱缘处切伤皮部，收集流出的乳汁，阴干。

　　【炮制】　取干燥树脂状分泌物，除去杂质。

　　【性状】　本品为不规则块状或滴状物。大小不等，直径可达 3cm，暗黄色或黄棕色，新鲜者色略浅，质脆。有时可见含有本植物的破碎叶、花和果实。气微，加热则有香脂样芳香，味辛辣而特异，粉末能强烈刺激黏膜并引起喷嚏。

　　【检查】　杂质　不得过 3%（《中国药典》2020 年版四部通则 2301）。

　　【性质】　四级干热。

　　【功能与主治】　生干生热，清除异常黏液质，强筋健肌，散寒止痛，燥湿退肿，通利肠阻，除白内障。用于湿寒性黏液质性疾病，瘫痪，面瘫，昏迷，震颤，腹水，关节疼痛，肠梗阻，白内障。

　　【用法与用量】　0.2～0.4g。调油外敷，用于上述疾病的外治。

　　【注意】　本品有毒，遵医嘱使用。

　　【贮藏】　密闭，置阴凉干燥处。

　　【药材标准来源】　《卫生部药品标准》维吾尔药分册 3 页。

大 蓟 虫 瘿

Dajichongying

شېكەر تېغال

CIRSII GALLA

本品为菊科植物大蓟 *Cirsium japonicum* DC. 叶上的虫瘿。主要由象甲科昆虫大象鼻虫寄生而形成。秋季采摘，晒干。

【炮制】 取干燥虫瘿，除去杂质。

【性状】 本品呈类球形、类卵形或不甚规则的瘤状，直径 0.5～2cm。表面灰白色，凸凹不平，有堆积状颗粒样突起，常在凹陷处有一小洞，有少数可见其带刺的植物叶残存。质较轻脆，以手用力捏之即可破碎，破开后可见药材中间呈空洞状或有成虫残体，断面平坦，白色。无臭，味微甜，嚼之略黏。以火烧之则先起泡，烧后几乎无残留灰分。

【鉴别】 本品粉末灰白色。菊糖众多，并有少数淀粉粒。

【检查】 杂质 不得过 3%（《中国药典》2020 年版四部通则 2301）。

【性质】 平，偏湿。

【功能与主治】 生湿润滑，润喉清音，润肺止咳，润肠通便，湿胃止饿。用于咽喉干燥，声音嘶哑，肺燥干咳，胃燥易饿，大便干燥。

【用法与用量】 5～12g。

【注意】 妇女经期忌用。

【贮藏】 置阴凉干燥处。

【药材标准来源】 《维吾尔药材标准 上册》（1992 年版）17 页。

蒸制大蓟虫瘿
Zhengzhidajichongying
هوردا لايىقلانغان شپكەر تغال
CIRSII GALLA

本品为菊科植物大蓟 *Cirsium japonicum* DC. 叶上的虫瘿。主要由象甲科昆虫大象鼻虫寄生而形成。秋季采摘，晒干。

【炮制】　取净选虫瘿，用水蒸气加热半小时，稍晾，晒干。

【性状】　本品呈类球形、类卵形或不甚规则的瘤状，直径 0.5～2cm。表面灰白色，凸凹不平，有堆积状颗粒样突起，常在凹陷处有一小洞，有少数可见其带刺的植物叶残存。质较轻脆，以手用力捏之即可破碎，破开后可见药材中间呈空洞状或有成虫残体，断面平坦，白色。无臭，味微甜，嚼之略黏。以火烧之则先起泡，烧后几乎无残留灰分。

【检查】　杂质　不得过 3%（《中国药典》2020 年版四部通则 2301）。

【性质】　平，偏湿。

【功能与主治】　生湿润滑，润喉清音，润肺止咳，润肠通便，湿胃止饿。用于咽喉干燥，声音嘶哑，肺燥干咳，胃燥易饿，大便干燥。

【用法与用量】　5～12g。

【注意】　妇女经期忌用。

【贮藏】　置阴凉干燥处。

【药材标准来源】　《维吾尔药材标准 上册》（1992 年版）17 页。

小 豆 蔻

Xiaodoukou

لاچندانه

CARDAMOMI FRUCTUS

本品为姜科植物小豆蔻 *Elettaria cardamomum*（L.）Maton 的干燥成熟果实。夏、秋季采收，阴干。

【炮制】　取干燥成熟果实，除去杂质。

【性状】　本品呈长卵圆形，两端尖，具三钝棱，长 10～20mm，直径 5～10mm。表面淡棕色至灰白色，有细密的纵纹，顶端有突起的柱基，基部有凹入的果柄痕，果皮质韧，不易开裂。子房 3 室，中轴胎座，每室含种子 5～9 粒。种子呈长卵形或 3～4 面形，长 3～4mm，厚约 3mm，表面淡橙色或暗红棕色，背面微隆起，腹面有沟纹，外被无色薄膜状假种皮。断面白色。气芳香而浓烈，味辣、微苦。

【检查】　杂质　不得过 3%（《中国药典》2020 年版四部通则 2301）。

【性质】　干热。

【功能与主治】　燥湿生热，调节异常黏液质，补胃香口，消食散气，降逆止痛，镇静爽心。用于湿寒性或黏液质性疾病，胃虚口臭，食滞腹胀，消化不良，恶心呕吐，腹痛纳差，寒性心悸。

【用法与用量】　3～6g。

【贮藏】　置干燥处。

【药材标准来源】　《卫生部药品标准》维吾尔药分册 4 页。

小　檗　果

Xiaoboguo

زبرىق مېۋىسى

BERBERIS FRUCTUS

本品为小檗科植物红果小檗 *Berberis nummularia* Bge. 的干燥成熟果实。秋季果实成熟时采摘，晒干。

【炮制】　除去杂质，筛去灰土。

【性状】　本品呈广卵形、椭圆形或近球形，长 7～12mm，宽 5～8mm。外表面光滑或微显皱缩，紫黑色，常被灰白色粉霜。果皮薄而脆，极易破碎，破碎面紫黑色。有时可见果柄，长约 5mm，果柄着生处可见种子 3～6 粒，棕褐色，先端稍弯曲，底端钝圆，长约 5mm，光滑。气微，味微酸。

【鉴别】　本品粉末紫褐色。果皮栅状石细胞淡黄色，长约 80μm，宽 20～40μm，内含紫褐色物质。中果皮薄壁细胞不规则，充满众多的紫褐色物质及少量颗粒状物。在薄壁细胞中间常可见类长方形石细胞，淡黄色，胞腔大，长约 120μm，宽约 6μm，胞腔含色素物质。内果皮细胞类方形，有壁孔，淡黄色，内含色素。种皮栅状细胞，外壁增厚而显灰白色，角质样，长方形，长约 100μm，宽 20～50μm。种皮石细胞形状不规则，腔小，有壁孔和孔纹。胚乳细胞多角形，含糊粉粒及油滴。

【检查】　杂质　不得过 3%（《中国药典》2020 年版四部通则 2301）。

【性质】　二级干寒。

【功能与主治】　生干生寒，调节异常血液质，凉血健胃，燥湿止泻，清热止渴。用于湿热性或血液质性疾病，湿热性胃肠炎，消化不良，痢疾泻下，口渴，口疮，咽炎。

【用法与用量】　3～6g。

【贮藏】　置干燥处。

【药材标准来源】　《卫生部药品标准》维吾尔药分册 5 页。

飞 燕 草

Feiyancao

گۇلەمبىر

CONSOLIDAE AJACIS RADIX

本品为毛茛科植物飞燕草 *Consolida ajacis*（L.）Schur 的干燥根。夏秋季采挖，除去须根，洗净，晒干。

【炮制】 除去杂质，横切片。

【性状】 本品呈类圆形或椭圆形的厚片，外表皮灰棕色至黑棕色，皱缩，有侧根及子根脱离后的痕迹。质坚实，断面类白色或浅灰棕色，角质样，形成层明显。气微，味辛辣、麻舌。

【检查】 水分 不得过 10.0%（《中国药典》2020 年版四部通则 0832 第二法）。

总灰分 不得过 5.0%（《中国药典》2020 年版四部通则 2302）。

酸不溶性灰分 不得过 1.0%（《中国药典》2020 年版四部通则 2302）。

【浸出物】 照醇溶性浸出物测定法（《中国药典》2020 年版四部通则 2201）项下的热浸法测定，用 30%乙醇作溶剂，不得少于 15.0%。

【性质】 三级干热。

【功能与主治】 生干生热，祛寒止痛，消炎退肿，消除乃孜来，补脑强心，消癔除癫，强筋健肌，防疫解毒，增强性欲，利尿排石。主治湿寒性或黏液质性疾病，如各种寒性疼痛，腋下肿痛，颈淋巴结核，咽喉肿痛，扁桃腺肿痛，感冒乃孜来，瘫痪，筋肌松弛，癔病，小儿癫痫，鼠疫，霍乱，性欲低下，寒性尿闭，各种结石。

【用法与用量】 0.5～1g。外用适量。

【注意事项】 本品有毒性，热性气质的人群不宜使用，可引起头痛和肠道溃疡，矫正药为新鲜牛乳、大麦煎汁。

【贮藏】 置阴凉干燥处。

【药材标准来源】 新疆维吾尔自治区药品监督管理局药材标准 2017YC－0006。

马奶子葡萄干

Manaiziputaogan

مۇناقى كىشمىش

VITIS VINIFERAE FRUCTUS

本品为葡萄科植物葡萄 *Vitis vinifera* L. 的干燥成熟果实。秋季果实成熟时采收，风干。

【炮制】　取干燥成熟果实，除去果柄及杂质。

【性状】　本品呈短圆柱形或纺锤形，长 2～3cm，宽 1～1.5cm。表面黄绿色或红棕色，有众多的纵皱纹。果皮薄而柔韧，肉质，易于撕碎，内常含种子 1～3 枚，三角状卵形。气微，味甜、微酸。

【鉴别】　本品粉末黄棕色黏胶状。外果皮细胞多角形，有的含针晶束。中果皮薄壁细胞大，含簇晶及糖质。内果皮细胞含众多的糖质方晶。种皮细胞类长椭圆形，细小，壁孔明显。内种皮为网纹细胞。胚乳细胞含众多粒状物及油滴。纤维、导管均细小。

【检查】　杂质　不得过 3%（《中国药典》2020 年版四部通则 2301）。

【性质】　二级湿热。

【功能与主治】　滋补软坚，成熟体液，通滞消肿。用于体虚血少，肝弱便秘，体液黏稠，内脏阻滞，身体消瘦等。

【用法与用量】　10～30g。

【贮藏】　置通风干燥处，防蛀。

【药材标准来源】　《卫生部药品标准》维吾尔药分册 6 页。

马 齿 苋 子

Machixianzi

سِمِزئوت ئۇرۇقى

PORTULACAE SEMEN

本品为马齿苋科植物马齿苋 *Portulaca oleracea* L. 的干燥种子。夏、秋二季果实成熟时采收全株，晒干，抖动后收集落下的种子。

【炮制】　取干燥种子，除去杂质，筛去灰土。

【性状】　本品扁圆形或圆肾形，直径 0.7～1.1mm，厚 0.4mm。表面黑色或棕黑色，稍有光泽。解剖镜下可见表面密布排列整齐的颗粒状突起。侧边微凹处有一灰白色种脐。胚乳白色，半透明。气微，味淡。

【鉴别】　本品粉末浅棕红色。种子表皮细胞浅棕色，直径 30～75μm，壁厚，内含排列整齐的颗粒状突起。种皮下表皮细胞浅棕红色，含棕色不规则多角形细胞，间隙较大。黏液质块多见，单个散在或 2～5 个联合，直径 120～150μm，单层或双层，内含点状黏液质颗粒，直径 80～150μm。导管梯纹，少见，直径 15～25μm。石细胞直径 10～30μm，类圆形、多角形或圆三角形，亦不多见。草酸钙簇晶散在，直径 10～25μm。油滴众多，黄色，圆形，大小不一，散在或数个聚合。淀粉粒单粒，层纹不明显，脐点点状或人字形。胚乳细胞壁薄，无细胞间隙，内含黄色块。

【检查】　杂质　不得过 3%（《中国药典》2020 年版四部通则 2301）。

水分　不得过 12.0%（《中国药典》2020 年版四部通则 0832）。

总灰分　不得过 8.0%（《中国药典》2020 年版四部通则 2302）。

酸不溶性灰分　不得过 2.0%（《中国药典》2020 年版四部通则 2302）。

【性质】　二级湿，三级寒。

【功能与主治】　生湿生寒，清热止痛，退热消炎，解渴肥体，凉血止血，通利小便。用于干热性或胆液质性疾病，热性肝痛，胃痛，头痛，尿痛，脑膜炎，发热，体瘦口渴，出血，血痢，月经过多，小便不通。

【用法与用量】　3～5g。

【注意】　可引起视力减弱。

【贮藏】　置阴凉干燥处，防蛀。

【药材标准来源】　《卫生部药品标准》维吾尔药分册 7 页。

奶制马钱子

Naizhimaqianzi

سۈتتە لايىقلانغان كۈچۈلا

STRYCHNI SEMEN

本品为马钱科植物马钱 *Strychnos nux-vomica* L. 的干燥成熟种子的炮制加工品。

【炮制】　取马钱子置锅内，加水煮沸，浸泡 24～48 小时后取出，除去外皮及毒心（胚芽），洗净，浸泡于新鲜牛奶中 24 小时，洗净，干燥。

【性状】　本品呈纽扣状圆板形，常一面隆起，一面稍凹下，直径 1.5～3cm，厚 0.3～0.6cm。表面密被灰棕色或灰绿色绢状茸毛，自中间向四周呈辐射状排列，有丝样光泽。边缘稍隆起，较厚，有突起的珠孔，底面中心有突起的圆点状种脐。质坚硬，平行剖面可见淡黄白色胚乳，黄白色子叶圆形，边缘稍隆起，较厚，角质状。无臭，味苦。

【鉴别】　取本品粉末约 0.5g，加三氯甲烷-乙醇（10∶1）混合溶液 5ml 与浓氨溶液 5ml，密塞，振摇 5 分钟，放置 2 小时，滤过，滤液作为供试品溶液。另取士的宁及马钱子碱对照品，分别加三氯甲烷制成每 1ml 含 2mg 的溶液，作为对照品溶液。照薄层色谱法（《中国药典》2020 版四部通则 0502）试验，吸取供试品溶液及对照品溶液各 10μl，分别点于同一硅胶 G 薄层板上，以甲苯-丙酮-乙醇-浓氨溶液（8∶6∶0.5∶2）的上层溶液为展开剂，展开，展距 15cm，取出，晾干，喷以稀碘化铋钾试液。供试品色谱中，在与对照品色谱相应的位置上显相同的橙色斑点。

【检查】　杂质及霉变　不得过 3%（《中国药典》2020 年版四部通则 2301）。

【性味与归经】　苦，温；有大毒。归肝、脾经。

【功能与主治】　通络止痛，散结消肿。用于风湿顽痹，麻木瘫痪，跌扑损伤，痈疽肿痛，小儿麻痹后遗症，类风湿性关节痛。

【用法与用量】　0.3～0.6g，炮制后入丸散用。

【注意】　不宜生用、多服久服；孕妇禁用；运动员慎用。

【贮藏】　置干燥处。

【药材标准来源】　《中国药典》2020 年版一部 52 页。

《儿茶等 43 种进口药材质量标准》74 页。

马　蔺　子
Malinzi

چىغىرتماق ئۇرۇقى

IRIDIS SEMEN

本品为鸢尾科植物马蔺 *Iris lacteal* Pall. var. *chinensis* Koidz. 的干燥成熟种子。夏、秋果实成熟时割取果序，晒干后打下种子。

【炮制】　取干燥成熟种子，除去杂质，筛去灰土。

【性状】　本品呈不规则近圆形，具棱，长 2.5～4.5mm，宽达 3.5mm。棕褐色至棕黑色，基部有黄棕色种脐，顶端有略突起的合点。质坚硬，不易破碎，断面白色。气微，味淡。

【鉴别】　本品粉末暗褐色。外种皮类长方形，长 100～150μm，宽 40～60μm，内含棕色粒状物。种皮内层为不规则或多角形细胞，内亦含棕色粒状物。胚乳细胞类圆形、类方形或不规则，内含油滴及糊粉粒。

【检查】　杂质　不得过 2%（《中国药典》2020 年版四部通则 2301）。

【性质】　二级干热。

【功能与主治】　生干生热，利水退肿，通阻除黄，软坚消炎，通尿通经。用于湿寒性或黏液质性疾病，湿性水肿，黄疸，瘫痪，寒性关节痛，颈部、腋下淋巴结结核，胸膜炎，小便不通，月经不下。

【用法与用量】　3～5g。

【贮藏】　干燥通风处保存。

【药材标准来源】《维吾尔药材标准 上册》（1992 年版）36 页。

天 山 堇 菜

Tianshanjincai

بنەپشە

VIOLAE KUNAWARENSIS HERBA

本品为堇菜科植物西藏堇菜 *Viola kunawarensis* Royle Illustr. 的干燥全草。夏季初花期挖取，洗净，晒干。

【炮制】　取干燥全草，除去杂质，洗净，晒干。

【性状】　本品主根较粗壮，圆锥形。表面浅褐色至灰白色，有不规则的纵皱纹。根茎具环纹及叶柄残基。叶皱缩，多破碎，完整叶湿润展开后呈匙形或椭圆形，灰绿色，顶端钝圆，基部楔形，下延，有长柄。花灰蓝色，萼片 5，披针形，花瓣 5，倒卵形，两侧对称，灰蓝色。气微芳香，味微苦辛。

【鉴别】　本品粉末黄绿色。气孔不定式，长轴约 40μm，短轴约 30μm。栅栏细胞含草酸钙方晶。薄壁细胞中含众多草酸钙簇晶，直径 18～60μm。导管有螺纹和网纹，直径 9～30μm。

【检查】　杂质　不得过 3%（《中国药典》2020 年版四部通则 2301）。

水分　不得过 9.0%（《中国药典》2020 年版四部通则 0832 第二法）。

总灰分　不得过 14.0%（《中国药典》2020 年版四部通则 2302）。

酸不溶性灰分　不得过 3.0%（《中国药典》2020 年版四部通则 2302）。

【性质】　湿寒。

【功能与主治】　生湿生寒，成熟异常胆液质，降低过盛的胆液质和血液质，清热解毒，消炎退热，消肿，润肺止咳，通利二便。用于干热性或胆液质性疾病，发热，头痛感冒，急性胸膜炎，肺炎，咽干咳嗽，大小便不利。

【用法与用量】　6～12g。外用适量。

【贮藏】　置阴凉干燥处。

【药材标准来源】 《卫生部药品标准》维吾尔药分册 8 页。

【饮片曾用名】 比那甫西。

天山堇菜花

Tianshanjincaihua

بنەپشە گۆلى

VIOLAE KUNAWARENSIS HERBA

本品为堇菜科植物西藏堇菜 *Viola kunawarensis* Royle Illustr. 的干燥花。夏季开花时采摘花，阴干或晒干。

【炮制】 取干燥花朵，除去杂质，筛出尘土。

【性状】 本品多皱缩卷曲，常破碎，不规则，完整者展开后可见花萼 5，黄绿色或黄白绿色，披针形，长约 2mm。花瓣 5 片，两侧对称，花瓣倒卵形，下面 1 片较大而有距，距为囊状，侧瓣较小，花灰蓝色至浅蓝色，长 5～12mm。雄蕊 5 枚，花药扁阔，黄色，花丝极短。雌蕊 1 枚，子房 1 室。有时可见纤细的花梗。气微，味淡。

【鉴别】 本品粉末蓝灰色。花粉囊内壁细胞呈特异性增厚，壁孔明显。气孔少见，不定式，副卫细胞多为 3～4 个。花瓣外表皮细胞呈乳突状。薄壁细胞较大，有的可见小方晶，簇晶罕见。导管螺纹或网纹。花粉粒多为 3 沟形。有时尚可见单头或 2～3 个细胞的腺毛。纤维长条状梭形。

【检查】 杂质 不得过 3%（《中国药典》2020 年版四部通则 2301）。

水分 不得过 8.0%（《中国药典》2020 年版四部通则 0832 第二法）。

总灰分 不得过 14.0%（《中国药典》2020 年版四部通则 2302）。

酸不溶性灰分 不得过 3.0%（《中国药典》2020 年版四部通则 2302）。

【性质】 一级寒，二级湿。

【功能与主治】 解毒退热，发汗消肿。用于热性感冒，发热，咽痛，眼肿，肺炎及疮疡肿。

【用法与用量】 5～15g。

【注意】　寒性气质的人不宜使用。

【贮藏】　置阴凉干燥处。

【药材标准来源】《卫生部药品标准》维吾尔药分册 9 页。

【饮片曾用名】　比那甫西花。

无 花 果 干

Wuhuaguogan

ئەنجۇر قېقى

FICI CARICAE FRUCTUS

本品为桑科植物无花果 *Ficus carica* L. 的成熟或近成熟内藏花和瘦果的果实。秋季果成熟或近成熟时摘取，晒干制成果脯。

【炮制】　成熟或近成熟的果实，在日光下反复晒至近干。鲜用应放至熟透。

【性状】　本品多呈扁圆形，有的呈类圆形、梨状或挤压成不规则形，直径 2.5～4.5cm，厚 0.5～3cm。上端中央有脐状凸起，并有孔隙；下端亦微凸起，有托梗相连，基部有 3 枚三角形伏贴的苞片或托梗脱落及苞片的残痕。表面淡黄棕色至暗紫褐色，有 10 余条微隆起的纵皱和脉纹，加糖者皱纹不明显。切面黄白色、肉红色或黄棕色，肉壁着生众多卵圆形黄棕色小瘦果，果长 1～2mm，以及枯萎的小花。质柔软。气微，嚼之微甜而有黏滑感。

【鉴别】　取本品粉末 0.5g，加甲醇 5ml，振摇后浸渍 1 小时，滤过，滤液作为供试品溶液。另取果糖对照品，加甲醇制成每 1ml 含 1mg 的溶液，作为对照品溶液。照薄层色谱法（《中国药典》2020 年版四部通则 0502）试验，吸取上述两种溶液各 5μl，分别点于同一硅胶 G 薄层板上，以丙酮－三氯甲烷－甲酸－甲醇（6：3：2：1）溶液为展开剂，展开，取出，晾干，喷以 30%硫酸乙醇溶液，在 105℃加热至斑点显色清晰。供试品色谱中，在与对照品色谱相应的位置上，显相同颜色的斑点。

【检查】　杂质　不得过 2%（《中国药典》2020 年版四部通则 2301）。

【性质】　一级湿热。

【功能与主治】　生湿生热，调节异常黑胆质，强身肥体，改善消化，润肠通便，消炎止咳，消肿通阻，利尿通经。用于干寒性或黑胆质性疾病，体瘦无力，肠胃虚弱，大小便不通，肺病咳嗽，小儿麻疹，脾肝阻塞，小便不通，月经不调。

【用法与用量】　20～50g。

【贮藏】　阴凉干燥处，防虫蛀。

【药材标准来源】　《维吾尔药材标准　上册》（1992 年版）43 页。

中 介 蝮 蛇

Zhongjiefushe

ئوق يىلان

AGKISTRODON HALIS

本品为蝰科动物中介蝮蛇 *Agkistrodon halys Pallas. Intermedius*（Strauch）的新鲜或干燥体。多于夏秋二季捕捉，剖开蛇腹，除去内脏，洗净，鲜用或在腹腔内均匀地涂撒食盐粉，用木片撑开腹部，干燥后拆去木片。

【炮制】　取干燥蛇体，除去杂质，刷去灰土，用时粉碎。

【性状】　本品全体长 50～60cm，呈直条状，头略呈三角形，稍扁平，眼前有颊窝，吻鳞明显，鼻间鳞宽，头背具对称的大鳞片，颞部有一黑纹，上缘有十分明显的 1 条白色细纹。背鳞具棱 17，21～23 行，躯干背面灰褐色，有镶黑的深褐色斑纹，变异很大，有的左右交错排列，相连成绞链状斑，或有深浅相间波状横斑，或有分散不规则的斑点，体侧有 1 列棕黑色斑点；腹面灰白色或灰褐色，杂有黑斑。尾短而骤细。

【性质】　二级干热，有毒。

【功能与主治】　祛散寒气，除湿舒筋。用于关节骨痛，肩痛背痛，手足麻木，偏瘫痉挛，口眼歪斜。

【用法与用量】　2.5～4.5g，研粉，温开水冲服，或与其他药配伍使用。鲜品适量。

【贮藏】　置干燥通风处，防蛀。

【药材标准来源】　《卫生部药品标准》维吾尔药分册 10 页。

牛　至

Niuzhi

جەمبىل

ORIGANI HERBA

本品为唇形科植物牛至 *Origanum vulgare* L. 的干燥全草。夏秋二季花开时采收，晒干。

【炮制】　取干燥全草，除去杂质，切段。

【性状】　本品呈短段，根较细小，直径 2～4mm。表面灰棕色，稍弯曲而略有韧性，断面黄白色。茎四棱形，上部稍有分枝，表面紫棕色或黄棕色，密被下伏细绒毛。叶对生，稍皱缩，展平后叶片卵形至宽卵形，长 0.6～1.8cm，宽 0.4～1.2cm，黄绿色或灰绿色，全缘，两面被棕黑色腺点。叶柄长 1.5～2.5mm，被毛。轮伞花序顶生，花萼钟状，5 裂。小坚果扁卵形，红棕色。气芳香，味微苦。

【检查】　杂质　不得过 3%（《中国药典》2020 年版四部通则 2301）。

水分　不得过 10.0%（《中国药典》2020 年版四部通则 0832 第二法）。

总灰分　不得过 13.0%（《中国药典》2020 年版四部通则 2302）。

酸不溶性灰分　不得过 3.0%（《中国药典》2020 年版四部通则 2302）。

【性质】　一级干热。

【功能与主治】　消散寒气，开通湿阻，清涤异常体液，利尿通经，增强营养吸收。用于黏稠异常体液性咳喘，感冒，头痛，脉络闭阻性胸闷气短，形体消瘦，心烦神疲，食欲不振，尿少肢肿。

【用法与用量】　9～15g。

【贮藏】　置阴凉干燥处。

【药材标准来源】　《卫生部药品标准》维吾尔药分册 13 页。

牛 舌 草

Niushecao

ئۇيتلى ئوت

ANCHUSAE HERBA

本品为紫草科植物意大利牛舌草 *Anchusa italica* Retz. 的干燥地上部分。夏季割取地上部分，晒干。

【炮制】　取干燥地上部分，切段，除去杂质。

【性状】　本品呈短段，茎具棱，表面淡绿色，有纵皱纹，具白硬刺和刺落后微凸起的白色刺痕，质坚脆，断面黄白色，多中空。叶多破碎，卷曲或皱缩，上表面黄绿色，下表面淡黄绿色微灰白，上下表面均具众多的白色坚硬刺，或刺落后的白色斑痕。叶柄三棱形，多扭曲，上具白刺和刺痕，叶脉两边多向上表面皱卷，完整叶片展开后，先端钝圆，叶片厚，全缘，形似牛舌。气微芳香，味淡，具黏性。

【鉴别】　本品粉末黄绿色。单细胞非腺毛众多，长 150～1000μm。气孔不定式，长径 40～60μm，短径 25～40μm。表皮细胞中有棒状淡黄色晶体。淀粉粒呈类圆形，直径在 6μm 之内，脐点不明显。黏液质众多。导管多为螺纹，具缘孔纹，少见网纹。花柱碎片具毛。

【检查】　杂质　不得过 3%（《中国药典》2020 年版四部通则 2301）。

水分　不得过 12.0%（《中国药典》2020 年版四部通则 0832 第二法）。

【性质】　湿热。

【功能与主治】　生湿生热，异常黑胆质，爽身悦志，增强支配器官及感觉器官的功能，强化自然力，通便。用于心悸，失眠，神志不安，头痛，反应迟钝，大便秘结。

【用法与用量】　5～7g。

【注意】　易增加胃部黏液质。

【贮藏】　置干燥处。

【药材标准来源】　《卫生部药品标准》维吾尔药分册 14 页。

牛 胆 汁

Niudanzhi

كالا ئۆتى

BOVIS BILLIS

本品为牛科动物黄牛 *Bos taurus domesticus* Gmelin 的胆汁。

【炮制】 宰牛时取出胆囊后挂起阴干，或剖开胆囊，取胆汁，过滤后，盛于容器内，密封贮藏，或加热干燥。

【性状】 新鲜的胆汁为绿褐色或暗褐色微透明的液体，略有黏性，稍干则变为浓稠。完全干燥者，呈绿褐色固体状，揉之则成粉质。气腥臭，味苦。

【鉴别】 （1）取本品适量，加三氯甲烷 1ml，摇匀，再加硫酸与浓过氧化氢溶液（30%）各 2 滴，振摇，三氯甲烷层显绿色。

（2）取本品适量，加盐酸 1ml、三氯甲烷 10ml，充分振摇，放置，三氯甲烷层显黄褐色。分取三氯甲烷层，加氢氧化钡试液 5ml，振摇，即生成黄褐色沉淀。

【性质】 三级干热。

【功能与主治】 生干生热，祛寒燥湿，清除异常黏液质，收敛固涩，愈创生肌，补肝补胆，消痔退肿。用于湿寒性或黏液质性疾病，各种湿疮，疮疡，脓疮，肝虚，眼疾视弱，咽喉炎肿，痔疮肛疾。

【用法与用量】 干粉 0.1～0.3g。外用适量。

【贮藏】 置阴凉干燥处。

【药材标准来源】 《卫生部药品标准》维吾尔药分册 15 页。

牛 蒡 根

Niubanggen

قِىرىقنز يىلتىزى

ARCTII LAPPAE RADIX

本品为菊科植物牛蒡 *Arctium lappa* L. 的干燥根。夏秋季采挖 2 年以上的根，洗净，晒干。

【炮制】 除去杂质，切片。

【性状】 本品呈类圆形厚片，表面棕褐色或黑褐色，具纵皱纹。质硬而脆，断面疏松有裂隙或略平整而致密，皮部黑褐色，木部黄白色，形成层明显。气微，味微苦。

【鉴别】 （1）本品粉末灰棕色。导管众多，多为网纹导管，直径 21～113μm。木纤维细长，末端稍尖，壁较厚木化，孔沟不明显，胞腔线形且多呈束存在，直径 14～35μm。薄壁细胞类表面观类长方形、多角形或类圆形。菊糖多见，呈扇形或类长方形。

（2）取本品粉末 0.5g，加乙醇 20ml，超声处理 30 分钟，滤过，滤液蒸干，残渣加乙醇 2ml 使溶解，作为供试品溶液。另取牛蒡苷对照品，加乙醇制成每 1ml 含 5mg 的溶液，作为对照品溶液。照薄层色谱法（《中国药典》2020 年版四部通则 0502）试验，吸取供试品溶液 3μl 和对照品溶液 5μl，分别点于同一硅胶 G 薄层板上，以三氯甲烷－甲醇－水（40∶8∶1）为展开剂，展开，取出，晾干，喷以 10%硫酸乙醇溶液，在 105℃加热至斑点显色清晰。供试品色谱中，在与对照品色谱相应的位置上，显相同颜色的斑点。

【检查】 水分 不得过 12.0%（《中国药典》2020 年版四部通则 0832 第四法）。

总灰分 不得过 14.0%（《中国药典》2020 年版四部通则 2302）。

酸不溶性灰分 不得过 3.5%（《中国药典》2020 年版四部通则 2302）。

【浸出物】 照水溶性浸出物测定法（《中国药典》2020 年版四部通则 2201）项下的冷浸法，不得少于 24.0%。

【性味与归经】 味苦、微甘，性凉。归肺、心经。

【功能与主治】　散风热，消肿毒。主治风热感冒，头痛，咳嗽，热毒面肿，咽喉肿痛，齿龈痹痛，癥瘕积块，痈疖恶疮，痔疮脱肛。

【用法与用量】　内服，煎汤或研末酒浸，6～15g。外用适量，熬膏外敷或煎水洗。

【贮藏】　置阴凉通风干燥处。

【药材标准来源】　新疆维吾尔自治区药品监督管理局药材标准 2020YC－0001。

牛　　鞭

Niubian

بوْقا جوْيسى

BOVIS PENIS

本品为牛科动物黄牛 *Bos taurus domesticus* Gmelin 的干燥阴茎的炮制加工品。黄牛宰杀时，割取阴茎，处理干净，干燥。

【炮制】　取干燥、处理干净阴茎。用时锉成粉或切片。

【性状】　牛鞭片　本品为圆形片，表面红棕色至黄褐色，半透明或不透明。气微腥，味微咸。

牛鞭粉　本品为红棕色至黄褐色的粉末。气微腥，味微咸。

【性质】　二级干热。

【功能与主治】　生干生热，热身壮阳，增强性欲，生气除疝，温中止痛。用于湿寒性或黏液质性疾病，肾寒阳痿，性欲减退，气陷疝气，胃脘寒痛。

【用法与用量】　30～60g。

【注意】　引起消化不良。

【贮藏】　密闭，置阴凉干燥处。

【药材标准来源】　《卫生部药品标准》维吾尔药分册 16 页。

毛　罗　勒

Maoluole

قاپاق رەيهان

OCIMI BASILICI HERBA

本品为唇形科植物疏柔毛罗勒 *Ocimum basilicum* var. *pilosum*（Willd.）Benth. 的干燥地上部分。8～9 月采割地上部分，除去泥土，阴干。

【炮制】 除去杂质，切段。

【性状】 本品呈长短不等的短段，茎呈方柱形，可见对生分枝或分枝痕，表面淡棕黄至紫棕色或淡绿色至黄绿色，被短柔毛；中央具白色疏松的髓部；质脆易折断，断面纤维性。叶对生，多脱落、破碎，叶柄及表面稀被疏短柔毛，背面具腺点。小坚果，长约 2mm，卵形至长圆形，顶端钝，下端具 1 尖突，腹面微具棱，棕色至黑褐色。气芳香，味辛凉。

【鉴别】 （1）本品粉末棕绿色。腺鳞头部扁圆形，8 个细胞组成，直径可达 100μm，内含黄棕色分泌物，柄单细胞。小腺毛头部单细胞，柄单细胞。非腺毛 1～11 个细胞，底部稍膨大。纤维单个散在或成束，无色或淡棕色至红棕色；有的周围细胞含有草酸钙方晶。苞片上表皮细胞深波状弯曲。花粉粒类扁球形，外壁两层，具极明显的大网状雕纹，具 6 孔沟。外果皮细胞表面观多角形，壁黏液化，胞腔含棕色物。中果皮细胞壁厚，内含矩圆形草酸钙方晶。叶表皮细胞波状弯曲，内含草酸钙方晶。螺纹导管多见，少有网纹导管、梯纹导管。

（2）取本品粉末 1g，加甲醇 15ml，超声处理 20 分钟，滤过，滤液浓缩至约 1ml，作为供试品溶液。另取芦丁对照品，加甲醇制成每 1ml 含 1mg 的溶液，作为对照品溶液。照薄层色谱法（《中国药典》2020 年版四部通则 0502）试验，吸取上述供试品溶液 5μl，对照品溶液 2μl，分别点于同一硅胶 G 薄层板上，以乙酸乙酯-甲醇-甲酸-水（8：1：1：1）为展开剂，展开，取出，晾干，喷以三氯化铝试液，待乙醇挥干后，置紫外光灯（365nm）下检视。供试品色谱中，在与对照品色谱相应的位置上，显相同颜色的荧光斑点。

【检查】　水分　不得过 7.0%（《中国药典》2020 年版四部通则 0832 第二法）。

总灰分　不得过 16.0%（《中国药典》2020 年版四部通则 2302）。

酸不溶性灰分　不得过 4.0%（《中国药典》2020 年版四部通则 2302）。

【浸出物】　照醇溶性浸出物测定法（《中国药典》2020 年版四部通则 2201）项下的热浸法测定，用 50%乙醇作溶剂，不得少于 11.0%。

【性味】　二级干，一级热。味辛。

【功能与主治】　具纯化异常血液质和清除胆液质，止泻固涩、补脑、明目、滋补肠胃、通阻、悦志、养心等功效，用于蚊虫叮咬、湿热性或血液质性疾病，如胃、肠源性腹泻、脑虚视弱、迎风流泪等。

【用法与用量】　10～16g。

【贮藏】　置阴凉干燥处。

【药材标准来源】　新疆维吾尔自治区药品监督管理局药材标准 2017YC－0010。

巴　旦　仁

Badanren

بادام مىغزى

AMYGDALI DULCIS SEMEN

本品为蔷薇科植物扁桃 *Amygdalus communis* L. 的干燥成熟种子。夏秋果实成熟时，采收取核，晒干。

【炮制】　取干燥成熟种子，用时除去外壳，取种仁。

【性状】　本品呈扁长卵形，长 2.2～3.5cm，宽约 1.5cm。表面红棕色，顶端稍尖，底部圆形，顶端有线形脐点，底部有合点，由合点处向上具有多数维管束，呈暗色纹理。种皮菲薄，子叶 2 枚，乳白色，富油性。气微，味甘。

【鉴别】　本品粉末淡黄色。石细胞黄色，长椭圆形，长 60～120μm，腔大，具缘纹孔。叶肉细胞类圆形或多角形，内含众多蛋白质粒和油滴。胚乳细胞长方形或多角形，壁稍厚，内含油滴和蛋白质粒。

【检查】　杂质　不得过 3%（《中国药典》2020 年版四部通则 2301）。

酸值　不得过 1.0（《中国药典》2020 年版四部通则 2303）。

过氧化值　不得过 1.0（《中国药典》2020 年版四部通则 2303）。

【性质】　一级湿热。

【功能与主治】　生湿生热，润肺止咳，强身健脑，润肠软便，祛寒壮腰，热肤生辉，热身壮阳，提高视力，填精固精。用于干性肺虚咳嗽，身体虚弱，记忆力减退，便秘，视弱面暗，阳痿不举，精液稀少，早泄遗精。

【用法与用量】　7～15g。

【注意】　不易消化，胃肠功能弱者不宜使用。

【贮藏】　置阴凉干燥处，防蛀。

【药材标准来源】　《卫生部药品标准》维吾尔药分册 17 页。

炘 巴 旦 仁

Chanbadanren

ئاقلانغان بادام مىغزى

AMYGDALI DULCIS SEMEN

本品为蔷薇科植物扁桃 *Amygdalus communis* L. 的干燥成熟种子的炮制加工品。夏秋果实成熟时，采收取核，晒干。

【炮制】　取种仁，沸水浸泡（水没过巴旦仁为度），捞出，揉搓除去表皮，干燥备用。

【性状】　本品呈扁长卵形，长 2.2～3.5cm，宽约 1.5cm。表面红棕色，顶端稍尖，底部圆形，顶端有线形脐点，底部有合点，由合点处向上具有多数维管束，呈暗色纹理。子叶 2 枚，乳白色，富油性。气微，味甘。

【鉴别】　本品粉末黄色。叶肉细胞类圆形或多角形，内含众多蛋白质粒和油滴。胚乳细胞长方形或多角形，壁稍厚，内含油滴和蛋白质粒。

【检查】　杂质　不得过 3%（《中国药典》2020 年版四部通则 2301）。

酸值　不得过 1.0（《中国药典》2020 年版四部通则 2303）。

过氧化值　不得过 1.0（《中国药典》2020 年版四部通则 2303）。

【性质】　一级湿热。

【功能与主治】　生湿生热，润肺止咳，强身健脑，润肠软便，祛寒壮腰，热肤生辉，热身壮阳，提高视力，填精固精。用于干性肺虚咳嗽，身体虚弱，记忆力减退，便秘，视弱面暗，阳痿不举，精液稀少，早泄遗精。

【用法与用量】　7～15g。

【注意】　不易消化，胃肠功能弱者不宜使用。

【贮藏】　置阴凉干燥处，防蛀。

【药材标准来源】　《卫生部药品标准》维吾尔药分册 17 页。

巴 旦 仁 油

Badanrenyou

بادام يېغى

AMYGDALI DULCIS OIL

本品为蔷薇科植物扁桃（巴旦杏）*Amygdalus communis* L. 的成熟种仁用压榨法得到的脂肪油。8～9 月果实成熟时采收，剥取种仁，用压榨法得到脂肪油。

【炮制】　取脂肪油，滤过，取滤液或静置，取上清液。

【性状】　本品为淡黄色的澄清液体；气香，无异味。冷时常发生浑浊或析出结晶，加温后又澄清。

本品能与乙醚、二氯甲烷、乙酸乙酯任意混溶，在水、甲醇、乙醇中几乎不溶。

相对密度　应为 0.907～0.928（《中国药典》2020 年版四部通则 0601）。

折光率　应为 1.4691～1.4694（《中国药典》2020 年版四部通则 0622）。

【检查】　**酸值**　应不大于 2.0（《中国药典》2020 年版四部通则 0713）。

皂化值　应为 180～240（《中国药典》2020 年版四部通则 0713）。

碘值　应为 90～105（《中国药典》2020 年版四部通则 0713）。

【性味】 性平，一级热。味淡。

【功能与主治】 祛寒，止痛，消肿。用于寒性气质引起的头痛，失眠，耳鸣，关节炎等。

【用法与用量】 内服适量。外用，酌情取适量涂抹于患处。

【贮藏】 遮光，密封，置阴凉处。

【药材标准来源】 新疆维吾尔自治区药品监督管理局药材标准 2017YC－0003。

水 龙 骨

Shuilonggu

يىگرمەئاياغ

POLYPODII RHIZOMA

本品为水龙骨科植物欧亚多足蕨 *Polypodium vulgare* L. 的干燥根茎。夏秋采挖，洗净，晒干。

【炮制】 取干燥根茎，除去杂质，洗净，晒干。

【性状】 本品呈短段，茎细圆柱状，直径 3～4mm，稍弯曲，有的有分枝。表面棕黄色至棕褐色，有纵皱纹，一侧有须根痕或少数残留的须根。质硬而脆，易折断，断面较平滑，黄色至黄绿色。气味微，味甜。

【鉴别】 本品横切面：表皮细胞 1 列，椭圆形，外壁稍厚，薄壁细胞类圆形或多角形，内含众多油滴和少数颗粒状物。维管束周韧型，外侧为 1 列内皮层细胞。

【检查】 杂质 不得过 2%（《中国药典》2020 年版四部通则 2301）。

【性质】 干热。

【功能与主治】 生干生热，清除异常黑胆质和黏液质，补脑补心，爽心悦志，祛风净血。用于寒性或黑胆质和黏液质性疾病，心脑两虚，抑郁症，癫痫，关节疼痛，麻风病，皮肤瘙痒，痔疮。

【用法与用量】 5～15g。

【贮藏】 置干燥处。

【药材标准来源】《卫生部药品标准》维吾尔药分册 12 页。

水　银

Shuiyin

سماب

HYDRARGYRUM

本品为单质元素汞（Hg），一般将辰砂砸碎置于火上加热后过滤即得。

【炮制】　用一口带箅子的生铁锅，将盛有水银的碗置于箅子上，然后用铜盖密闭，用文火烧一昼夜，凉后小心地启盖，水银则随蒸气升浮于铜盖上，收集即得。

【性状】　本品在常温下为不透明的重质液体。全体呈银白色，微有亮光，极易流动或分解成小球，流过处不留污痕，遇热易挥发，以银白色、光亮、流动灵活、在纸面上流过无痕迹者为佳。不溶于水、乙醇、盐酸，能溶于硝酸，在热硫酸中形成汞盐。

【鉴别】　将汞溶于硝酸，制成汞的硝酸溶液，供以下试验：

（1）取汞盐溶液，加硫化氢气体，即生成黑色沉淀，在硫化铵试液及沸稀硫酸中均不溶解。

（2）取光亮的铜片，浸入汞盐溶液中，汞即游离，附在铜片上，摩擦即光亮如镜。将铜片加热，汞即挥发成小球。

【检查】　杂质　取本品数滴置白纸上，则保持小球状滚动，球滴滚过的地方不遗留污痕。

【性质】　二级寒，三级湿。

【功能与主治】　生湿生寒，除风净血，收敛生肌，排脓去毒，愈合伤口，抗菌消炎，固精壮阳，杀虫。用于干热性或胆液质性各种恶性疮疡，梅毒，湿疹，头癣，早泄，阳痿，遗精。

【用法用量】　0.12～0.24g。

【注意】　本品有毒，慎用。

【贮藏】　置坚固的容器内，于阴凉处密闭保存。

【药材标准来源】 《维吾尔药材标准 上册》（1992 年版）47 页。

甘 草 味 胶

Gancaoweijiao

كىيكتاپان يىلمى

ASTRAGALI SACOCOLLAE GUMMI

本品为豆科植物肉质黄芪 *Astragalus sarcocolla* Dymock 的干燥树胶。全年均可采收，阴干。

【炮制】 除去杂质，砸成小块。

【性状】 本品呈不规则团块或细小颗粒状。表面黄白色至深红色，略具玻璃样光泽。质脆，易碎，破碎面不平坦，其色与表面基本一致而较新鲜。气微，味特异，微甜而后苦。

【鉴别】 （1）本品粉末淡黄色至红棕色。不规则小团块无色或淡黄色至淡棕红色，久置融化。可见细长缠绕状菌丝，无色，直径约 5μm，遇水合氯醛液溶化。

（2）取本品 2g，研磨成粗粉，加入 15ml 冷水，振摇，结果有泡沫产生。

（3）取本品少量进行灼烧，燃烧时先成黑色油状，并有明亮的黄色火焰和黑烟产生。

【检查】 水分　不得过 6.0%（《中国药典》2020 年版四部通则 0832 第四法）。

总灰分　不得过 10.0%（《中国药典》2020 年版四部通则 2302）。

酸不溶性灰分　不得过 1.0%（《中国药典》2020 年版四部通则 2302）。

【浸出物】 照醇溶性浸出物测定法（《中国药典》2020 年版四部通则 2201）项下的冷浸法测定，用 50%乙醇作溶剂，不得少于 65.0%。

【性味】 二级干热。

【功能与主治】 生干生热，清除多余黏液质，散气通阻，消炎退肿，除脓愈疮。主治湿寒性或黏液质性疾病，如关节疼痛，坐骨神经痛，各种化脓性疮疡，各种眼部疮疡，迎风流泪，耳痛，耳道流脓。

【用法与用量】 1～3g。外用适量。

【注意】　本品不宜与云母同用。可配阿拉伯胶、巴旦仁油内用，不可单服此品，本品服用 4g 应配 8g 巴旦仁油。

【贮藏】　密闭，置阴凉干燥处。

【药材标准来源】　新疆维吾尔自治区药品监督管理局药材标准 2017YC－0007。

石　　榴
Shiliu

ئانار

GRANATI　FRUCTUS

本品为石榴科植物石榴 *Punica granatum* L. 的成熟果实。秋季果实成熟，果皮发红或变黄后采摘。

【炮制】　取成熟果实，用时剥去果皮，取出肉质多汁的种子，榨汁。

【性状】　本品通常近球形，直径 4～12cm，果皮革质，较厚，外表面黄色至红色。种子多数着生在淡黄色肉质胎座上，具棱角，形状多不规则，长 0.5～1.0cm，宽 0.3～0.8cm。种皮红色或深红色，晶莹、半透明，有光泽，肉质多汁；内种皮白色，坚硬。种仁 1 枚。气微，味酸甜。

【性质】　二级干寒。

【功能与主治】　清涤异物，润肤养颜，益心养血。用于心悸血少，脉络不通，胸闷咳嗽，咽喉不利，形体消瘦。

【用法与用量】　使用种子 6～9g，或石榴汁适量服用。

【贮藏】　置通风干燥处。

【药材标准来源】　《卫生部药品标准》维吾尔药分册 18 页。

石 榴 花

Shiliuhua

ئانار چىچىكى

GRANATI　FLOS

本品为石榴科植物石榴 *Punica granatum* L. 的干燥花瓣。花后期，收集自然脱落的花，晾干。

【炮制】　取干燥花瓣，除去花托及杂质。

【性状】　本品多皱缩，有的破碎，完整者展平后呈卵形或卵圆形，长 20～30mm，宽 20～25mm。花瓣红色或暗红色，羽状网脉，主脉基部宽至先端渐细，顶端圆形，边缘微波状，具疏而浅的钝锯齿，基部宽楔形或近圆形。薄而质脆，易碎。气微，味苦涩。

【鉴别】　本品粉末棕红色。花冠表皮细胞，表面观呈类多角形或不规则形，壁波状弯曲，表面有细密弯曲的角质纹理；侧面观外壁向外隆起，呈乳突状，边缘微波状。螺纹导管，直径 10～20μm。花粉粒呈类圆形或椭圆形，淡黄色或近无色，直径 14～22μm，具 3 孔沟。薄壁细胞类圆形或长圆形。

【检查】　杂质　不得过 3%（《中国药典》2020 年版四部通则 2301）。

水分　不得过 12.0%（《中国药典》2020 年版四部通则 0832 第二法）。

总灰分　不得过 8.0%（《中国药典》2020 年版四部通则 2302）。

酸不溶性灰分　不得过 3.0%（《中国药典》2020 年版四部通则 2302）。

【性质】　二级干寒。

【功能与主治】　生干生寒，收敛止血，清热消炎，除腐固牙，止泻止痢。用于湿热性或血液质性疾病，湿热性牙龈出血，牙龈红肿，牙龈溃疡，牙齿松动，腹泻痢疾。

【用法与用量】　3～5g。

【注意】　易引起阻塞。

【贮藏】　置通风干燥处。

【药材标准来源】　《卫生部药品标准》维吾尔药分册 19 页。

龙 涎 香

Longxianxiang

ئەنبەر

AMBERA GRISEA

本品为抹香鲸科动物抹香鲸 *Physeter catodon* Linnaeus 的肠道分泌物。收集，干燥。

【炮制】　收集抹香鲸干燥分泌物，除去杂质，置于密闭容器内，贮存 1～2 年后，颜色变成琥珀色，气香浓郁而出雅香者为佳（鲜品气味较差）。

【性状】　本品呈不透明蜡样块状物，大小不一。灰绿色、黄褐色至黑褐色，有时带五彩斑纹和白粉霜。气特异芳香浓郁而持久，味微甜酸，嚼之粘牙。

【鉴别】　（1）本品粉末以稀甘油装片，可见众多不规则棕色团块及多数淡黄色油滴状物。在偏振镜下几乎无发光现象，只有个别点块显橙红色或蓝白色。

（2）取本品约 50mg，置 5ml 量瓶中，加乙醇溶解并稀释至刻度，过滤，取滤液，照分光光度法（《中国药典》2020 年版四部通则 0401）测定，在 275nm 和 306nm 波长处有最大吸收。

【检查】　杂质　不得过 3%（《中国药典》2020 年版四部通则 2301）。

【性质】　二级干热。

【功能与主治】　生干生热，芳香通窍，补脑安神，增强记忆，爽心解郁，养身壮阳。用于湿寒性或黏液质性脑、心、神经疾病，脑心两虚，神经衰弱，记忆减退，心慌忧郁，心理性阳痿。

【用法与用量】　0.1～0.3g。

【贮藏】　密闭，置阴凉处。

【药材标准来源】　《卫生部药品标准》维吾尔药分册 20 页。

龙　葵　果

Longkuiguo

ئتئۇزۇۇمى

SOLANI NIGRI FRUCTUS

本品为茄科植物龙葵 *Solanum americanum* Mill. 的干燥近成熟果实。夏秋采摘，晒干。

【炮制】　取干燥近成熟果实，除去杂质，筛去灰土。

【性状】　本品呈类球形，皱缩，直径 2～5mm。表面黑褐色、橙红色或黄绿色，顶端有一圆形花柱残痕，下端有一细果柄，体轻易破碎，种子多数圆扁形，黄白色。气微，味甜酸、微苦。

【鉴别】　本品粉末褐色、棕黄色或黄绿色。外果皮石细胞多角形或类圆形，可见多数网纹。胚乳及子叶细胞含众多糊粉粒及脂肪油滴。种皮石细胞成片，波状弯曲。

【检查】　杂质　不得过 3%（《中国药典》2020 年版四部通则 2301）。

水分　不得过 10.0%（《中国药典》2020 年版四部通则 0832）。

总灰分　不得过 14.0%（《中国药典》2020 年版四部通则 2302）。

酸不溶性灰分　不得过 4.0%（《中国药典》2020 年版四部通则 2302）。

【性质】　二级干寒。

【功能与主治】　生干生寒，清热消炎，凉血解毒，软坚消肿。用于湿热性或血液质性疾病，咽炎，胃炎，肝炎，肾炎，湿性水肿。

【用法与用量】　5～7g。亦可和果汁、菊苣汁各半饮服。

【贮藏】　置阴凉干燥处。

【药材标准来源】　《卫生部药品标准》维吾尔药分册 21 页。

卡西卡甫枣（酸枣）
Kaxikafuzao（Suanzao）
چلان
ZIZIPHI SPINOSAE FRUCTUS

本品为鼠李科植物酸枣 *Ziziphus jujuba* Mill. Var. *spinosa*（Bunge）Hu ex H. F. Chou 的干燥成熟果实。秋季果实成熟时采收，晒干。

【炮制】　除去杂质。

【性状】　本品呈球形或短矩圆形，直径 0.7～1.5cm。表面暗红色，有光泽，或具不规则皱纹。基部凹陷，有一小圆形果梗痕。外果皮薄，中果皮棕黄色或淡褐色，肉质少。味甜、微酸。果核卵圆形，长 0.8～1.2cm，宽 0.5～1.0cm，两端钝或一端略尖，表面棕色，略凹凸不平，质坚硬。种子呈扁圆形或扁椭圆形，长 5～9mm，宽 5～7mm，厚约 3mm。表面紫红色或紫褐色，平滑有光泽。大部分一面较平坦，中间有 1 条隆起的纵浅纹；另一面稍突起。

【鉴别】　（1）本品去核粉末棕色。表皮细胞表面观类方形、多角形或长方形，胞腔内充满棕红色物，断面观外被角质层；下表皮细胞黄色或黄棕色，类多角形，壁稍厚。中果皮薄壁细胞含草酸钙簇晶和方晶，簇晶直径 30～50μm，方晶菱形或不规则形，直径 60～120μm。

（2）取本品粉末 4g，加乙醇 25ml，超声处理 30 分钟，滤过，滤液蒸干，残渣加无水乙醇 2ml 使溶解，滤过，取续滤液，作为供试品溶液。另取白桦脂酸对照品，加乙醇制成每 1ml 含 1mg 的溶液，作为对照品溶液。照薄层色谱法（《中国药典》2020 年版四部通则0502）试验，吸取上述供试品溶液 10μl 和对照品溶液 5μl，分别点于同一硅胶 G 薄层板上，以甲苯－乙酸乙酯－冰醋酸（14∶4∶0.5）为展开剂，展开，取出，晾干，喷以 10%硫酸乙醇溶液，加热至斑点显色清晰。分别置日光和紫外光灯（365nm）下检视。供试品色谱中，在与对照品色谱相应的位置上，显相同颜色的斑点或荧光斑点。

（3）取〔鉴别（2）〕项下溶液作为供试品溶液。另取熊果酸对照品，加无水乙醇制成每 1ml 含 0.5mg 的溶液，作为对照品溶液。照薄层色谱法（《中国药典》2020 年版四部通则 0502）试验，吸取上述供试品溶液 10μl 和对照品溶液 5μl，分别点于同一硅胶 G 薄层板上。将薄层板点样的一端浸入 1%碘－二氯甲烷溶液中约 15mm，使溶液浸过点样点后迅速取出，立即覆盖一玻璃板，30 分钟后取下玻璃板，热风吹干，以环己烷－三氯甲烷－乙酸乙酯－冰醋酸（20∶5∶8∶1）为展开剂，展开，取出，晾干，喷以 10%硫酸乙醇溶液，加热至斑点显色清晰。分别置日光和紫外光灯（365nm）下检视。供试品色谱中，在与对照品色谱相应的位置上，显相同颜色的斑点或荧光斑点。

【检查】　水分　不得过 16.0%（《中国药典》2020 年版四部通则 0832 第二法）。

总灰分　不得过 3.0%（《中国药典》2020 年版四部通则 2302）。

【浸出物】　照醇溶性浸出物测定法（《中国药典》2020 年版四部通则 2201）项下的热浸法测定，用 70%乙醇作溶剂，不得少于 60.0%。

【含量测定】　照高效液相色谱法（《中国药典》2020 年版四部通则 0512）测定。

色谱条件与系统适用性试验　以十八烷基硅烷键合硅胶为填充剂；以乙腈－0.05%磷酸溶液（70∶30）为流动相；柱温为 30℃；检测波长为 205nm。理论板数按白桦脂酸峰计算应不低于 6000。

对照品溶液的制备　取白桦脂酸对照品适量，精密称定，加甲醇制成每 1ml 含 50μg 的溶液，即得。

供试品溶液的制备　取本品粉末（过三号筛）3g，精密称定，置具塞锥形瓶中，精密加入乙醇 25ml，密塞，称定重量，超声处理（功率 250W，频率 40KHz）30 分钟，取出，放冷，再称定重量，用乙醇补足减失的重量，摇匀，滤过，取续滤液，即得。

测定法　分别精密吸取对照品溶液与供试品溶液各 20μl，注入液相色谱仪，测定，即得。

本品按干燥品计算，含白桦脂酸（$C_{30}H_{48}O_3$）不得少于 0.020%。

【性质】　一级干寒。

【功能与主治】　清血排毒，清热消炎，止咳化痰，补身安神，除疹止痒。用于热性或血液质性或胆液质性各种病证，如血热腐败、脓液成块，发热、肺炎、胸膜炎，乃孜来性感冒、咳嗽顽痰，体虚失眠，皮疹瘙痒等。

【用法与用量】　15～25g。

【贮藏】　置干燥处，防蛀。

【药材标准来源】　新疆维吾尔自治区药品监督管理局药材标准 2020YC－0011。

白 石 脂

Baishizhi

ئاق سېغىز

HALLOYSITUM ALBI

本品为硅酸盐类矿物高岭土。主含含水硅酸铝。

【炮制】　取白石脂，砸成小块，除去杂质。

【性状】　本品为不规则块状，大小不一。白色，细腻如脂。质较软，易破碎，吸水性强，舔之粘舌，嚼之无沙粒感。

【鉴别】　（1）本品粉末白色。可见大小不等的半透明不规则块状物，浅黄色或白色，无棱角，具网状花纹，偶有浅红、红黑或黑色不透明块状物。

（2）取本品粉末约 0.5g，加稀盐酸 5ml，振摇后渍浸 1 小时，滤过，分别取滤液各 1ml，置 2 支试管中，一支加氢氧化钠试液至碱性，生成白色胶状沉淀，沉淀溶于过量的氢氧化钠试液中；另一支加氨水试液至生成白色胶状沉淀，滴加茜素磺酸钠指示液数滴，沉淀即显樱红色。

【检查】　杂质　不得过 2%（《中国药典》2020 年版四部通则 2301）。

【性质】　干寒。

【功能与主治】　生干生寒，收敛止血，清热止泻，补心除烦，燥湿健胃，净血解毒，催吐去毒。用于湿热性或血液质性疾病，热性咯血，便血，腹泻，心悸，心烦，湿性胃虚，腹痛，麻风病，毒虫咬伤，各种中毒。

【用法与用量】　1～3g。

【贮藏】　置干燥处。

【药材标准来源】　《卫生部药品标准》维吾尔药分册 22 页。

白皮松子仁

Baipisongziren

ماي قارىغاي ئۇرۇقى

PINI GERARDIANAE SEMEN

本品为松科植物西藏白皮松 *Pinus gerardiana* Wall. 的种子仁。果实成熟后采收，晒干，打下种子，除去种皮，收集种仁。

【炮制】　除去杂质。

【性状】　本品呈长椭圆或长卵形，略扁，长 1～2cm，直径 4～8mm。表面白色至淡棕色，残留外包膜质内种皮，淡棕色。顶端略尖，基部钝圆。胚乳中央可见淡黄色的胚；具多个子叶，6～9 居多。气微，味微甘。

【检查】　水分　不得过 6.0%（《中国药典》2020 年版四部通则 0832 第二法）。

过氧化值　不得过 0.2（《中国药典》2020 年版四部通则 2303）。

【浸出物】　照醇溶性浸出物测定法（《中国药典》2020 年版四部通则 2201）项下的热浸法测定，用 95%乙醇作溶剂，不得少于 20.0%。

【性质】　一级湿热，味甘。

【功能与主治】　生湿生热，热身强筋，填精壮阳，补身壮腰，止咳平喘。主治干寒性或黑胆质性疾病，如寒性瘫痪、面瘫，干性精少阳痿、体虚腰痛、咳嗽、哮喘等。

【用法与用量】　内服：7～8g。

【贮藏】　置阴凉干燥处，防蛀。

【药材标准来源】　新疆维吾尔自治区药品监督管理局药材标准 2014YC－0001。

土 炒 白 芍

Tuchaobaishao

ئوچاق چالمىسىدا قورۇلغان ئاقچوغلۇق

PAEONIAE RADIX ALBA

本品为毛茛科植物芍药 *Paeonia lactiflora* Pall. 的干燥根的炮制加工品。夏、秋二季采挖，洗净，除去头尾及细根，置沸水中煮后除去外皮或去皮后再煮，晒干。

【炮制】　取定量灶心土（伏龙肝）细粉，置炒制容器内，用中火加热，炒至土呈灵活状态，加入白芍片，炒至表面挂土色，取出筛去土粉，摊开晾凉。

每 100kg 白芍片，用灶心土粉 20kg。

【性状】　本品为近圆形或椭圆形的薄片。表面呈土黄色，片面平滑，角质样；有明显的环纹和放射状纹理，有皱纹。质坚脆。微具焦土气。

【鉴别】　取本品粉末 0.5g，加乙醇 10ml，振摇 5 分钟，滤过，滤液蒸干，残渣加乙醇 1ml 使溶解，作为供试品溶液。另取芍药苷对照品，加乙醇制成每 1ml 含 1mg 溶液，作为对照品溶液。照薄层色谱法（《中国药典》2020 年版四部通则 0502）试验，吸取上述两种溶液各 10μl，分别点于同一硅胶 G 薄层板上，以三氯甲烷–乙酸乙酯–甲醇–甲酸（40∶5∶10∶0.2）为展开剂，展开，取出，晾干，喷以 5% 香草醛硫酸溶液，加热至斑点显色清晰。供试品色谱中，在与对照品色谱相应的位置上，显相同的蓝紫色斑点。

【检查】　杂质　不得过 2%（《中国药典》2020 年版四部通则 2301）。

【含量测定】　照高效液相色谱法（《中国药典》2020 年版四部通则 0512）测定。

色谱条件与系统适用性试验　以十八烷基硅烷键合硅胶为填充剂；以乙腈–0.1%磷酸溶液（14∶86）为流动相；检测波长为 230nm。理论板数按芍药苷峰计算应不低于 2000。

对照品溶液的制备　精密称取芍药苷对照品适量，加甲醇制成每 1ml 含 60μg 的溶液，即得。

供试品溶液的制备　取本品中粉约 0.1g，精密称定，置 50ml 量瓶中，加稀乙醇 35ml，超声处理（功率 240W，频率 45kHz）30 分钟，放冷，加稀乙醇至刻度，摇匀，滤过，取续滤液，即得。

测定法　分别精密吸取对照品溶液与供试品溶液各 10μl，注入液相色谱仪，测定，即得。

本品按干燥品计算，含芍药苷（$C_{23}H_{28}O_{11}$）不得少于 0.50%。

【**性味与归经**】　苦、酸，微寒。归肝、脾经。

【**功能与主治**】　借土气入脾，养血和脾，止泻。用于肝旺脾虚，腹痛腹泻。

【**用法与用量**】　6～15g。

【**注意**】　不宜与藜芦同用。

【**贮藏**】　置干燥处，防蛀。

【**药材标准来源**】　《中国药典》2020 年版一部 108 页。

《山东省中药饮片炮制规范》2002 年版 53 页。

醋　白　芍

Cubaishao

ئاچچىقسۇدا لايقلانغان ئاقچوغلۇق

PAEONIAE RADIX ALBA

本品为毛茛科植物芍药 *Paeonia lactiflora* Pall. 的干燥根的炮制加工品。夏、秋二季采挖，洗净，除去头尾及细根，置沸水中煮后除去外皮或去皮后再煮，晒干。

【**炮制**】　取净白芍片，加入定量食用醋拌匀，稍闷润，待醋被吸尽后，置炒制容器内，用文火加热，炒干，取出晾凉，筛去碎屑。

每 100kg 白芍片，用食用醋 15kg。

【**性状**】　本品为近圆形或椭圆形的薄片。表面呈微黄色，片面平滑，角质样；中间类白色，有明显的环纹和放射状纹理，有皱纹。质坚脆。微具醋气。

【**鉴别**】　取本品粉末 0.5g，加乙醇 10ml，振摇 5 分钟，滤过，滤液蒸干，残渣加乙醇 1ml 使溶解，作为供试品溶液。另取芍药苷对照品，加乙醇制成每 1ml 含 1mg 溶液，作为对照品溶液。照薄层色谱法（《中国药典》2020 年版四部通则 0502）试验，吸取上述两种溶液各 10μl，分别点于同一硅胶 G 薄层板上，以三氯甲烷–乙酸乙酯–甲醇–甲酸（40∶5∶10∶0.2）为展开剂，展开，取出，晾干，喷以 5%香草醛硫酸溶液，加热至斑点显色清晰。供试品色谱中，在与对照品色谱相应的位置上，显相同的蓝紫色斑点。

【检查】　杂质　不得过 2%（《中国药典》2020 年版四部通则 2301）。

【含量测定】　照高效液相色谱法（《中国药典》2020 年版四部通则 0512）测定。

色谱条件与系统适用性试验　以十八烷基硅烷键合硅胶为填充剂；以乙腈–0.1%磷酸溶液（14∶86）为流动相；检测波长为 230nm。理论板数按芍药苷峰计算应不低于 2000。

对照品溶液的制备　精密称取芍药苷对照品适量，加甲醇制成每 1ml 含 60μg 的溶液，即得。

供试品溶液的制备　取本品中粉约 0.1g，精密称定，置 50ml 量瓶中，加稀乙醇 35ml，超声处理（功率 240W，频率 45kHz）30 分钟，放冷，加稀乙醇至刻度，摇匀，滤过，取续滤液，即得。

测定法　分别精密吸取对照品溶液与供试品溶液各 10μl，注入液相色谱仪，测定，即得。

本品按干燥品计算，含芍药苷（$C_{23}H_{28}O_{11}$）不得少于 0.50%。

【性味与归经】　苦、酸，微寒。归肝、脾经。

【功能与主治】　引药入肝，敛血养血，舒肝解郁。用于肝郁乳汁不通，尿血等。

【用法与用量】　6～15g。

【注意】　不宜与藜芦同用。

【贮藏】　置干燥处，防蛀。

【药材标准来源】　《中国药典》2020 年版一部 108 页。

《山东省中药饮片炮制规范》2002 年版 53 页。

白　花　丹

Baihuadan

شاتىرەج

PLUMBINIS　RADIX ET RIZOMA

本品为白花丹科植物白花丹 *Plumbago zeylanica* L. 的干燥茎枝及根茎。全年可采，除去叶，晒干。

【炮制】　取干燥茎枝及根茎，去叶，切段，除去杂质。

【性状】　本品呈圆柱形不规则短段，直径 0.2～0.7cm，表面黄绿色至淡棕褐色，节明显，具细纵棱。体轻，质硬，易折断，断面皮部纤维状，内层颗粒状，髓部白色，松软如海绵状，气微，味淡。

【鉴别】　本品粉末淡黄绿色或淡黄棕色。气孔环式，副卫细胞多为 3 个。硅质细胞呈近圆形，直径 35～40μm，可见十字形或类方形纹理。导管网纹、具缘纹孔或环纹孔。髓细胞类长方形，长 70～140μm，宽 40～70μm，表面具圆形壁孔。纤维长梭形，直径 10～30μm，壁孔明显。

【检查】　杂质　不得过 2%（《中国药典》2020 年版四部通则 2301）。

水分　不得过 8.0%（《中国药典》2020 年版四部通则 0832 第二法）。

总灰分　不得过 4.0%（《中国药典》2020 年版四部通则 2302）。

酸不溶性灰分　不得过 1.0%（《中国药典》2020 年版四部通则 2302）。

【性质】　三级干热。

【功能与主治】　生干生热，驱寒燥湿，赤肤发泡，散气止痛，祛风止痒，除腐生辉，清音利咽。用于白癜风，白斑病，瘫痪，面瘫，关节疼痛，腰背酸痛，皮肤瘙痒，各种湿疹，寒盛失音。

【用法与用量】　2～10g。

【贮藏】　置通风干燥处。

【药材标准来源】　《卫生部药品标准》维吾尔药分册 23 页。

白花酸藤果

Baihuasuantengguo

بەرەنگى

EMBELIAE FRUCTUS

本品为紫金牛科植物白花酸藤 *Embelia ribes* Burro. f. 的干燥果实。夏末秋初果实近成熟时采收，晒干。

【炮制】　取干燥成熟果实，除去杂质。

【性状】　本品呈球形，略似胡椒状，直径 2～6mm。表面灰褐色至暗红色，有皱缩纹理，在放大镜下可见其花柱基于顶端呈圆点状，下端附有紧贴在果皮上的略微突起的宿存花萼。有的果实带有 1～3mm 长的细果柄。果皮质脆，较易剥落。种子质坚硬，种皮棕色，其底部可见一椭圆形凹陷孔。气微，味微酸甜。

【鉴别】　本品粉末淡棕色。外果皮细胞椭圆形，内含棕色物。内种皮石细胞灰黄色，壁厚，布满纹孔，长 50～180μm，宽 20～50μm。胚乳细胞呈多角形或类圆形，壁较厚，有的具纹孔。纤维两端较钝，直径 15～30μm。导管孔纹。

【检查】　杂质　不得过 3%（《中国药典》2020 年版四部通则 2301）。

【性质】　二级干热。

【功能与主治】　生干生热，祛除肠虫，清除脓性体液和黏液质及黑胆质，燥湿敛疮，增强消化，杀虫止痛。用于寒性或黏液质性疾病，肠寄生虫，湿寒性创伤，消化不良，牙痛，关节骨痛，大便秘结。

【用法与用量】　1～2g。

【贮藏】　置阴凉干燥处。

【药材标准来源】　《卫生部药品标准》维吾尔药分册 24 页。

白　桑　椹

Baisangshen

ئاق ئۆجمه

MORI FRUCTUS

本品为桑科植物桑 *Morus alba* L. 的干燥果穗。果实近成熟时采收，晒干，或略蒸后晒干。

【炮制】　取干燥成熟果穗，除去杂质。

【性状】　本品为聚花果，由多枚小瘦果集合而成，呈长圆形，长 1～2cm，直径 0.5～0.8cm。白色或黄白色，有短果序梗。小瘦果卵圆形，稍扁，长约 2mm，宽约 1mm，外具肉质花被片 4 枚。气微，味微酸而甜。

【检查】　杂质　不得过 3%（《中国药典》2020 年版四部通则 2301）。

【性质】　一级湿热。

【功能与主治】　补血，健脑，软坚，增强性机能，强肝脾。用于贫血、精神不振、失眠健忘、性欲减退、便秘等症。

【用法与用量】　食用亦可作浸膏；用量酌情使用。

【注意】　胃肠功能弱者不宜使用。

【贮藏】　置通风干燥处。

【药材标准来源】　《维吾尔药材标准　上册》（1992 年版）92 页。

白 蜡 树 子

Bailashuzi

ئەرمدۇن ئۇرۇقى

FRAXINI SEMEN

本品为木犀科植物白蜡树 *Fraxinus chinensis* Roxb.、苦枥白蜡树 *Fraxinus rhynchophylla*

Hance. 及其同属多种植物的干燥种子。秋季果实成熟时采摘，晒干。

【炮制】　取干燥成熟种子，剥去外壳，取仁，除去杂质。

【性状】　本品呈扁圆柱状，两端渐尖，长 1.1～1.5cm，直径 1.3～3.5mm。表面淡黄色、棕色至棕褐色，光滑，稍有纵细纹。气微，味淡、微苦。

【鉴别】　本品粉末棕褐色。网纹导管和螺纹导管。种皮细胞方形，较大。胚乳细胞呈多角形，内含油滴。薄壁细胞呈念珠状增厚，可见草酸钙簇晶和方晶。子叶细胞类圆形，内含油滴及糊粉粒。

【检查】　杂质　不得过 3%（《中国药典》2020 年版四部通则 2301）。

水分　不得过 7.0%（《中国药典》2020 年版四部通则 0832）。

总灰分　不得过 8.0%（《中国药典》2020 年版四部通则 2302）。

酸不溶性灰分　不得过 3.0%（《中国药典》2020 年版四部通则 2302）。

【性质】　二级干热。

【功能与主治】　生干生热，填精助阳，补神安心，止咳平喘，利尿消食，驱寒助孕。用于湿寒性或黏液质性疾病，腰痛阳痿，遗精早泄，神衰心悸，久咳气喘，尿闭结石，宫寒不孕。

【用法与用量】　6～9g。

【注意】　引起头疼，呕恶。

【贮藏】　置阴凉干燥处，防蛀。

【药材标准来源】　《卫生部药品标准》维吾尔药分册 25 页。

印度防己实
Yindufangjishi

بىلىق زەھرى

ANAMI RTAE FRUCTUS

本品为防己科植物印度防己 *Anamirta cocculus*（L.）Wight. et Arnnott 的干燥果实。果实成熟时采摘，洗净，晒干。

【炮制】　取干燥果实，除去杂质，洗净，晒干。

【性状】　本品呈肾形或卵圆形，长5～13.5mm，宽5～11mm，厚4～10mm。外表面类灰棕色至黑棕色。果皮菲薄粗糙，具众多凹陷的细纹理，硬而成木质状，一面平坦或略凹入，另一面与之对应有显著的穹窿，在凹入处有浅色圆形果柄残痕，同侧距近处有一小突起（花柱残基），由隆起线相连于腹面，延至背之隆起面呈线状微凸起。果实含种子1粒，壶状，有深孔隙，在孔隙中充满双面凸起而平行的果皮。种子味苦。

【鉴别】　本品粉末灰褐色。果柄石细胞圆形或卵形，壁孔明显。外果皮细胞棕黄色，内含小的结晶性棕色物。中果皮薄壁细胞含淀粉粒。内果皮纤维状石细胞20～30μm，有的具纹孔。导管螺纹，直径20～40μm。在孔隙中凸起的外种皮木栓化，具孔纹，方形或多角形。胚乳细胞富油滴并含粒状物。

【检查】　杂质　不得过3%（《中国药典》2020年版四部通则2301）。

【性质】　三级干热，有毒。

【功能与主治】　祛风利湿，清脑提神，杀虫。用于皮肤湿疹、风湿痛、四肢无力、精神不振及疮疖等。

【用法与用量】　2～3g。外用遵医嘱。

【注意】　外用均需慎重，防中毒。

【贮藏】　阴凉干燥处。

【药材标准来源】　《维吾尔药材标准　上册》（1992年版）274页。

【饮片曾用名】　毒鱼防己实。

包尔胡特果实

Bao'erhuteguoshi

RHAMNI SONGORICAE FRUCTUS

本品系哈萨克族民间药材，为鼠李科植物新疆鼠李 *Rhamnus Songorica* Gontsch 的干燥果实。秋季果实成熟后采收，洗净，阴干。

【炮制】　除去杂质。

【性状】　本品呈类圆形或近球形，直径 4～7mm，表面黑紫色，有光泽且有皱缩纹。果肉薄而疏松，内核坚硬，通常有果核 2～3 枚，果核卵圆形，背部有狭沟，基部有宿存的萼筒；果梗长 2～3mm。气微，味微苦涩。

【鉴别】　（1）本品粉末紫褐色，非腺毛 1～6 细胞，且非腺毛较多。草酸钙结晶较多，呈正方形，针形或多面形，方晶直径 6～14μm，针晶长度 10～35μm；石细胞类圆形，直径 18～38μm，壁厚，胞腔大。果皮薄壁细胞不规则，有不定式气孔，充满众多的紫褐色物及少量颗粒状物。螺纹导管多见。

（2）取本品粉末 1g，加 80%甲醇 50ml，加热回流 1 小时，放冷，滤过，滤液蒸干，残渣加水 10ml 使溶解，用乙醚提取 2 次，每次 10ml，弃去乙醚液，水液加稀盐酸 10ml，置水浴中水解 1 小时，取出，迅速冷却，用乙酸乙酯振摇提取 2 次，每次 20ml，合并乙酸乙酯液，用水 30ml 洗涤，弃去水洗液，乙酸乙酯液蒸干，残渣加甲醇 10ml 使溶解，作为供试品溶液。另取山柰酚对照品，加甲醇制成每 1ml 含 0.1mg 的溶液，作为对照品溶液。照薄层色谱法（《中国药典》2020 年版四部通则 0502）试验，吸取上述两种溶液各 2μl，分别点于同一硅胶 G 薄层板上，以三氯甲烷－乙酸乙酯－甲酸（10∶3∶1）为展开剂，展开，取出，晾干，喷以 5%的三氯化铝乙醇溶液，在 105℃加热数分钟，置紫外光灯（365nm）下检视。供试品色谱中，在与对照品色谱相应的位置上，显相同颜色的荧光斑点。

【检查】　水分　不得过 10.0%（《中国药典》2020 年版四部通则 0832 第二法）。

总灰分　不得过 5.0%（《中国药典》2020 年版四部通则 2302）。

【浸出物】　照醇溶性浸出物测定法（《中国药典》2020 年版四部通则 2201）项下的热浸法测定，用 70%乙醇作溶剂，不得少于 30.0%。

【性味与归经】　性平，味甘，微苦。

【功能与主治】　润肠通便，清热解毒，疏肝保肝，调节血脂。治疗肠燥便秘，习惯性便秘，高脂血症，酒精性肝病。

【用法与用量】　内服：煎汤，10～30g。

【贮藏】　置阴凉干燥处。

【药材标准来源】　新疆维吾尔自治区药品监督管理局药材标准 2020YC－0002。

司卡摩尼亚脂

Sikamoniyazhi

سوقمۇنيا

SCAMMONIAE RESINA

本品为旋花科植物胶旋花 *Convolvulus scammonia* L. 的根部乳状渗出物，经干燥加工而成。

【炮制】 取干燥树脂，除去杂质。

【性状】 表面暗灰色至棕黑色，有灰色粉尘，质脆，易破碎，新鲜破碎面带有光泽，树脂状并具有细孔，呈暗棕色至褐黑色。气似乳酪，味淡。

【鉴别】 取本品 1.0g，置 10ml 具塞试管中，加甲醇 6ml，超声处理 10 分钟，取上清液作为供试品溶液。照薄层色谱法（《中国药典》2020 年版四部通则 0502）试验。吸取供试品溶液 10μl，条状点于硅胶 G 薄层板上，以三氯甲烷-甲醇（19：1）为展开剂，展开 15cm，取出，置紫外光灯（365nm）下检视，显 7 个荧光斑点。

【检查】 水分 不得过 5.0%（《中国药典》2020 年版四部通则 0832 第二法）。

总灰分 不得过 0.5%（《中国药典》2020 年版四部通则 2302）。

【浸出物】 精密称取本品粉末 1g，加乙醚 50ml，用力振摇 15 分钟，滤过，残渣再用乙醚 10ml 洗涤，滤过，合并滤液置于已干燥至恒重的蒸发皿中，挥去乙醚，在 100℃干燥至恒重，即得。

本品含醚溶性浸出物不得少于 60.0%。

【性质】 二级干、三级热。

【功能与主治】 生干生热，消除异常黏液质和异常胆液质，燥湿退肿，祛寒止痛，驱虫健胃。用于湿寒性或黏液质性疾病，全身水肿，关节疼痛，肠道生虫，胃脘虚弱。

【用法与用量】 0.2～0.6g。

【注意】 可引起腹痛，恶心。

【贮藏】 置干燥处。

【药材标准来源】　《卫生部药品标准》维吾尔药分册 28 页。

奶　桃

Naitao

پالما ياڭاق قبقى

COCOIS SEMEN

本品为棕榈科植物椰子 *Cocos nucifera* L. 的成熟种子的胚乳。果实成熟时采摘，剖开果壳，取出种子，除去果肉内的浆汁，微晾晒。

【炮制】　取出种子，除去果肉内的浆汁，干燥，除去杂质，砸碎。

【性状】　本品呈不规则块状，直径 5～15cm，有时纵剖成两瓣。种皮薄，棕紫红色，具众多凹陷的网状纹理，有的有数条纵向条纹。胚乳肥厚，白色，厚 7～13mm，内有大形空腔，新鲜食之香而可口，干时较硬，折断面光滑，洁白，富油性。气微，味微苦。

【鉴别】　取本品粉末 0.5g，加无水乙醇 5ml，浸渍 1 小时，时时振摇，滤过，作为供试品溶液。另取 β-谷甾醇对照品，加乙醇制成每 1ml 含 1mg 溶液，作为对照品溶液。照薄层色谱法（《中国药典》2020 年版四部通则 0502）试验，吸取上述两种溶液各 4μl，分别点于同一硅胶 G 薄层板上，用正己烷-乙酸乙酯（5∶1）为展开剂，展开，取出，晾干，喷 5%磷钼酸乙醇溶液，加热至斑点显色。供试品色谱中，在与对照品色谱相应的位置上，显相同颜色的斑点。

【性质】　二级湿热。

【功能与主治】　生湿生热，增强体内自然热，生血肥体，温肾填精，补脑明目，保养胎儿，驱除肠虫，解毒除疫。用于干寒性或黑胆质性疾病，寒性瘫痪，筋肌松弛，精神病，忧郁症，干性贫血体瘦，肾虚精少，脑虚视弱，胎动不安，肠内生虫，毒疫流行。

【用法与用量】　10～20g（颜色发黄、有酸败气味、辛辣者不宜药用）。

【注意】　引起阻滞。

【贮藏】　置通风阴凉处，防蛀。

【药材标准来源】　《卫生部药品标准》维吾尔药分册 27 页。

对叶大戟果

Duiyedajiguo

سۇتلوكئوت ئورۇقى

FRUCTUS EUPHORBIAE SORORIAE

本品为大戟科植物对叶大戟 *Euphorbia sororia* A. Schrenk 的干燥成熟果实。秋季果实成熟时，割下全株，晒干，打下果实。

【炮制】　取干燥成熟果实，除去杂质。

【性状】　本品呈三棱状类球形，直径 3～4mm，表面光滑，黄绿色、灰黄白色或黄棕色，在放大镜下可见网状纹理。上端中央处偶见很短的花柱，多脱落，在放大镜下可见柱头 3 裂，裂片小三角形；另端可见微突起的点状果柄痕或残留的细果柄。果皮薄，剥开后果皮平滑，色略浅。内有卵形种子 3 粒，灰白色至棕褐色，放大镜下可见背面有凹凸不平的胡桃核样纹理，具一条线脊状突起，腹面可见一槽沟状种脐，种子一端可见略大的圆点状珠孔。气微，味微咸、辛，嚼之略有刺喉感。

【鉴别】　本品粉末绿褐色。外果皮表皮细胞多角形或类椭圆形，内含细小的草酸钙砂晶。内果皮纤维横纵交互排列，壁稍厚。种皮栅状细胞红棕色，侧面观细胞 1 列，呈长方形，长 70～140μm，壁厚，具纹孔。螺纹导管，直径 5～20μm。

【检查】　杂质　不得过 3%（《中国药典》2020 年版四部通则 2301）。

水分　不得过 10.0%（《中国药典》2020 年版四部通则 0832 第二法）。

总灰分　不得过 12.0%（《中国药典》2020 年版四部通则 2302）。

酸不溶性灰分　不得过 3.0%（《中国药典》2020 年版四部通则 2302）。

【浸出物】　照水溶性浸出物测定法（《中国药典》2020 年版四部通则 2201）项下的热浸法测定，不得少于 12.0%。

【性质】　二级干热。

【功能与主治】　消散寒气，开通阻滞，燥湿开胃，健脑益智。用于腹胀胃弱，食少健忘，语言不利，肢体瘫痪，皮肤疾病。

【用法与用量】　3～6g。

【贮藏】　置阴凉干燥处。

【药材标准来源】《卫生部药品标准》维吾尔药分册 26 页。

对叶大戟草

Duiyedajicao

سوٚتلوٚكئوت

EUPHORBIAE SORORIAE HERBA

本品为大戟科植物对叶大戟 *Euphorbia sororia* A. Schrenk 的干燥全草。花果期采收，除去泥沙，阴干。

【炮制】　除去杂质，切段。

【性状】　本品呈不规则的段，茎扁圆柱形，表面灰绿色，有细纵纹和 1 条明显的纵沟，分枝处节间膨大，节上有叶痕及茎枝痕，断面黄白色，髓部疏松或中空；叶多破碎，无柄，完整叶片呈线形或线状椭圆形，全缘。花序单生于二歧聚伞分枝的顶端；总苞狭钟状，无柄，边缘 4 裂，裂片近三角形；淡黄色，雄花数枚，伸出总苞之外；雌花 1 枚，子房柄长 3～5mm；子房光滑无毛；花柱 3，分离；柱头 2 裂。果实圆三棱形，中央处具短花柱，表面光滑，灰黄白色至黄棕色。种子卵形或椭圆形，白色或棕褐色，表面具有凹凸不平的胡桃核样纹理，腹面具一槽沟。质脆，气微，味淡。

【鉴别】（1）本品粉末黄绿色。茎表皮细胞类长方形，内含方晶，气孔不定式。果皮表皮细胞浅棕色，呈类长方形交错排列；果皮下表皮细胞呈多角形，壁较厚。种皮表皮细胞黄棕色，壁厚，多角形或类椭圆形。花粉粒类球形，具 3 孔沟，表面有细密点状雕纹，直径 23～46μm。纤维成束。螺纹导管众多。

（2）取本品粉末 2g，加甲醇 30ml，超声处理 20 分钟，过滤，滤液蒸干，残渣加 1ml 甲醇使溶解，作为供试品溶液。另取山柰素对照品，加甲醇制成每 1ml 含 1mg 的溶液，作为对照品溶液。照薄层色谱法（《中国药典》2020 年版四部通则 0502）试验，吸取上述供试品溶液 5～10μl 和对照品溶液 2μl，分别点于同一硅胶 G 薄层板上，以环己烷－乙酸乙酯－甲酸（8∶5∶1）为展开剂，展开，取出，晾干，喷以 5%三氯化铝乙醇溶液，置紫外光灯（365nm）下检视。供试品色谱中，在与对照品色谱相应的位置上，显相同颜色的荧光斑点。

【检查】　水分　不得过 10.0%（《中国药典》2020 年版四部通则 0832 第二法）。

总灰分　不得过 18.0%（《中国药典》2020 年版四部通则 2302）。

酸不溶性灰分　不得过 6.0%（《中国药典》2020 年版四部通则 2302）。

【浸出物】　照醇溶性浸出物测定法（《中国药典》2020 年版四部通则 2201）项下的热浸法测定，用乙醇作溶剂，不得少于 12.0%。

【含量测定】　照高效液相色谱法（《中国药典》2020 年版四部通则 0512）测定。

色谱条件与系统适用性试验　以十八烷基硅烷键合硅胶为填充剂；以甲醇－0.4%磷酸溶液（52∶48）为流动相；检测波长为 360nm。理论板数按山奈素峰计算应不低于 4000。

对照品溶液的制备　取山奈素对照品适量，精密称定，加甲醇制成每 1ml 含山奈素 50μg 的溶液，即得。

供试品溶液的制备　取本品粉末（过二号筛）约 10g，精密称定，置 500ml 圆底烧瓶中，精密入加甲醇 100ml，密塞，称定重量，置 70℃水浴回流 2 小时，放冷，再称定重量，用甲醇补足减失的重量，摇匀，滤过。精密量取滤液 8ml，置 50ml 容量瓶中，精密加入 25%盐酸 2ml，密塞，精密称定，置 80℃水浴回流 1 小时，放冷，精密称定，用甲醇补足减失重量，摇匀，滤过，取续滤液，即得。

测定法　分别精密吸取对照品溶液与供试品溶液各 10μl，注入液相色谱仪，测定，即得。

本品按干燥品计算，含山奈素（$C_{16}H_{12}O_6$）不得少于 0.025%。

【性质】　二级干热。

【功能与主治】　利水消肿，降压清脑，泻下，杀虫。用于大便秘结，尿频，高血压头痛、头晕，肝硬化，水肿以及疮疖肿痛。

【用法与用量】　6～10g。

【贮藏】　置阴凉干燥处。

【药材标准来源】　新疆维吾尔自治区药品监督管理局药材标准 2020YC－0009。

芒　硝
Mangxiao

تازىلانغان شور

NATRII SULFAS

本品为硫酸盐类矿物芒硝族芒硝，经加工精制而成的结晶体。主含含水硫酸钠（$Na_2SO_4 \cdot 10H_2O$）。

【炮制】　先将萝卜洗净，切厚片，置锅内，加适量清水煮透，再将天然芒硝（朴硝）倒入共煮，至全部溶化，取出，滤去杂质及萝卜片，滤液静置，阴凉处冷却，待大部分结晶析出，取出，置避风处适当干燥即得，其结晶母液经浓缩后可继续析出结晶，直至无结晶析出为止。

每 100kg 朴硝，用萝卜 20kg。

【性状】　本品为棱柱状、长方形或不规则块状及粒状。无色透明或类白色半透明。质脆，易碎，断面呈玻璃样光泽。无嗅，味咸。

【鉴别】　本品的水溶液显钠盐（《中国药典》2020 年版四部通则 0301）与硫酸盐（《中国药典》2020 年版四部通则 0301）的鉴别反应。

【检查】　铁盐与锌盐　取本品 5g，加水 20ml 溶解后，加硝酸 2 滴，煮沸 5 分钟，滴加氢氧化钠试液中和，加稀盐酸 1ml、亚铁氰化钾试液 1ml 与适量的水使成 50ml，摇匀，放置 10 分钟，不得发生浑浊或显蓝色。

镁盐　取本品 2g，加水 20ml 溶解后，加氨试液与磷酸氢二钠试液各 1ml，5 分钟内，不得发生浑浊。

干燥失重　取本品，在 105℃干燥至恒重，减失重量应为 51.0%～57.0%（《中国药典》2020 年版四部通则 0831）。

重金属　取本品 2.0g，加稀醋酸 2ml 与适量的水溶解使成 25ml，依法检查（《中国药典》2020 年版四部通则 0821），含重金属不得过百万分之十。

【含量测定】　取本品约 0.4g，精密称定，加水 200ml 溶解后，加盐酸 1ml，煮沸，不断搅拌，并缓缓加入热氯化钡试液（约 20ml），至不再生成沉淀，置水浴上加热 30 分钟，静置 1 小时，用无灰滤纸或称定重量的古氏坩埚滤过，沉淀用水分次洗涤，至洗液不再显氯化物的反应，干燥，并炽灼至恒重，精密称定，与 0.6086 相乘，即得供试品中含有硫酸钠（Na_2SO_4）的重量。

本品按干燥品计算，含硫酸钠（Na_2SO_4）不得少于 99.0%。

【性味与归经】 咸、苦，寒。归胃、大肠经。

【功能与主治】 泻热通便，润燥软坚，清火消肿。用于实热便秘，大便燥结，积滞腹痛，肠痈肿痛；外治乳痈，痔疮肿痛。

【用法与用量】 6～12g，一般不入煎剂，待汤剂煎得后，溶入汤剂中服用。外用适量。

【注意】 孕妇禁用。不宜与三棱同用。

【贮藏】 密闭，在 30℃以下保存，防风化。

【药材标准来源】《中国药典》2020 年版一部 132 页。

芝 麻 菜 子
Zhimacaizi
زاغون ئۇرۇقى
ERUCAE SEMEN

本品为十字花科植物芝麻菜 *Eruca sativa* Mill. 的干燥成熟种子。夏末秋初果实成熟时采割植株，晒干，打下种子。

【炮制】 除去杂质。

【性状】 本品呈椭圆形、卵圆形，有的略扁，长 2～3mm，宽 1.5～2mm，表面灰黄色至灰黑色，具细密的纹理，一端有明显突起的种脐，呈线状，有的具类白色的附着物，破开压碎后有黄色、绿白色的子叶，具油性。气微，味辛。

【鉴别】（1）本品粉末黄绿色。种皮栅状细胞淡黄色，类椭圆形。种皮表皮细胞棕黄色，表面观呈多角形，外壁波状增厚。内胚乳细胞壁厚，内含糊化淀粉粒。子叶细胞含脂肪油滴。

（2）取本品粉末 1g，加甲醇 20ml，超声处理 20 分钟，滤过，滤液蒸干，残渣加甲醇 5ml 使溶解，作为供试品溶液。另取芥子碱硫氰酸盐对照品，加甲醇制成每 1ml 含 1mg 的溶液，作为对照品溶液。照薄层色谱法（《中国药典》2020 年版四部通则 0502）试验，吸取上述两种溶液各 10μl，分别点于同一硅胶 G 薄层板上，以乙酸乙酯－甲酸－水（10：2：3）的上层溶液为展开剂，展开，取出，晾干，置紫外光灯（365nm）下检视。供试品色谱中，在与对照品色谱相应的位置上，显相同颜色的荧光斑点。

【检查】　杂质　不得过 3%（《中国药典》2020 年版四部通则 2301）。

水分　不得过 8.0%（《中国药典》2020 年版四部通则 0832 第二法）。

总灰分　不得过 8.0%（《中国药典》2020 年版四部通则 2302）。

酸不溶性灰分　不得过 3.0%（《中国药典》2020 年版四部通则 2302）。

过氧化值　不得过 0.12（《中国药典》2020 年版四部通则 2303）。

【浸出物】　照醇溶性浸出物测定法（《中国药典》2020 年版四部通则 2201）项下的热浸法测定，用稀乙醇作溶剂，不得少于 15.0%。

【含量测定】　脂肪油　取本品粗粉 1g，精密称定，置索氏提取器中，加乙醚适量，加热回流提取（8 小时）至脂肪油提尽，收集提取液，置已干燥至恒重的蒸发皿中，在水浴上低温蒸干，在 100℃干燥 1 小时，移置干燥器中，冷却 30 分钟，精密称定，计算，即得。

本品按干燥品计算，含脂肪油不得少于 18.0%。

【性质】　二级干热。

【功能主治】　生干生热，祛寒壮阳，通尿通经，燥湿开胃，散气除胀，热肤除斑。主治湿寒性或黏液质性疾病，如寒性阳痿，小便不利，经水不下，湿性纳差，气结腹胀，雀斑，白癜风等。

【用法用量】　5～7g。

【贮藏】　置阴凉干燥处。

【药材标准来源】　新疆维吾尔自治区药品监督管理局药材标准 2020YC－0007。

西 瓜 子

Xiguazi

تاۋۇز ئۇرۇقى

CITRULLI SEMEN

本品为葫芦科植物西瓜 *Citrullus lanatus*（Thunb.）Matsum. et Nakai 的干燥成熟种子。夏秋果实成熟，收集种子，洗净，晒干。

【炮制】　取干燥成熟种子，除去杂质，用时剥去硬壳，取仁备用。

【性状】　本品呈扁平的广卵形或卵形，长 7～15mm，宽 5～10mm，厚 2～3mm。表面黑色、棕红色，光滑，上端略尖，下端钝圆；种仁白色。气微，味微甜而香。

【鉴别】　本品横切面：最外层为黏液层。种皮外表皮细胞类圆形，细胞较小。下皮层厚壁细胞大，内含众多糊粉粒。石细胞层细胞 1 列，类方形，棕黄色。内种皮细胞纤维状梭形。子叶细胞较小，含糊粉粒及油滴。

【检查】　杂质　不得过 3%（《中国药典》2020 年版四部通则 2301）。

【性质】　二级湿寒。

【功能与主治】　生湿生寒，调节异常胆液质，降低血液质性的热质，生湿肥体，清热利尿，凉血止咳。用于干热性或胆液质性疾病，消耗性发热，形体消瘦，结核疾病，小便不利，高血压症，血管硬化，血热咳嗽。

【用法与用量】　15～30g。

【注意】　对寒性气质和脾脏功能弱者不宜使用。

【贮藏】　置通风干燥处，防蛀。

【药材标准来源】　《卫生部药品标准》维吾尔药分册 29 页。

面煨肉豆蔻

Mianweiroudoukou

خېمىردا لايىقلانغان بۇيياگاق

SEMEN MYRISTICAE

本品为肉豆蔻科植物肉豆蔻 *Myristica fragrans* Houtt. 的干燥种仁的炮制加工品。

【炮制】　将面粉用水和成面团，压成薄饼，用面团将肉豆蔻逐个包裹，皮厚约 15mm，晾至半干；或用清水将肉豆蔻浸湿，如水泛丸法，包裹面粉 3～4 层，晾至半干，投入已炒热的滑石粉或沙子中，煨炒至面皮呈焦黄色，透出芳香气味时，取出，筛去滑石粉或沙子，剥去面皮，晾凉；或趁热剥去面皮，及时切成厚片，放凉。

每 100kg 肉豆蔻，用滑石粉 50kg。

【性状】　本品呈卵圆形或椭圆形，长 2～3cm，直径 1.5～2.5cm。表面灰棕色或灰黄色，有时外被白粉（石灰粉末）。全体有浅色纵行沟纹及不规则网状沟纹。种脐位于宽端，呈浅色圆形突起，合点呈暗凹陷。种脊呈纵沟状，连接两端。质坚，断面显棕黄色相杂的大理石花纹，宽端可见干燥皱缩的胚，富油性。气香浓烈，味辛辣而微苦。

【鉴别】　取本品的挥发油，加二氯甲烷制成每 1ml 含 0.2ml 的溶液，作为供试品溶液。另取肉豆蔻对照药材 2g（过二号筛），加二氯甲烷 10ml，超声处理 15 分钟，滤过，滤液作为对照药材溶液。照薄层色谱法（《中国药典》2020 年版四部通则 0502）试验，吸取上述两种溶液各 10μl，分别点于同一硅胶 G 薄层板上，以石油醚（60～90℃）－甲苯（1∶1）为展开剂，展开，取出，晾干，喷以茴香醛试液，105℃加热至斑点显色清晰。供试品色谱中，在与对照药材色谱相应的位置上，显相同颜色的斑点。

【检查】　杂质　不得过 3%（《中国药典》2020 年版四部通则 2301）。

水分　不得过 10.0%（《中国药典》2020 年版四部通则 0832 第二法）。

【性味与归经】　辛，温。归碑、胃、大肠经。

【功能与主治】　温中行气，涩肠止泻。用于脾胃虚寒，久泻不止，脘腹胀痛，食少呕吐。

【用法与用量】　3～9g。

【贮藏】 置阴凉干燥处，防蛀。

【药材标准来源】《中国药典》2020 年版一部 141 页。

《儿茶等 43 种进口药材质量标准》49 页。

肉 豆 蔻 衣

Roudoukouyi

بۆييياگاق پوستى

MYRISTICAE ARILLUS

本品为肉豆蔻科植物肉豆蔻 *Myristica fragrans* Houtt. 的干燥假种皮。采收肉豆蔻种子时，剥取假种皮，阴干。

【炮制】 取干燥的假种皮，除去杂质，砸碎。

【性状】 本品为扁平的裂瓣，分枝状或半筒状，常常折叠压扁，长约 25mm，厚约 1mm。表面淡红棕色或橙红棕色，半透明状，微具白霜，肉质油润。气香，味辛辣。

【检查】 杂质 不得过 3%（《中国药典》2020 年版四部通则 2301）。

总灰分 不得过 4.0%（《中国药典》2020 年版四部通则 2302）。

酸不溶性灰分 不得过 1.0%（《中国药典》2020 年版四部通则 2302）。

【性质】 二级干热。

【功能与主治】 燥湿散寒，补脑，补心，补肝，祛寒止泻，燥湿愈伤，增摄固力，热身填精。用于湿寒性脑虚，肝虚，心虚，湿性肺病，消化不良，胃病，慢性腹泻，肠胃溃疡，寒性尿滴，精液减少。

【用法与用量】 6～9g。

【注意】 癫痫患者不宜使用。

【贮藏】 置干燥处。

【药材标准来源】《卫生部药品标准》维吾尔药分册 30 页。

肉　桂　叶

Rouguiye

دارچىن يوپۇرمقى

CINNAMOMI FOLUM

本品为樟科植物肉桂 *Cinnamomum cassia* Presl. 的干燥叶。夏季叶茂盛期采摘，晒干。

【炮制】　取干燥叶，除去杂质，切丝。

【性状】　本品呈粗丝状。上表面浅绿色，光滑无毛，下表面黄绿色，稀被柔毛，叶脉3 条，显著突起，细脉横向平行。革质稍韧。气清香，味微辛。

【鉴别】　本品粉末棕黄绿色。淀粉粒为多角形或类圆形，直径 2～10μm。厚壁纤维，长棱形或不规则形，直径约 20μm。石细胞类圆形或长圆形，直径 30～50μm。导管孔纹，直径 20～30μm。油细胞类圆形，有时含黄色分泌物。

【检查】　杂质　不得过 3%（《中国药典》2020 年版四部通则 2301）。

水分　不得过 8.0%（《中国药典》2020 年版四部通则 0832 第二法）。

总灰分　不得过 5.0%（《中国药典》2020 年版四部通则 2302）。

酸不溶性灰分　不得过 1.0%（《中国药典》2020 年版四部通则 2302）。

【性质】　二级干热。

【功能与主治】　消散寒气，健脑理肺，利尿通经。用于寒气闭阻，久咳气促，神疲乏力，尿少经闭。

【用法与用量】　2～4g。

【注意】　热性气质者不宜使用。

【贮藏】　置干燥处。

【药材标准来源】　《卫生部药品标准》维吾尔药分册 31 页。

羊　脂

Yangzhi

قوي مېيى

SEVUM

本品为牛科动物绵羊 *Ovis aries* L. 尾部脂肪，经文火熔化制成。

【炮制】　切块，经文火熔化，滤过，不断搅拌至冷。

【性状】　本品呈均匀脂状，白色、触之松软细腻，有微弱的特殊羊膻味。入口即溶。

【检查】　酸值　应不大于 2.0（《中国药典》2020 年版四部通则 0713）。

皂化值　180.0～220.0（《中国药典》2020 年版四部通则 0713）。

碘值　28.0～48.0（《中国药典》2020 年版四部通则 0713）。

【性味】　干热，味甘。

【功能与主治】　补虚、散气。主治羸瘦，腹泻、脱肛、产后腹痛、祛斑、皮肤病。常用于小儿风寒咳嗽、腹部冷痛等。

【用法与用量】　内服适量；外敷适量。

【贮藏】　置阴凉干燥处。

【药材标准来源】　新疆维吾尔自治区药品监督管理局药材标准 2017YC－0009。

红 花 子

Honghuazi

زاراگزا ئۆروۆقى

CARTHAMI SEMEN

本品为菊科植物红花 *Carthamus tinctorius* L. 的干燥种子。秋季果实成熟时，割收茎枝，打下果实，晒干。

【炮制】　取干燥果实，除去杂质，用时去壳。

【性状】 本品呈倒卵形，略扁，长 7.0～9.0mm，宽 3.5～5.5mm。外表面白色，上端淡棕色，稍有光泽，具 4 条纵棱，前端截形，四角凸起，中央微凸，基部钝圆，果脐小圆点状。果皮坚硬，内含种子 1 枚。种子倒卵形，略扁，长 5.0～7.0mm，宽 3.0～4.0mm。表面淡棕色，顶端钝圆，下端尖，种皮薄。子叶 2 枚，肥厚，富油性。气微，微辛。

【鉴别】 本品粉末浅黄色。果皮表皮细胞浅黄色，表面观呈多边形，稍延长，胞间层不清晰，垂周壁略呈念珠状增厚；断面观呈扁方形，壁厚。中果皮细胞浅黄色，壁稍增厚，多角形，稍延长。石细胞散在，类圆形、长方形、圆三角形或其他不规则形状，长轴直径35～75μm，短轴直径 15～35μm，壁厚 5～15μm，纹孔椭圆形，胞腔大，孔沟明显。纤维成束或散在，呈梭形，先端尖或钝圆，直径 10～30μm，长 70～120μm，壁厚，纹孔点状。油滴浅黄色呈球形，大小不一。厚壁细胞长至 100μm，壁厚，细胞壁波状弯曲，可见红棕色块状物，形状不规则。

【检查】 杂质 不得过 3%（《中国药典》2020 年版四部通则 2301）。

【性质】 二级干热。

【功能与主治】 生干生热，清除异常黏稠体液，化痰止咳，通利肠道，稀化过浓体液，除郁养心，祛风止痒。用于湿寒性或黏液质性疾病，痰多咳嗽，大便不通，肠道绞痛，抑郁症，心悸，麻风病，皮肤瘙痒。

【用法与用量】 5～7g。

【注意】 胃肠功能弱者不宜使用。

【贮藏】 置阴凉干燥处。

【药材标准来源】 《卫生部药品标准》维吾尔药分册 33 页。

【饮片曾用名】 白平子。

红 花 子 油
Honghuaziyou

زاراگزا يپغى

CARTHAMI OLEUM

本品为菊科植物红花 *Carthamus tinctorius* L. 的干燥种子用压榨法得到的脂肪油。

【炮制】 收集压榨的油脂，过滤，除去杂质，密闭保存。

【性状】 本品为黄色或金黄色的澄清液体，气香，无异味。

【检查】 酸值 不得过 1.0（《中国药典》2020 年版四部通则 2303）。

【性质】 二级干热。

【功能与主治】 成熟异常黏液质，行气止痛，祛散寒气，利尿调经。用于异常黏液质性疾病，关节疼痛，小便不利，月经不调。

【用法与用量】 适量内服或外用。

【注意】 热性气质的人慎用，服用易引起头痛。

【贮藏】 密封，置阴凉处。

【药材标准来源】 《卫生部药品标准》维吾尔药分册 34 页。

红 宝 石

Hongbaoshi

یاقوت

RUBY

本品为红色、透明的刚玉晶体矿物红宝石（Ruby）中的石榴石。

【炮制】 取石榴石，除去杂质，洗净，干燥。用时研磨成极细粉。

【性状】 本品呈六边形的桶状或柱状。红色的色调变化较大，有粉红、鳞红、紫红至暗红等色。由于在晶体中含有微量的三氧化二铬（Cr_2O_3），在可见光下显红色，具有双折射率，质硬，性脆，撞击时易碎。

【检查】 杂质 不得过 2%（《中国药典》2020 年版四部通则 2301）。

【性质】 二级干热。

【功能与主治】 生干生热，祛寒补心，燥湿补脑，爽神悦志，解癫除郁，滋补神经，解毒明目。用于湿寒性或黏液质性疾病，寒性心悸，心慌，湿性脑虚，寒性精神衰弱，精神分裂，癫痫，眼疾，各种中毒性疾病。

【用法与用量】 0.1～0.3g。

【贮藏】 置干燥处。

【药材标准来源】 《卫生部药品标准》维吾尔药分册 35 页。

炒 赤 芍
Chaochishao
قورۇلغان قزىل چوغلۇق
PAEONIAE RADIX RUBRA

本品为毛茛科植物芍药 *Paeonia lactiflora* Pall. 或川赤芍 *Paeonia veitchii* Lynch 的干燥根的炮制加工品。春、秋二季采挖，晒干。

【炮制】 取净赤芍片，照清炒法（附录Ⅰ）炒至颜色变深。

【性状】 本品为类圆形切片，直径 0.5～3cm，厚 0.3～0.5cm。周边棕褐色加深，偶见焦斑。切面粉白色或粉红色，皮部窄，木部放射状纹理明显，有的有裂隙。质硬而脆。气微香，味微苦、酸涩。

【鉴别】 （1）本品粉末棕红色。糊化淀粉粒团块甚多。草酸钙簇晶直径 11～35μm，存在于薄壁细胞中，常排列成行，或一个细胞中含数个簇晶。具缘纹孔导管和网纹导管直径 20～65μm。木栓细胞棕色，多角形。纤维长梭形，直径 15～40μm，壁厚，微木化，具（巨）大的圆形纹孔。

（2）取本品粉末 0.5g，加乙醇 10ml，振摇 5 分钟，滤过，滤液蒸干，残渣加乙醇 2ml 使溶解，作为供试品溶液。另取芍药苷对照品，加乙醇制成每 1ml 含 2mg 的溶液，作为对照品溶液。照薄层色谱法（《中国药典》2020 年版四部通则 0502）试验，吸取上述两种溶液各 4μl，分别点于同一硅胶 G 薄层板上，以三氯甲烷–乙酸乙酯–甲醇–甲酸（40：5：10：0.2）为展开剂，展开，取出，晾干，喷以 5%香草醛硫酸溶液，加热至斑点显色清晰。供试品色谱中，在与对照品色谱相应的位置上，显相同的蓝紫色斑点。

【检查】 杂质　不得过 2%（《中国药典》2020 年版四部通则 2301）。

水分　不得过 5.0%（《中国药典》2020 年版四部通则 0832 第二法）。

总灰分　不得过 10.0%（《中国药典》2020 年版四部通则 2302）。

【浸出物】 照水溶性浸出物测定法（《中国药典》2020 年版四部通则 2201）项下热浸法测定，不得少于 33.0%。

【含量测定】 照高效色谱法（《中国药典》2020 年版四部通则 0512）测定。

色谱条件与系统适用性试验 以十八烷基硅烷键合硅胶为填充剂；以甲醇－0.05mol/L 磷酸二氢钾溶液（40：65）为流动相；检测波长 230nm。理论板数按芍药苷峰计算应不低于 3000。

对照品溶液的制备 取芍药苷对照品适量，精密称定，加甲醇制成每 1ml 含 0.5mg 的溶液，即得。

供试品溶液的制备 取本品粗粉约 0.5g，精密称定，置具塞锥形瓶中，精密加入甲醇 25ml，密塞，称定重量，浸泡 4 小时，超声处理（功率 240W，频率 45kHz）20 分钟，放冷，再称定重量，用甲醇补足减失的重量，摇匀，滤过，取续滤液，即得。

测定法 分别精密吸取对照品溶液和供试品溶液各 10μl，注入液相色谱仪，测定，即得。

本品按干燥品计算，含芍药苷（$C_{23}H_{28}O_{11}$）不得少于 1.5%。

【性味与归经】 苦，微寒。归肝经。

【功能与主治】 药性缓和，活血止痛而不寒中。用于肝郁胁痛，瘕腹痛，瘀滞疼痛。

【用法与用量】 6～12g。

【注意】 不宜与藜芦同用。

【贮藏】 置通风干燥处。

【药材标准来源】 《中国药典》2020 年版一部 165 页。

《湖北省中药饮片炮制规范》2018 年版 52 页。

酒 赤 芍
Jiuchishao
شارابتا لايىقلانغان قزىل چوغلۇق
PAEONIAE RADIX RUBRA

本品为毛茛科植物芍药 *Paeonia lactiflora* Pall. 或川赤芍 *Paeonia veitchii* Lynch 的干燥

根的炮制加工品。春、秋二季采挖，晒干。

【炮制】　取净赤芍片，加入定量黄酒拌匀，稍闷润，待酒被吸尽后，置炒制容器内，用文火加热，炒至微黄色，取出晾凉，筛去碎屑。

每 100kg 赤芍片，用黄酒 12kg。

【性状】　本品为类圆形切片，直径 0.5～3cm，厚 0.3～0.5cm。周边棕色或棕黄色，切面粉白色或粉红色，皮部窄，木部放射状纹理明显，有的有裂隙。质硬而脆，气微香，略有酒气。味微苦、酸涩。

【鉴别】　取本品粉末 0.5g，加乙醇 10ml，振摇 5 分钟，滤过，滤液蒸干，残渣加乙醇 2ml 使溶解，作为供试品溶液。另取芍药苷对照品，加乙醇制成每 1ml 含 2mg 的溶液，作为对照品溶液。照薄层色谱法（《中国药典》2020 年版四部通则 0502）试验，吸取上述两种溶液各 4μl，分别点于同一硅胶 G 薄层板上，以三氯甲烷－乙酸乙酯－甲醇－甲酸（40：5：10：0.2）为展开剂，展开，取出，晾干，喷以 5%香草醛硫酸溶液，加热至斑点显色清晰。供试品色谱中，在与对照品色谱相应的位置上，显相同的蓝紫色斑点。

【检查】　杂质　不得过 2%（《中国药典》2020 年版四部通则 2301）。

【性味与归经】　苦，微寒。归肝经。

【功能与主治】　活血散瘀。用于闭经或痛经，跌打损伤。

【用法与用量】　6～12g。

【注意】　不宜与藜芦同用。

【贮藏】　置通风干燥处。

【药材标准来源】　《中国药典》2020 年版一部 165 页。

芜 菁 子

Wujingzi

چامغۇر ئۇرۇقى

BRASSICAE RAPAE SEMEN

本品为十字花科植物芜菁 *Brassica rapa* L. 的干燥成熟种子。夏季果实成熟时割取地上部分，晒干，打下种子。

【炮制】　除去杂质，筛去灰屑。

【性状】　本品呈圆球形，直径 1～1.5mm，种皮红棕色至棕黑色，薄而脆，一端有黑色圆形种脐，一侧有纵沟。子叶 2 枚，乳黄色。气微，味微辛。

【鉴别】　（1）本品粉末黄棕色。种皮栅状细胞成片，黄棕色；种皮表皮细胞类圆形，有纹理，细胞壁略增厚，侧面观呈栅栏状。内胚乳细胞类方形，常与栅状细胞相连；子叶细胞细小，内含油滴。

（2）取本品粉末 10g，加 75%乙醇 150ml，回流提取 2 小时，滤过，滤液蒸干，残渣加 75%乙醇 1ml 使溶解，作为供试品溶液。另取芜菁子对照药材 10g，同法制成对照药材溶液。照薄层色谱法（《中国药典》2020 年版四部通则 0502）试验，吸取上述两种溶液各 5μl，分别点于同一硅胶 GF_{254} 薄层板上，以三氯甲烷－甲醇－醋酸（10：1：0.1）为展开剂，展开，取出，晾干。喷以 10%硫酸乙醇溶液，加热至斑点显色清晰。供试品色谱中，在与对照药材色谱相应的位置上，显相同颜色的斑点。

【检查】　杂质　不得过 3%（《中国药典》2020 年版四部通则 2301）。

水分　不得过 6.0%（《中国药典》2020 年版四部通则 0832 第二法）。

总灰分　不得过 6.0%（《中国药典》2020 年版四部通则 2302）。

酸不溶性灰分　不得过 1.0%（《中国药典》2020 年版四部通则 2302）。

【浸出物】　照水溶性浸出物测定法（《中国药典》2020 年版四部通则 2201）项下热浸法测定，不得少于 12.0%。

【性质】　一级湿热。

【功能与主治】　生湿生热，补肾壮阳，润肤生辉，利尿止泻，增强视力等，用于干寒性或黑胆质性疾病，如体虚阳痿，颜面黑斑，闭尿腹泻，视力下降等症。

【用法与用量】　5～10g。

【贮藏】　置通风干燥处。

【药材标准来源】　《卫生部药品标准》维吾尔药分册 36 页。

炒 芜 菁 子

Chaowujingzi

قوروٰلغان چامغوٰر ئۆروٰقى

BRASSICAE RAPAE SEMEN

本品为十字花科植物芜菁 *Brassica rapa* L. 的干燥成熟种子的炮制加工品。夏季果实成熟时割取地上部分，晒干，打下种子。

【炮制】　取净芜菁子置锅内，文火炒至颜色加深，有爆裂声，香气逸出时，取出，晾凉。

【性状】　本品呈圆球形，直径 1.2～1.8mm。表面棕褐色，少数为深棕色至棕红色。种脐呈卵圆形，光滑，色浅。种皮薄，易用手指压破，子叶 2 枚，鲜黄色。气微，味微辛，具炒香气。

【检查】　杂质　不得过 3%（《中国药典》2020 年版四部通则 2301）。

水分　不得过 6.0%（《中国药典》2020 年版四部通则 0832 第二法）。

总灰分　不得过 6.0%（《中国药典》2020 年版四部通则 2302）。

酸不溶性灰分　不得过 1.0%（《中国药典》2020 年版四部通则 2302）。

【性质】　一级湿热。

【功能与主治】　生湿生热，补肾壮阳，润肤生辉，利尿止泻，增强视力。用于干寒性或黑胆质性疾病，体虚阳痿，颜面黑斑，闭尿腹泻，视力下降。

【用法与用量】　5～10g。

【注意】　热性气质的人不宜使用。

【贮藏】　置通风干燥处。

【药材标准来源】　《卫生部药品标准》维吾尔药分册 36 页。

芹 菜 子

Qincaizi

چىگسەي ئۆرۇقى

APII FRUCTUS

本品为伞形科植物旱芹 *Apium graveolens* L. 的干燥成熟果实。夏秋果实成熟时割取果序，打下果实，晒干。

【炮制】 除去杂质，筛去灰屑。

【性状】 本品为双悬果，椭圆形。多已分裂为分果，扁长卵形，稍向腹面弯曲，长 1～5m，直径 1mm。表面灰绿色至黄棕色，先端稍尖，有花柱基残留，底端钝圆，背具黄白色纵棱 3 条，腹面具纵棱 2 条。质松脆。具特异的香气，味辛，微有麻舌感。

【鉴别】 （1）本品粉末暗黄绿色。外果皮细胞黄棕色，类方形或多角形，壁增厚。镶嵌细胞无色至浅黄色，长条形。胚乳细胞和子叶细胞多角形，内含淀粉粒。木纤维细胞长条形，端钝尖，壁厚。油滴众多，散在。导管多为螺纹导管。

（2）取〔含量测定〕项下的供试品溶 10ml，浓缩蒸干，残渣加甲醇 1ml 使溶解，作为供试品溶液。另取木犀草素对照品、芹菜素对照品，加甲醇制成每 1ml 分别含 0.5mg 和 0.2mg 的混合溶液，作为对照品溶液。照薄层色谱法（《中国药典》2020 年版四部通则 0502）试验，吸取上述供试品溶液 5μl、对照品溶液 3μl，分别点于同一硅胶 GF$_{254}$ 薄层板上，以石油醚（60～90℃）－乙酸乙酯－甲酸（10：5：0.5）为展开剂，展开，取出，晾干，置紫外光灯（254nm）下检视。供试品色谱中，在与对照品色谱相应的位置上，显相同颜色的斑点。再喷以 10%三氯化铝乙醇液，置紫外光灯（365nm）下检视。供试品色谱中，在与对照品色谱相应的位置上，显相同颜色的荧光斑点。

【检查】 杂质 不得过 3%（《中国药典》2020 年版四部通则 2301）。

水分 不得过 8.0%（《中国药典》2020 年版四部通则 0832 第二法）。

总灰分 不得过 13.0%（《中国药典》2020 年版四部通则 2302）。

酸不溶性灰分 不得过 4.0%（《中国药典》2020 年版四部通则 2302）。

【浸出物】　照醇溶性浸出物测定法（《中国药典》2020 年版四部通则 2201）项下的热浸法测定，用 70%乙醇作溶剂，不得少于 20.0%。

【含量测定】　照高效液相色谱法（《中国药典》2020 年版四部通则 0512）测定。

色谱条件与系统适用性试验　以十八烷基硅烷键合硅胶为填充剂；以乙腈－甲醇－0.3%磷酸溶液（30∶4∶66）为流动相；检测波长为 334nm，理论板数按木犀草素峰计算应不低于 5000。

对照品溶液的制备　取木犀草素对照品、山奈素对照品适量，精密称定，加甲醇制成每 1ml 含木犀草素和山奈素各 90μg 的溶液，即得。

供试品溶液的制备　取本品粉末（过三号筛）2.0g，精密称定，置具塞锥形瓶中，精密加入 90%乙醇 50ml，称定重量，静置 1 小时后，加热回流 1 小时，放冷，再称定重量，用 90%乙醇补足减失的重量，摇匀，滤过，精密量取滤液 25ml，减压浓缩至干，残渣加甲醇－25%盐酸溶液（4∶1）混合溶液 25ml，置水浴中加热回流 1 小时，立即冷却，转移至 50ml 量瓶中，用适量甲醇洗涤容器，洗液并入同一量瓶中，加甲醇稀释至刻度，摇匀，滤过，取续滤液，即得。

测定法　分别精密吸取对照品溶液与供试品溶液 20μl，注入液相色谱仪，测定，即得。

本品按干燥品计算，含木犀草素（$C_{15}H_{10}O_6$）和山奈素（$C_{15}H_{10}O_6$）的总量不得少于 0.50%。

【性质】　二级干热。

【功能与主治】　生干生热，散气止痛，平喘顺气，降逆开胃，利尿溶石，消炎退肿，解毒，除疣生辉，宽脉降压。用于寒性或黏液质性疾病，如寒性头痛，气结性肋痛、腹痛，哮喘，恶心呕吐，肠胃虚弱，小便不利，肾脏结石，膀胱结石，各种炎肿，各种中毒，高血压病。

【用法与用量】　6～12g。

【贮藏】　置阴凉干燥处。

【药材标准来源】　《卫生部药品标准》维吾尔药分册 37 页。

豆 蔻 仁

Doukouren

قاپاق لاچندانه

AMOMI ROTUNDUS FRUCTUS

本品为姜科植物白豆蔻 *Amomum kravanh* Pierre ex Gagnep. 或爪哇白豆蔻 *Amomum compactum* Soland ex Maton 的干燥成熟果实。按产地不同分为"原豆蔻"和"印尼豆蔻"。

【炮制】 取净豆蔻,剥去果壳,取仁。

【性状】 种仁集结成团,俗称"蔻球"。蔻球三瓣,有白色隔膜,每瓣有种子 7～10 粒,种子为不规则的多面体,背面略隆起,直径 3～4mm,表面暗棕色或灰棕色。质坚硬,断面白色粉质,有油性。气芳香,味辛凉。

【鉴别】 取豆蔻仁粉碎过 3 号筛,取约 5g,置圆底烧瓶内,加蒸馏水 200ml,玻璃珠数粒,置电热套内,连接挥发油测定器,自测定器上端加蒸馏水至刻度 3ml,用移液管加正己烷 2.0～3.0ml,再连接回流冷凝管,加热至微沸,并保持 2 小时,放冷,分取正己烷液,通过铺有约 1g 无水硫酸钠的漏斗,过滤,滤液置 5ml 量瓶中,挥发油测定器内壁用正己烷少量洗涤,洗液并入同一量瓶中,加正己烷稀释至刻度,混匀,作为供试品溶液。另取桉油精对照品适量,精密称定,加正己烷制成每 1ml 含 25mg 的溶液,混匀,作为对照品溶液。照薄层色谱法(《中国药典》2020 年版四部通则 0502)试验,吸取上述两种溶液各 10μl,分别点于同一硅胶 G 薄层板上,以苯–乙酸乙酯(19:1)为展开剂,展开,取出,晾干,喷以 5%香草醛硫酸溶液,在 105℃加热至斑点显色清晰。供试品色谱中,在与对照品色谱相应的位置上,显相同颜色的斑点。

【含量测定】 挥发油 取豆蔻仁适量,捣碎后称取 30～50g,精密称定,照挥发油测定法(《中国药典》2020 年四部通则 2204)测定。

原豆蔻仁含挥发油不得少于 5.0%(ml/g);印尼豆蔻仁不得少于 4.0%(ml/g)。

【性味与归经】 辛,温。归肺、脾、胃经。

【功能与主治】 化湿消痞,行气温中,开胃消食。用于湿浊中阻,不思饮食,湿温初起，胸闷不饥，寒湿呕逆，胸腹胀痛，食积不消。

【用法与用量】　3～6g，入煎剂宜后下。

【贮藏】　密闭，置阴凉干燥处，防蛀。

【药材标准来源】《儿茶等 43 种进口药材质量标准》45 页。

沙 龙 子
Shalongzi
قوْمبِىلق
SCINCUS OFFICINALIS

本品为石龙子科动物沙龙子 *Scincus officinalis* Linnaeus. 的干燥体。全年均可捕捉，除去内脏，体内放入盐，晒干。

【炮制】　取干燥虫体，除去杂质，用时粉碎。

【性状】　本品呈长圆柱状，头体长 8.0～10.5cm，尾长 3.0～5.5cm。头较小，呈长圆形，吻端钝圆，较狭，鼻孔位于吻端的上方，吻鳞 1 片，大型。体背橙红色，体侧灰白色，每侧有 5～7 块黑斑，腹面白色，全体具蜡状光泽，除头部以外均被大型圆鳞，复瓦状排列，背脊纵行隆起，呈梭状。四足细弱而短，5 趾，边缘具栉齿，尾部骤细。气腥，味微咸。

【性质】　二级干热。

【功能与主治】　壮阳强身，强筋利尿，驱寒止痛。用于性欲不振，阳事不举，精少体弱，偏瘫肢颤，关节骨痛，小便不利。

【用法与用量】　3g。

【注意】　15 岁以下的儿童禁服。

【贮藏】　置通风干燥处，防蛀。

【药材标准来源】《卫生部药品标准》维吾尔药分册 38 页。

沙 枣

Shazao

جىگدە

ELAEAGNI FRUCTUS

本品为胡颓子科植物沙枣 *Elaeagnus angustifolia* L. 的干燥成熟果实。秋季果实成熟时采摘，晒干。

【炮制】 取干燥成熟果实，除去杂质，筛去灰土。

【性状】 本品呈矩圆形、椭圆形或近球形，长 0.8～3.0cm，直径 0.5～1.5cm。表面黄色、黄白色或黄棕色，具光泽，被有稀疏银白色的鳞屑。果肉淡黄白色，疏松，微有弹性。果核长椭圆形，坚硬，表面有 8 条棱线，一端有小突尖，内含种子 1 枚。气微香，味甜酸涩。

【鉴别】 本品粉末黄白色。外表皮细胞黄色至棕黄色，不规则类圆形或椭圆形。果肉细胞内具孔纹，形态多变，可见鳞毛。纤维线形，直径 2～4mm。淀粉粒众多，单粒或 2～3 个复粒，圆形或椭圆形，直径 3～5μm。导管螺纹或孔纹。

【检查】 杂质 不得过 3%（《中国药典》2020 年版四部通则 2301）。

【性质】 二级干寒。

【功能与主治】 生干生寒，燥湿止泻，清热止咳，补胃强身，通利小便，固精。用于湿热性或血液质性疾病，热性小儿腹泻，痢疾，咳嗽，湿性胃虚体弱，小便不通，精液不固。

【用法与用量】 5～20g。

【注意】 服用过多易引起胀气。

【贮藏】 置阴凉处，防霉，防蛀。

【药材标准来源】 《卫生部药品标准》维吾尔药分册 39 页。

沙　虎

Shahu

قول يىلننى

TERATOSCINCI PRZEWALSKII

本品为壁虎科动物西域沙虎 *Teratoscincus przewalskii* Straucch. 的干燥体。夏季捕捉，除去内脏，洗净，晒干。

【炮制】　取干燥虫体，除去杂质，用时粉碎。

【性状】　本品干瘪屈缩，体长（吻端至尾尖）10～15cm。背部暗棕灰色，大部分皮肤成片状脱落，腹面灰黄色或淡黄色，脊柱在背部中央成纵行的棱。头呈稍狭的卵形，吻端尖圆，眼在头背面两侧，内陷，耳孔十分明显，位于眼后，耳孔瓣半圆形凸起。头背部的鳞片为粒鳞，身上和四肢被覆蜂巢状小鳞，尾上被覆有覆瓦状大鳞。

【性质】　三级干热。

【功能与主治】　消散寒气，解毒壮阳。用于体内寒盛，阳事不举，各种色斑，毒虫叮咬。

【用法与用量】　1～3g。

【注意】　多用引起紧张。

【贮藏】　置通风干燥处。

【药材标准来源】　《卫生部药品标准》维吾尔药分册 40 页。

炒　没　药

Chaomoyao

قوروۇلغان مۇر

MYRRHA

本品为橄榄科植物地丁树 *commiphora myrrha* Engl. 或哈地丁树 *commiphora molmol* Engl. 的干燥树脂的炮制加工品。分为天然没药和胶质没药。

【炮制】 取净没药，照清炒法（附录Ⅰ）炒至表面光亮。

【性状】 本品呈不规则小块状或类圆形颗粒状，表面黑褐色或棕黑色，破碎面不整齐，有光泽。气微香，味苦而微辛。

【鉴别】 （1）取本品粉末 0.1g，加乙醚 3ml，振摇，滤过，滤液置蒸发皿中，挥尽乙醚，残留的黄色液体滴加硝酸，显褐紫色。

（2）取本品粉末少量，加香草醛试液数滴，立即显红色，继而变为红紫色；或立即显紫红色，继而变为蓝紫色。

（3）取〔含量测定〕项下的挥发油适量，加入环己烷制成每 1ml 含 10mg 的溶液，作为供试品溶液。另取天然没药对照药材或胶质没药对照药材 2g，照挥发油测定法（《中国药典》2020 年版四部通则 2204 乙法）加环己烷 2ml，缓缓加热至沸，并保持微沸约 2.5 小时，放置后取环己烷溶液作为对照药材溶液。照薄层色谱法（《中国药典》2020 年版四部通则 0502）试验，吸取上述溶液各 4μl，分别点于同一硅胶 G 薄层板上。以环己烷－乙醚（8∶2）为展开剂，展开，取出，晾干，立即喷以 10%硫酸乙醇溶液，在 105℃加热至斑点显色清晰。供试品色谱中，在与对照药材色谱相应的位置上，显相同颜色的斑点。

【检查】 杂质 不得过 3%（《中国药典》2020 年版四部通则 2301）。

总灰分 不得过 15.0%（《中国药典 》2020 年版四部通则 2302）。

酸不溶性灰分 不得过 10.0%（《中国药典》2020 年版四部通则 2302）。

【含量测定】 取本品 20g（除去杂质），精密称定，照挥发油测定法（《中国药典》2020 年版四部通则 2204 乙法）测定。

本品含挥发油不得少于 1.0%（ml/g）。

【性味与归经】 苦，平。归肝经。

【功能与主治】 散瘀定痛，消肿生肌。用于胸痹疼痛，胃脘疼痛，痛经经闭，产后瘀阻，癥瘕腹痛，风湿痹痛，跌打损伤，痈肿疮疡。炒没药能缓解刺激性。

【用法与用量】 3～5g，多入丸散用。

【贮藏】 置阴凉干燥处。

【药材标准来源】 《中国药典》2020 年版一部 193 页。

《湖北省中药饮片炮制规范》2018 年版 60 页。

没 药 枝

Moyaozhi

بلسان ياغچی

MYRRHAE RAMULUS

本品为橄榄科植物没药树 *Commiphora myrrha* Engl. 的干燥树枝。割取树枝、晾干。

【炮制】 取干燥树枝，除去杂质，用时先切段再粉碎。

【性状】 本品呈短段。皮薄，呈片状剥离，外层灰棕色至灰绿色，内层灰绿色至橄榄绿色。表面光滑或具纵皱，可见小枝痕及点状皮孔。质硬，切断面木质，黄白色至黄棕色，可见环纹及放射状纹理。小枝刺状，具 3～5 个刺状分枝。气香特异，味苦。

【鉴别】 取本品粉末 2g，加乙醚 10ml，振摇，滤过，滤液分为 2 份，置蒸发皿中，挥干。一份于残留物上加硝酸数滴，显褐紫色；另一份于残留物上加香草醛盐酸试液数滴，显红色。

【检查】 杂质 不得过 2%（《中国药典》2020 年版四部通则 2301）。

【性质】 三级干热。

【功能与主治】 生干生热，祛湿补脑，提神强身，止咳平喘，温暖肝胃，祛风燥湿。用于湿寒性或黏液质性脑部疾病，脑虚神虚，体弱，咳嗽哮喘，肝胃寒盛，白癜风，各种癣症。

【用法与用量】 2～3g。外用适量。

【注意】 对肠道有害。

【贮藏】 置阴凉干燥处，防蛀。

【药材标准来源】 《卫生部药品标准》维吾尔药分册 41 页。

【饮片曾用名】 麦加没药枝。

没 食 子

Moshizi

موزا

GALLA HALEPENSIS

本品为壳斗科植物没食子树 *Quercus infectoria* G.Olivier 幼枝上的干燥虫瘿，由没食子蜂科昆虫没食子蜂 *Cynips gallae－tinctoriae* Oliv. 幼虫寄生而形成。

【炮制】　选用个匀体重，表面灰黑色，质坚，肉较厚，味苦涩，无破碎，没食子蜂尚未飞出者为佳，除去杂质，用时粉碎。

【性状】　呈类球形，直径 1～2.5cm，有短柄。表面灰绿色、灰黑色或灰黄色，有多数小瘤状突起。质坚不易破碎，破碎面不平坦，呈黄白色或淡黄色，有光泽。中央有圆形空隙，常见有幼蜂的尸体，有的可见通往表面的小孔道。无臭，味涩而苦。

【鉴别】　（1）本品粉末淡黄色。薄壁细胞随处可见，椭圆形或不规则形，孔纹明显。石细胞类圆形或类长方形，胞腔大。棕色球状物集成团或单个，直径 5～20μm。淀粉粒圆形或椭圆形，脐点呈裂隙状或人字形，直径 15～30μm。草酸钙簇晶直径 20～35μm。导管多螺纹。

（2）本品水浸出液，加三氯化铁试液数滴，产生深蓝色沉淀。

【性质】　二级干寒。

【功能与主治】　生干生寒，燥湿收敛，固齿止痛，清热消炎，祛腐愈伤，凉血止血，止泻止痢。用于湿热性或血液质性疾病，热性牙龈肿痛，牙齿松动，咽喉肿痛，疮疡腐烂，伤口不愈，湿性白带过多，子宫出血，泄痢不止。

【用法与用量】　4～10g。外用适量。

【贮藏】　置通风干燥处。

【药材标准来源】　《维吾尔药材标准　上册》（1992 年版）157 页。

炒 诃 子 肉

Chaohezirou

قورۇلغان ھىلىله

CHEBULAE FRUCTUS

本品为使君子科植物诃子 *Terminalia chebula* Retz. 或绒毛诃子 *Terminalia chebula* var. *tomentella*（Kurz）C.B.Clarke 的干燥成熟果实的炮制加工品。

【炮制】　将净诃子肉置锅内，文火炒至深黄色，取出，晾凉。

【性状】　本品为长圆形或卵圆形，长 2～4cm，直径 1.3～2.5cm。表面黄棕色或暗棕色，带焦斑，略具光泽，有 5 条明显的纵棱线，在纵棱线之间有 1～2 条明显或不明显的纵向凸起，并可见有细密的横向纹理，基部有圆形的果梗痕。果肉厚 0.2～0.4cm，黄棕色或黄褐色，果核长 1.5～2.5cm，直径 0.8～1.5cm，淡黄色，粗糙，坚硬。种子狭长纺锤形，长约 1cm，直径 0.2～0.4cm，种皮黄棕色，子叶 2 枚，白色，相互重叠卷旋。带焦斑，质脆，微有香气。

【鉴别】　取本品果皮粉末约 3g，加入乙醇 10ml，超声处理 20 分钟，滤过，滤液作为供试品溶液。另取没食子酸对照品，加乙醇制成每 1ml 含 0.5mg 的溶液，作为对照品溶液。照薄层色谱法（《中国药典》2020 年版四部通则 0502）试验，吸取上述两种溶液各 5μl，分别点于同一硅胶 G 薄层板上，以三氯甲烷–乙酸乙酯–甲酸（6∶4∶1）为展开剂，展开，取出，晾干，喷以 2%三氯化铁乙醇溶液。供试品色谱中，在与对照品色谱相应的位置上，显相同颜色的斑点。

【检查】　杂质　不得过 3%（《中国药典》2020 年版四部通则 2301）。

【性味与归经】　苦、酸、涩，平。归肺、大肠经。

【性味与归经】　涩肠敛肺，降火利咽。用于久泻久痢，便血脱肛，肺虚喘咳，久嗽不止，咽痛音哑。

【用法用量】　3～9g。

【贮藏】　置干燥处。

【药材标准来源】 《中国药典》2020 年版一部 194 页。

阿 里 红

Alihong

قارىغاي پوقىقى

FOMITIS OFFICINALIS SCLEROTIUM

本品为多孔菌科真菌药用层孔菌 *Fomes officinalis*（Vill.ex Fr.）Ames. 的干燥菌体。春、秋二季采收，干燥。

【炮制】 将干品打碎，在箩上筛磨，筛去硬质部分，留下软体部分。

【性状】 菌体内部白色或淡黄色，折断时有粉尘飞出。菌肉软，石棉样。气微，味苦，有的微甜。

【鉴别】 （1）本品粉末呈白色至灰黄色。用氨试液透化后可见无色分支状菌丝，无隔膜，直径 4～6μm；孢子圆形或卵圆形，无色，较小，直径 2～5μm。

（2）取本品粉末 0.3g，加甲醇 20ml，超声处理 20 分钟，滤过，滤液作为供试品溶液。另取阿里红对照药材 0.3g，同法制成对照药材溶液。照薄层色谱法（《中国药典》2020 年版四部通则 0502）试验，吸取上述两种溶液各 5μl，分别点于同一高效硅胶 GF$_{254}$ 薄层板上，以三氯甲烷-丙酮-甲醇-甲酸（19：1：0.1：0.1）为展开剂，展开，取出，晾干，置紫外光灯（254nm）下检视。供试品色谱中，在与对照药材色谱相应的位置上，显相同颜色的荧光斑点。

【检查】 杂质 不得过 2%（《中国药典》2020 年版四部通则 2301）。

水分 不得过 9.0%（《中国药典》2020 年版四部通则 0832 第一法）。

总灰分 不得过 5.0%（《中国药典》2020 年版四部通则 2302）。

酸不溶性灰分 不得过 3.0%（《中国药典》2020 年版四部通则 2302）。

【浸出物】 照醇溶性浸出物测定法（《中国药典》2020 年版四部通则 2201）项下的热浸法测定，用 75%乙醇作溶剂，不得少于 50.0%。

【性质】 二级干热。

【功能与主治】　生干生热，清泻异常黏液质及异常黑胆质，化痰平喘，开通肝脏和肾脏阻滞，燥湿退热，祛寒止痛，通阻除黄，通尿通经，解退药毒。主治寒性咳嗽，哮喘，肝痛，胸痛，肾痛，腰痛，黏液质性发热，寒性头痛，偏头痛，关节痛，坐骨神经痛，小关节痛，阻塞性黄疸，闭尿闭经，药物中毒。

【用法与用量】　内服 1～3g，外用适量。

【贮藏】　置通风干燥处，防蛀。

【药材标准来源】　《卫生部药品标准》维吾尔药分册 42 页。

阿 纳 其 根

Anaqigen

ئەقەلقارا

ANACYCLI PYRETHRI RADIX

本品为菊科植物芥菊 *Anacyclus pyrethrum*（L.）Lag. 的干燥根。春秋季采挖，晒干。

【炮制】　除去杂质，洗净，切段，晒干。

【性状】　本品呈短段，圆柱形，表皮面黄棕色至灰棕色，有明显的纵沟及少数侧根痕，有的可见网状皱纹。质较坚硬，断面皮部棕色，木部棕黄色。气芳香而特异、微有刺激感，味辛辣而麻舌。

【鉴别】　本品粉末灰黄色。木栓细胞呈类方形或多角形，浅黄色。石细胞成群或散在，呈类方形、三角形或多边形，长 30～110μm，宽 20～50μm，壁厚、孔沟明显；有的胞腔内含棕色物。网纹、梯纹导管直径 20～90μm。木薄壁细胞类方形或长方形。菊糖多见，呈不规则形；表面纹理不明显或偶有放射状纹理。纤维黄色，单个散在或数个成束。油细胞淡黄色，多破碎。淀粉粒少见，多单粒。

【检查】　杂质　不得过 2%（《中国药典》2020 年版四部通则 2301）。

水分　不得过 13.0%（《中国药典》2020 年版四部通则 0832 第二法）。

总灰分　不得过 7.0%（《中国药典》2020 年版四部通则 2302）。

【浸出物】　照醇溶性浸出物测定法（《中国药典》2020 年版四部通则 2201）项下的热

浸法测定，用乙醇作溶剂，不得少于 11.0%。

【性质】 三级干热。

【功能与主治】 清除异常黏液质，开滞止痛。用于异常黏液质所致瘫痪、面瘫、震颤、麻痹、舌重久咳；调油外擦肌肤，用于发汗退热；外擦颊项，用于暖脑，阻止乃孜来；外擦阴部，用于寒性阳弱，射精困难。

【用法与用量】 1g。

【贮藏】 置阴凉干燥处。

【药材标准来源】 《卫生部药品标准》维吾尔药分册 43 页。

【饮片曾用名】 罗马除虫菊、阿卡克尔哈。

阿 拉 伯 胶
Alabojiao

ئەرەب يەلمى

ACACIA

本品为豆科植物阿拉伯胶树 *Acacia senegal*（L.）Willd. 及其同属它种植物收集渗出并凝结成泪滴状干燥树胶。

【炮制】 取干燥树胶，除去杂质（色泽为棕、红、黑色者及杂质）。

【性状】 本品呈类圆形的颗粒或多角形的碎块，大小不等。无色或淡黄色半透明，通常在表面龟裂成众多网纹。质脆易碎，破碎面呈玻璃状，常有珍珠样光泽。气微，味淡有黏滑感。

【鉴别】 （1）取本品 10%水溶液 1ml，加等量的碱性酒石酸铜试液，在沸水浴上加热 5～10 分钟，显棕红色微量沉淀。

（2）取本品 10%水溶液，加三氯化铁试液即显棕黄色。

（3）取本品 10%水溶液，加碱式醋酸铅试液，生成白色沉淀。

【检查】 杂质 不得过 3%（《中国药典》2020 年版四部通则 2301）。

【性质】 平。

【功能与主治】　化痰止咳，止血止泻，利咽清音，补肠健胃。主治咳嗽胸痛，痰中带血，咽喉不利，声音嘶哑，肠胃虚弱，腹泻痢疾。

【用法与用量】　4～8g。

【注意】　引起便秘。

【贮藏】　置干燥处。

【药材标准来源】　《卫生部药品标准》维吾尔药分册 44 页。

炒阿拉伯胶
Chao'alabojiao

قوروۇلغان ئەرەب يىلمىى

ACACIA

本品为豆科植物阿拉伯胶树 *Acacia senegal*（L.）Willd. 及其同属它种植物收集渗出并凝结成泪滴状干燥树胶的炮制加工品。

【炮制】　将阿拉伯胶碎成小块，置锅中，用文火炒至脆。

【性状】　本品呈类圆形的颗粒或多角形的碎块，大小不等。无色或淡黄色半透明，通常在表面龟裂成众多网纹。质脆易碎，破碎面呈玻璃状，常有珍珠样光泽。气微，味淡有黏滑感。

【鉴别】　（1）取本品 10%水溶液 1ml，加等量的碱性酒石酸铜试液，在沸水浴上加热 5～10 分钟，显棕红色微量沉淀。

（2）取本品 10%水溶液，加三氯化铁试液即显棕黄色。

（3）取本品 10%水溶液，加碱式醋酸铅试液，生成白色沉淀。

【检查】　杂质　不得过 3%（《中国药典》2020 年版四部通则 2301）。

【性质】　平。

【功能与主治】　化痰止咳，止血止泻，利咽清音，补肠健胃。主治咳嗽胸痛，痰中带血，咽喉不利，声音嘶哑，肠胃虚弱，腹泻痢疾。

【用法与用量】　4～8g。

【注意】　引起便秘。

【贮藏】　置干燥处。

【药材标准来源】　《卫生部药品标准》维吾尔药分册 44 页。

阿 育 魏 果

Ayuweiguo

جوۋەنە

TRACHYSPERMI FRUCTUS

本品为伞形科植物细叶糙果芹 *Trachyspermum ammi*（L.）Sprague 的干燥成熟果实。秋季果实成熟时采收，干燥。

【炮制】　除去杂质。

【性状】　本品为双悬果，呈卵圆形或广卵形，略扁，长约 2mm，直径 1.5～2.0mm。表面浅灰棕色或黄绿色，顶端残留有小突起的花柱基，圆锥形，基部有时有纤细的果柄。分果呈长卵形，背面有具纵棱线 5 条，棱间凹陷处色泽较深，表面密被乳突状毛，结合面平坦，中部色较深。横切面略呈五角形。气特异，味辛、有麻舌感。

【鉴别】　（1）本品粉末黄绿色至黄棕色。单细胞腺毛顶端钝圆，长 30～90μm，表面具乳状突起。单细胞非腺毛呈乳状突起，角质状纹理从乳突向四周辐射。网纹细胞长圆形或类长方形，具网状纹孔，细胞壁连珠状增厚，长 20～50μm。油管碎片内含黄棕色分泌物及油滴，细胞呈多角形。

（2）取本品粉末 3g，加 80%甲醇 50ml，加热回流 1 小时，放冷，滤过，滤液回收溶剂至干，加水 30ml 溶解，用乙醚振摇提取 2 次，每次 25ml，弃去乙醚液，水液加盐酸 3ml，加热回流 1 小时，取出，立即冷却，用乙酸乙酯振摇提取 2 次，每次 20ml，合并乙酸乙酯液，用水 30ml 洗涤，弃去水洗液，乙酸乙酯液回收溶剂至干，残渣加甲醇 1ml 使溶解，作为供试品溶液。另取槲皮素对照品和山奈素对照品，加甲醇制成每 1ml 各含 1mg 的混合溶液，作为对照品溶液。照薄层色谱法（《中国药典》2020 年版四部通则 0502）试验，吸取供试品溶液与对照品溶液各 4μl，分别点于同一硅胶 G 薄层板上，以甲苯－乙酸乙酯－甲酸

（10：4：3）为展开剂，展开，取出，晾干，喷以 5%三氯化铝乙醇溶液，在 105℃加热至斑点显色清晰，置紫外光灯（365nm）下检视。供试品色谱中，在与对照品色谱相应的位置上，显相同颜色的荧光斑点。

（3）取本品粉末 1g，加无水乙醇 5ml，超声处理 15 分钟，滤过，取续滤液作为供试品溶液。另取麝香草酚对照品，加无水乙醇制成每 1ml 含 1mg 的溶液，作为对照品溶液。照薄层色谱法（《中国药典》2020 年版四部通则 0502）试验，吸取上述两种溶液各 5μl，分别点于同一硅胶 G 薄层板上，以甲苯为展开剂，展开，取出，晾干，喷以 5%香草醛硫酸溶液，在 105℃加热至斑点显色清晰。供试品色谱中，在与对照品色谱相应的位置上，显相同颜色的斑点。

【检查】　杂质　不得过 3%（《中国药典》2020 年版四部通则 2301）。

水分　不得过 8.0%（《中国药典》2020 年版四部通则 0832 第二法）。

总灰分　不得过 14.0%（《中国药典》2020 年版四部通则 2302）。

酸不溶性灰分　不得过 3.0%（《中国药典》2020 年版四部通则 2302）。

【浸出物】　照醇溶性浸出物测定法（《中国药典》2020 年版四部通则 2201）项下的热浸法测定，用 70%乙醇作溶剂，不得少于 12.0%。

【含量测定】　挥发油　照挥发油测定法（《中国药典》2020 年版四部通则 2204）测定。本品含挥发油不得少于 4.0%（ml/g）。

麝香草酚　照气相色谱法（《中国药典》2020 年版四部通则 0521）测定。

色谱条件与系统适用性试验　交联键合聚乙二醇毛细管柱（柱长为 30m，内径为 0.32mm，膜厚度为 0.25μm）；程序升温，初始温度 50℃，保持 2 分钟，以每分钟 10℃的速率升温至 230℃，保持 10 分钟；进样口温度为 200℃，检测器温度为 300℃。理论板数按麝香草酚峰计算应不低于 100000。

对照品溶液的制备　取麝香草酚对照品适量，精密称定，加无水乙醇制成每 1ml 含 1.2mg 的溶液，即得。

供试品溶液的制备　取本品粉末（过三号筛）约 1g，精密称定，置具塞锥形瓶中，精密加入无水乙醇 20 ml，密塞，摇匀，称定重量，超声提取（功率 350W，频率 59kHz）20 分钟，放冷，再称定重量，用无水乙醇补足减失的重量，摇匀，滤过，取续滤液，即得。

测定法　分别精密吸取对照品溶液与供试品溶液各 1μl，注入气相色谱仪，测定，即得。

本品按干燥品计算，含麝香草酚（$C_{10}H_{14}O$）不得少于 1.5%。

【性质】　三级干热。

【功能与主治】　燥寒湿，散寒气，消积食，排结石，疗肤疾。用于寒性瘫痪，筋脉软弱，胃寒作痛，呃逆频频，呕恶食少，小便不利，体内结石，皮肤瘙痒，白癜风，湿疹。

【用法与用量】　3～5g；外用适量。

【注意】　热性头痛患者禁服。

【贮藏】　置阴凉干燥处。

【药材标准来源】　《卫生部药品标准》维吾尔药分册 45 页。

【饮片曾用名】　阿育魏实。

炒阿育魏果

Chao'ayuweiguo

قوروْلغان جوْؤننه

TRACHYSPERMI FRUCTUS

本品为伞形科植物细叶糙果芹 *Trachyspermum ammi*（L.）Sprague 的干燥成熟果实的炮制加工品。秋季果实成熟时采收，干燥。

【炮制】　取阿育魏果置锅中，照清炒法（附录Ⅰ）炒至果实鼓起，取出，放凉。用时研成细粉。

【性状】　本品为双悬果，呈卵圆形或广卵形，略扁，长约 2mm，直径 1.5～2.0mm。表面深黄绿色，顶端残留有小突起的花柱基，圆锥形，基部有时有纤细的果柄。分果呈长卵形，背面有具纵棱线 5 条，棱间凹陷处色泽较深，表面密被乳突状毛，结合面平坦，中部色较深。横切面略呈五角形。气特异，味辛、具炒制的香气。

【鉴别】　本品粉末棕绿色或黄绿色。单细胞腺毛呈乳突状，长 50～270μm。单细胞非腺毛，长 50～120μm。胚乳细胞多角形，含油滴及糊粉粒，有时可见小方晶。木纤维常具缘纹孔，直径 9～20μm。内种皮网纹细胞壁木化。

【检查】　杂质　不得过 3%（《中国药典》2020 年版四部通则 2301）。

水分　不得过 8.0%（《中国药典》）2020 年版四部通则 0832 第四法）。

总灰分　不得过 14.0%（《中国药典》2020 年版四部通则 2302）。

酸不溶性灰分　不得过 3.0%（《中国药典》2020 年版四部通则 2302）。

【性质】　三级干热。

【功能与主治】　生干生热，温胃消食，祛风散寒，通经通尿，利尿排石，填精催乳，热身生辉。用于湿寒性或黏液质性疾病，胃虚纳差，腹痛肠绞，面瘫，颤抖，筋肌松弛，月经不通，水肿，小便不利，尿路结石，阳痿精少，乳少，白癜风，寒性粒疮。

【用法与用量】　3～5g；外用适量。

【注意】　热性头痛患者禁服。

【贮藏】　置阴凉干燥处。

【药材标准来源】　《卫生部药品标准》维吾尔药分册 45 页。

阿 勃 勒

Abole

سۆرگەپۈرچاق

CASSIAE FRUCTUS

本品为豆科植物腊肠树 *Cassia fistula* L. 的干燥荚果。9 月间果实成熟时采收，晒干。

【炮制】　以干燥、完整、无柄、摇之不响者为佳，除去杂质，用时粉碎。

【性状】　干燥荚果圆柱形，长 30～60cm，直径 1.5～2cm，顶端尖，基部有时具木质状的果柄。表面暗褐色，平滑而带光泽，腹缝、背缝明显。果皮薄，硬而木质状，内有多数横隔，每隔有种子 1 粒，具长而暗色的珠柄，附着于腹缝。种子扁卵圆形，长约 8mm，宽约 6mm，厚约 4mm，赤褐色，光滑而质坚，内为淡黄色，胚乳角质状，胚弯曲。味甜而微酸，有特异臭味。

【性质】　一级湿热。

【功能与主治】　清除过剩黑胆汁，清热消炎，润肠通便，散气通经，开通阻滞。用于干性炎症，目赤眼痛，干咳气喘，肠阻气痛，喉干便秘，关节灼痛，闭经腹痛。

【用法与用量】　10～20g。

【注意】　易引起腹痛，恶心。

【贮藏】　置阴凉干燥处。

【药材标准来源】　《维吾尔药材标准 上册》（1992 年版）139 页。

新疆维吾尔自治区药品监督管理局药材标准 2010YC－0009。

【饮片曾用名】　清泻山扁豆、波斯皂荚。

阿莫尼亚脂

Amoniyazhi

تەرسۆس يىلمى

AMMONIACI RESINA

本品为伞形科植物阿莫尼亚胶草 *Dorema ammoniacum* D. Don. 的树脂。春末夏初盛花期至初果期，割伤茎部，收集渗出的乳汁状树脂，阴干。

【炮制】　取干燥树脂，除去杂质。

【性状】　本品为滴乳状或节状团块，直径 0.3～3cm。淡黄色，放置色泽变深。冷时变脆，受热软而黏，但不融化。新破碎面乳白色至淡棕色，略带蜡样光泽。气特异，味苦而辛。

【鉴别】　（1）取本品细粉 0.5g，加甲醇 5ml，浸渍 30 分钟，滤过，取滤液置紫外光灯（254nm）下观察，显蓝紫色荧光。

（2）取本品细粉 1g，加乙醚 3ml 搅拌，滤过，取滤液加三氯化铁试液 1 滴，再加少量碳酸钠，即显紫色。

（3）取本品细粉 1g，加水 10ml，充分搅拌使成乳状，加漂白粉少许，即显橙红色。

【检查】　杂质　不得过 3%（《中国药典》2020 年版四部通则 2301）。

【性质】　干热。

【功能与主治】　生干生热，消肿止痛，开通阻塞，止咳化痰，痛经通便，杀虫。用于寒性或黏液质性疾病，关节痛疼，关节僵硬，肌肤硬肿，腋下及颈部淋巴结核，气短，久咳痰多，闭经便秘。

【用法与用量】　0.5～2g。外用适量。

【注意】　引起尿出血，胃、肾功能弱者不宜使用。

【贮藏】　密闭，置阴凉干燥处。

【药材标准来源】　《卫生部药品标准》维吾尔药分册 46 页。

蒲黄炒阿胶

Puhuangchao'ejiao

يېكەن توزغىقدا قورۇلغان ئېشەك يىلمى

CORII COLLA ASINI

本品为马科动物驴 *Equus asinus* L. 的干燥皮或鲜皮经煎煮、浓缩制成的固体胶的炮制加工品。

【炮制】　取蒲黄适量置热锅内，用中火加热炒至稍微变色，投入阿胶丁，不断翻动，炒至鼓起呈圆球形，内无溏心时取出，筛去蒲黄，放凉。

【性状】　本品呈类球形。表面土黄色或棕褐色，内无溏心。质松泡，无焦枯，易碎。气微，味微甜。

【鉴别】　取本品粉末 0.8g，加 70%乙醇 10ml，70℃水浴加热 20 分钟，超声处理 20 分钟，摇匀，滤过，滤液作为供试品溶液。另取甘氨酸对照品，加 70%乙醇制成每 1ml 含 0.5mg 的溶液，作为对照品溶液。照薄层色谱法（《中国药典》2020 年版四部通则 0512）试验，吸取上述供试品溶液 10μl、对照品溶液 5μl，分别点于同一硅胶 G 薄层板上，以正丁醇－冰醋酸－水（3：1：1）为展开剂，展开，取出，晾干，喷以茚三酮试液，在 105℃加热至斑点显色清晰。供试品色谱中，在与对照品色谱相应的位置上，显相同颜色的斑点。

【检查】　水分　取本品 1g，精密称定，加水 2ml，加热溶解后，置水浴上蒸干，使厚度不超过 2mm，照水分测定法（《中国药典》2020 年版四部通则 0832 第二法）测定，不得过 10.0%。

总灰分　取本品 1g，精密称定，照总灰分测定法（《中国药典》2020 年版四部通则 2302）测定，不得过 3.0%。

【性味与归经】　甘，平。归肺、肝、肾经。

【功能与主治】　补血滋阴，润燥，止血。用于血虚萎黄，眩晕心悸，肌萎无力，心烦不眠，虚风内动，肺燥咳嗽，劳嗽咯血，吐血尿血，便血崩漏，妊娠胎漏。

【用法与用量】　3～9g。烊化兑服。

【贮藏】　密闭。

【药材标准来源】　《湖北省中药饮片炮制规范》2018 年版 65 页。

《中国药典》2020 版一部 197 页。

炼 制 鸡 油

Lianzhijiyou

چەككىلەنگەن توخۇ مېيى

ADEPS GALLI

本品为雉科动物家鸡 *Gallus gallus domsticus* Brisson 的脂肪油脂。将鸡杀后，剥取鸡脂肪油脂冷冻。

【炮制】　取鸡脂肪，放入锅中炼制，去渣收集油，即可。

【性状】　本品为无色或黄色的澄清液体，具特殊的香气，味甜。置室温以下温度即凝固。本品易溶于乙醚、三氯甲烷，在水中几乎不溶。

相对密度　在 20℃时为 0.913～0.916（《中国药典》2020 年版四部通则 0601 第一法）。

折光率　在 20℃时为 1.470～1.472（《中国药典》2020 年版四部通则 0622）。

【检查】　酸值　不得过 1.0（《中国药典》2020 年版四部通则 0713）。

【性质】　一级湿热。

【功能与主治】　生湿生热，润肤软坚，祛风止痒，杀虫除癣，热肤生辉，消炎生肌，爽神解郁。用于干寒性或黑胆质性疾病，皮肤皲裂，硬皮病，脱皮肤痒，头癣，脚癣，烧伤烫伤，白癜风，忧郁症。

【用法与用量】　外用适量。

【贮藏】　于清洁的玻璃瓶内，密闭，置阴凉处。

【药材标准来源】　《维吾尔药材标准　上册》（1992 年版）119 页。

晒 制 鸡 油
Shaizhijiyou

ئاپتاپتا لايقلانغان توخۇ مېيى

ADEPS GALLI

本品为雉科动物家鸡 *Gallus gallus domsticus* Brisson 的油的炮制加工品。将鸡杀后，剥取鸡脂肪油脂，冷冻。晒制即可。

【炮制】　取鸡脂肪油脂，于日光下暴晒，收集滴出的油，过滤。

【性状】　本品为无色或黄色的澄清液体，具特殊的香气，味甜。置室温以下温度即凝固。本品易溶于乙醚、三氯甲烷，在水中几乎不溶。

相对密度　在 20℃时为 0.916～0.918（《中国药典》2020 年版四部通则 0601 第一法）。

折光率　在 20℃时为 1.470～1.472（《中国药典》2020 年版四部通则 0622）。

【检查】　酸值　不得过 2.2（《中国药典》2020 年版四部通则 0713）。

【性质】　一级湿热。

【功能与主治】　生湿生热，润肤软坚，祛风止痒，杀虫除癣，热肤生辉，消炎生肌，爽神解郁。用于干寒性或黑胆质性疾病，皮肤皲裂，硬皮病，脱皮肤痒，头癣，脚癣，烧伤烫伤，白癜风，忧郁症。

【用法与用量】　外用适量。

【贮藏】　于清洁的玻璃瓶内，密闭，置阴凉处。

【药材标准来源】　《维吾尔药材标准　上册》（1992 年版）119 页。

鸡　蛋　黄

Jidanhuang

توخو تۇخۇم سېرىقى

GALLI VITELLI OVI

本品为雉科动物家鸡 *Gallus gallus domesticus* Brisson 的卵黄。

【炮制】　将鸡蛋煮熟，取蛋黄，揉碎、烤干或烘干至出油。

【性状】　本品为大小不等的块状物，表面黄色或棕黄色，细腻而稍有光泽，富油性，质松，手捻易碎，断面黄色或棕黄色。气清香、微腥，味淡。

【鉴别】　取本品 3g，加正己烷－异丙醇－水（40∶50∶8）混合溶液 20ml，振摇 40 分钟，滤过，滤液作为供试品溶液。另取胆固醇对照品，加正己烷－异丙醇－水（40∶50∶8）混合溶液制成每 1ml 含 0.2mg 的溶液，作为对照品溶液。照薄层色谱法（《中国药典》2020 年版四部通则 0502）试验，吸取上述两种溶液各 5μl，分别点于同一硅胶 G 板上，以正己烷－乙醚－冰醋酸（7∶3∶0.1）为展开剂，展开，取出，晾干，喷以硫酸铜试液，加热至斑点显色清晰。供试品色谱中，在与对照品色谱相应的位置上，显相同颜色的斑点。

【检查】　水分　不得过 14.0%（《中国药典》2020 年版四部通则 0832 第四法）。

总灰分　不得过 4.0%（《中国药典》2020 年版四部通则 2302）。

【浸出物】　照醇溶性浸出物测定（《中国药典》2020 年版四部通则 2201）项下热浸法测定，用乙醇作溶剂，不得少于 25.0%。

【性味】　一级湿热，味甘。

【功能与主治】　生湿生热，补身壮阳，生血填精，止泻止痢，消炎愈伤，生发乌发，增加色素。主治干寒性或黑胆质性疾病，体虚阳痿，血虚精少，小儿腹泻，烧伤烫伤，脱发白发，皮肤白斑，白癜风。

【用法与用量】　16～32g。外用适量。

【贮藏】　置干燥冷处。

【药材标准来源】　新疆维吾尔自治区药品监督管理局药材标准 2017YC－0002。

孜　然
Ziran
زىره
CUMINI FRUCTUS

本品为伞形科植物孜然芹 *Cuminum cyminum* L. 的干燥成熟果实。夏、秋季果实成熟时，割取地上部分，晒干，打下果实。

【炮制】　除去杂质，筛去灰屑。

【性状】　本品为双悬果，狭梭形或狭长卵形，长 4～6mm，直径约 1mm，表面呈灰黄色至灰棕色，两端狭窄，密被白色刺毛，具 5 明显纵棱。两端尖，顶端残留黄棕色突起的柱基，基部有时有细小的果梗。分果长卵形，背有黄白色纵棱 3 条，结合面 2 条，略凹陷呈舟状。具特异的香气，味微辛麻。

【鉴别】　（1）本品分果横切面：外果皮为排列整齐的 1 列扁平细胞，外被众多刺毛。中果皮较厚，纵棱中部有维管束，其周围有多数木化网纹细胞；背面纵棱间各有较大的类三角形棕色油管 1 个，结合面有油管 2 个，共 6 个。内果皮为 1 列扁平薄壁细胞，细胞长短不一。种皮细胞扁长，含棕色物。胚乳细胞多角形，含糊粉粒和细小草酸钙簇晶。

本品粉末呈棕黄色。单细胞头或多细胞头与多细胞柄组成的短刺毛，长 45～200μm。油管碎片较大，圆筒状，网状细胞椭圆形，多成群；纤维棱形，直径 5～10μm；胚乳细胞多角形，含糊粉粒和细小草酸钙簇晶。

（2）取本品粉末 1g，加甲醇 20ml，超声处理 20 分钟，滤过，滤液蒸干，残渣加甲醇 2ml 使溶解，作为供试品溶液。另取木犀草素对照品适量，加甲醇制成每 1ml 含 0.5mg 的溶液，作为对照品溶液。照薄层色谱法（《中国药典》2020 年版四部通则 0502）试验，吸取上述两种溶液各 10μl，对照品溶液 5μl，分别点于同一硅胶 G 薄层板上，以正己烷－乙酸乙酯－甲酸（7：5：0.8）为展开剂，展开，取出，晾干，喷以三氯化铝试液，晾干后置紫外光灯（365nm）下检视。供试品色谱中，在与对照品色谱相应的位置上，显相同颜色的荧光斑点。

【检查】 杂质 不得过 2%（《中国药典》2020 年版四部通则 2301）。

水分 不得过 8.0%（《中国药典》2020 年版四部通则 0832 第四法）。

总灰分 不得过 12.0%（《中国药典》2020 年版四部通则 2302）。

酸不溶性灰分 不得过 3.0%（《中国药典》2020 年版四部通则 2302）。

【浸出物】 照醇溶性浸出物测定法（《中国药典》2020 年版四部通则 2201）项下的冷浸法测定，用 70%乙醇作溶剂，不得少于 15.0%。

【含量测定】 挥发油 照挥发油测定法（《中国药典》2020 年版四部通则 2204）测定。本品含挥发油不得少于 3.0%（ml/100g）。

木犀草素 照高效液相色谱法（《中国药典》2020 年版四部通则 0512）测定。

色谱条件与系统适用性试验 以十八烷基硅烷键合硅胶为填充剂；以 0.4%磷酸－甲醇（50：50）为流动相；检测波长为 350nm。理论板数按木犀草素峰计算应不低于 4000。

对照品溶液制备 取木犀草素对照品适量，精密称定，加甲醇制成每 1ml 含 6μg 的溶液，即得。

供试品溶液制备 取本品粉末（过 3 号筛）约 1g，精密称定，置具塞锥形瓶中，精密加入甲醇 25ml，称定重量，超声处理（功率 350W，频率 59kHz）30 分钟，放冷，再称定重量，用甲醇补足减失的重量，摇匀，滤过，取续滤液，即得。

测定法 分别精密吸取对照品溶液与供试品溶液各 10μl，注入液相色谱仪，测定，即得。

本品按干燥品计算，含木犀草素（$C_{16}H_{18}O_9$）不得少于 0.015%。

【性质】 二级干热。

【功能与主治】 生干生热，温热开胃，通气止痛，燥湿止泻，通经利尿。用于湿寒性或黏液质性疾病，湿寒性胃虚胃胀，腹痛肠虚，腹泻闭尿，小儿疝气。

【用法与用量】 4～6g。

【贮藏】 置阴凉干燥处。

【药材标准来源】 《维吾尔药材标准 上册》（1992 年版）161 页。

新疆维吾尔自治区药品监督管理局药材标准 2020YC－0010。

炒 孜 然

Chaoziran

قوروْلغان زىره

CUMINI FRUCTUS

本品为伞形科植物孜然芹 *Cuminum cyminum* L. 的干燥成熟果实的炮制加工品。6～7月份果实成熟时，割取地上部分晒干，打下果实。

【炮制】 取净孜然，置锅中用文火炒至黄色有香气透出，取出，放凉备用。

【性状】 本品果实呈细卵状长圆形，两端稍弯，略呈半月形。表面黄色。多以分果存在，分果具 5 条纵棱，具众多短毛。两侧稍扁压，长 3～6mm，直径 1～1.5mm，合面内凹，果棱 5，主棱与副棱同形，侧向有短硬毛。花萼柱头宿存，锥状，具特异芳香。味微辛麻。以颗粒饱满，色灰绿黄者为佳。

【鉴别】 本品粉末棕黄色。单细胞头或多细胞头、多细胞柄组成的短刺毛，长 45～200μm。表皮细胞棕黄色，油管碎片较大，圆筒状，网状细胞椭圆形，多成群存在于粉末中。纤维棱形，直径 5～10μm。胚乳细胞中含众多油滴，淀粉粒和少数方晶。小腺毛长 5～20μm，呈黄棕色。

【检查】 杂质　不得过 2%（《中国药典》2020 年版四部通则 2301）。

水分　不得过 8.0%（《中国药典》2020 年版四部通则 0832 第四法）。

总灰分　不得过 12.0%（《中国药典》2020 年版四部通则 2302）。

酸不溶性灰分　不得过 3.0%（《中国药典》2020 年版四部通则 2302）。

【性质】 二级干热。

【功能与主治】 生干生热，温热开胃，通气止痛，燥湿止泻，通经利尿。用于湿寒性或黏液质性疾病，湿寒性胃虚胃胀，腹痛肠虚，腹泻闭尿，小儿疝气。

【用法与用量】 4～6g。

【贮藏】 置干燥、通风、阴凉处。

【药材标准来源】《维吾尔药材标准 上册》（1992 年版）161 页。

新疆维吾尔自治区药品监督管理局药材标准 2020YC－0010。

盐 炒 孜 然

Yanchaoziran

تۇزدا قوروۇلغان زىرە

CUMINI FRUCTUS

本品为伞形科植物孜然芹 *Cuminum cyminum* L. 的干燥成熟果实的炮制加工品。6～7月份果实成熟时，割取地上部分晒干，打下果实。

【炮制】 取净孜然，置锅中加食盐适量，用文火炒至焦黄，取出，研细，装入布袋中，热敷患处，治疗寒疝腹痛。

【性状】 本品果实呈细卵状长圆形，两端稍弯，略呈半月形。表面黄色。多以分果存在，分果具 5 条纵棱，具众多短毛。两侧稍扁压，长 3～6mm，直径 1～1.5mm，合面内凹，果棱 5，主棱与副棱同形，侧向有短硬毛。花萼柱头宿存，锥状，具特异芳香。味咸。以颗粒饱满，色灰绿黄者为佳。

【鉴别】 本品粉末棕黄色。单细胞头或多细胞头、多细胞柄组成的短刺毛，长 45～200μm。表皮细胞棕黄色，油管碎片较大，圆筒状，网状细胞椭圆形，多成群存在于粉末中。纤维棱形，直径 5～10μm。胚乳细胞中含众多油滴，淀粉粒和少数方晶。小腺毛长 5～20μm，呈黄棕色。

【检查】 杂质 不得过 2%（《中国药典》2020 年版四部通则 2301）。

水分 不得过 8.0%（《中国药典》2020 年版四部通则 0832 第四法）。

总灰分 不得过 12.0%（《中国药典》2020 年版四部通则 2302）。

酸不溶性灰分 不得过 3.0%（《中国药典》2020 年版四部通则 2302）。

【性质】 二级干热。

【功能与主治】 生干生热，温热开胃，通气止痛，燥湿止泻，通经利尿。用于湿寒性或黏液质性疾病，湿寒性胃虚胃胀，腹痛肠虚，腹泻闭尿，小儿疝气。

【用法与用量】 4～6g。

【贮藏】 置干燥、通风、阴凉处。

【药材标准来源】 《维吾尔药材标准 上册》（1992 年版）161 页。

新疆维吾尔自治区药品监督管理局药材标准 2020YC－0010。

醋 制 孜 然

Cuzhiziran

سرکده لایىقلانغان زىره

CUMINI FRUCTUS

　　本品为伞形科植物孜然芹 Cuminum cyminum L. 的干燥成熟果实。6～7 月份果实成熟时，割取地上部分晒干，打下果实。

【炮制】　取净孜然，加 4 倍量的葡萄醋浸泡 1 昼夜，捞出晾干，然后炒干至黄备用。

【性状】　果实细卵状长圆形，两端稍弯，略呈半月形。灰黄绿色、灰黄色或灰绿色。多以分果存在，分果具 5 条纵棱，具众多短毛。两侧稍扁压，长 3～6mm，直径 1～1.5mm，合面内凹，果棱 5，主棱与副棱同形，侧向有短硬毛。花萼柱头宿存，锥状，气香味微酸。以颗粒饱满，色灰绿黄者为佳。

【鉴别】　本品粉末棕黄色。单细胞头或多细胞头、多细胞柄组成的短刺毛，长 45～200μm。表皮细胞棕黄色，油管碎片较大，圆筒状，网状细胞椭圆形，多成群存在于粉末中。纤维棱形，直径 5～10μm。胚乳细胞中含众多油滴，淀粉粒和少数方晶。小腺毛长 5～20μm，呈黄棕色。

【检查】　杂质　不得过 2%（《中国药典》2020 年版四部通则 2301）。

　　水分　不得过 8.0%（《中国药典》2020 年版四部通则 0832 第四法）。

　　总灰分　不得过 12.0%（《中国药典》2020 年版四部通则 2302）。

　　酸不溶性灰分　不得过 3.0%（《中国药典》2020 年版四部通则 2302）。

【性质】　二级干热。

【功能与主治】　生干生热，温热开胃，通气止痛，燥湿止泻，通经利尿。用于湿寒性或黏液质性疾病，湿寒性胃虚胃胀，腹痛肠虚，腹泻闭尿，小儿疝气。

【用法与用量】　4～6g。

【贮藏】　置干燥、通风、阴凉处。

【药材标准来源】　《维吾尔药材标准　上册》（1992 年版）161 页。

　　　　　　　　　新疆维吾尔自治区药品监督管理局药材标准 2020YC－0010。

驱虫斑鸠菊

Quchongbanjiuju

كالزره

VERNONIAE FRUCTUS

本品为菊科植物驱虫斑鸠菊 *Vernonia anthelmintica*（L.）Willd. 的成熟种子。秋季采收果实，晒干。

【炮制】　取干燥成熟果实，除去杂质，筛去灰屑。

【性状】　本品呈倒圆锥形或圆柱形，长约 5mm。表面呈棕绿色或墨绿色，具 10 条纵向突起棱肋，用放大镜观察可见棱肋处有非腺毛，其肋间凹陷处有腺毛。顶端平截，下端稍细。气特异，味极苦。

【鉴别】　本品粉末棕黄色。石细胞为类圆形、椭圆形或纺锤形，成群或单个散在，棕黄色，细胞壁厚，直径 20～35μm，长 120μm，孔沟明显。腺毛为单细胞卵形，长 23～25μm。非腺毛单一或呈叉状，长达 160μm。螺纹导管直径 15～25μm。果皮细胞含有方晶和柱晶。种皮细胞黄棕色，细胞壁形状特异，呈网纹状。胚乳细胞多角形，内含众多油滴。

【检查】　杂质　不得过 3%（《中国药典》2020 年版四部通则 2301）。

水分　不得过 7.0%（《中国药典》2020 年版四部通则 0832 第二法）。

总灰分　不得过 7.0%（《中国药典》2020 年版四部通则 2302）。

酸不溶性灰分　不得过 1.0%（《中国药典》2020 年版四部通则 2302）。

【性质】　三级末干热。

【功能与主治】　清除过盛黏液质，促进色素沉着，恢复皮肤颜色，祛湿消肿，散寒止痛，驱虫。用于湿寒性炎肿，湿痹疼痛，白癜风，肠道寄生虫。

【用法与用量】　2～5g。

【贮藏】　阴凉干燥处。

【药材标准来源】　《卫生部药品标准》维吾尔药分册 47 页。

醋制驱虫斑鸠菊
Cuzhiquchongbanjiuju
سرکده لایقلانغان کالزىره
VERNONIAE FRUCTUS

本品为菊科植物驱虫斑鸠菊 *Vernonia anthelmintica*（L.）Willd. 的成熟果实的炮制加工品。秋季采收果实，晒干。

【炮制】　取净选后的驱虫斑鸠菊浸泡于葡萄醋 24 小时后，取出，干燥。

【性状】　本品呈倒圆锥形或圆柱形，长约 5mm。表面呈棕绿色或墨绿色，具 10 条纵向突起棱肋，用放大镜观察可见棱肋处有非腺毛，其肋间凹陷处有腺毛。顶端平截，下端稍细。具葡萄醋气，味酸苦。

【鉴别】　本品粉末棕黄色。石细胞为类圆形、椭圆形或纺锤形，成群或单个散在，棕黄色，细胞壁厚，直径 20～35μm，长 120μm，孔沟明显。腺毛为单细胞卵形，长 23～25μm。非腺毛单一或呈叉状，长达 160μm。螺纹导管直径 15～25μm。果皮细胞含有方晶和柱晶。种皮细胞黄棕色，细胞壁形状特异，呈网纹状。胚乳细胞多角形，内含众多油滴。

【检查】　杂质　不得过 3%（《中国药典》2020 年版四部通则 2301）。

水分　不得过 7.0%（《中国药典》2020 年版四部通则 0832 第四法）。

总灰分　不得过 7.0%（《中国药典》2020 年版四部通则 2302）。

酸不溶性灰分　不得过 1.0%（《中国药典》2020 年版四部通则 2302）。

【性质】　三级末干热。

【功能与主治】　清除过盛黏液质，促进色素沉着，恢复皮肤颜色，祛湿消肿，散寒止痛，驱虫。用于湿寒性炎肿，湿痹疼痛，白癜风，肠道寄生虫。

【用法与用量】　2～5g。

【贮藏】　阴凉干燥处。

【药材标准来源】　《卫生部药品标准》维吾尔药分册 47 页。

青 龙 衣

Qinglongyi

كۆك ياڭاق پوستى

JUGLANDIS PERICARPIUM

本品为胡桃科植物胡桃 Juglans regia L. 的干燥外果皮。摘取胡桃时剥下青皮，晒干。

【炮制】 取干燥外果皮，除去杂质，用时粉碎。

【性状】 本品为皱缩的半圆形或弯片状，肉质，纵面多向内卷，直径 2～4cm，厚 3～6mm。表面较光滑但皱缩，棕褐色至浅棕色，并散有淡色小圆点，有时可见果柄残痕圆形，直径约 2mm，内表面白色，不平坦。气微，味微酸而涩。

【鉴别】 本品粉末灰黑色。表皮细胞类方形或多角形，较小，直径 10～20μm。石细胞呈椭圆形、类圆形或不规则形，壁孔沟明显，长 30～100μm，直径 20～80μm。薄壁细胞较大，椭圆形或不规则，有的含簇晶，簇晶直径 10～40μm。导管螺纹或网纹，直径 10～20μm，罕见有棕色卵圆形腺毛。

【性质】 干热。

【功能与主治】 生干生热，染肤染发，清热消肿，健龈固齿，除癣止痒，敛疮。用于湿寒性或黏液质性疾病，皮肤白斑，白癜风，寒性扁桃体炎，牙周炎肿，牙齿松动，湿性牛皮癣，头癣。

【用法与用量】 外用适量。

【贮藏】 置通风干燥处。

【药材标准来源】 《维吾尔药材标准 上册》（1992 年版）181 页。

青 金 石

Qingjinshi

كۆك ئالتۇنتاش

LAZULI LAPIS

本品为硅酸盐类矿物青石（*Lazurite*），主含 $Na_6Ca[AlSiO_4]_6(SO_4,Cl,S)_2$。

【炮制】　本品采挖后，除去泥沙及杂石，冲洗，干燥，砸成小块。

【性状】　本品为不规则的小扁块状。天蓝色至深蓝色或蓝色，间有白色斑点。具油脂光泽，微透明至不透明，条痕白色、淡蓝色。质脆，不易碎断，断口粗糙。无臭，无味。

【性质】　二级干热。

【功能与主治】　清除异常黑胆质，除烦解郁，爽心悦志，养心定喘，软坚除疣，热肤生色，收敛止血。用于忧郁心烦，躁动不安，心悸气喘，扁平疣，白癜风，出血不止。

【用法与用量】　2～4g。

【贮藏】　置干燥处。

【药材标准来源】　《卫生部药品标准》维吾尔药分册 48 页。

玫 瑰 花 瓣

Meiguihuaban

قىزىلگۈل

ROSAE FLOS

本品为蔷薇科植物突厥蔷薇 *Rosa damascena* Mill. 或玫瑰花 *Rosa rugosa* Thunb. 的干燥花蕾的炮制加工品。春末夏初花将开放时分批采收，及时低温干燥。

【炮制】　盛花期采花朵，除去花托和萼，取花瓣，置阴凉干燥处。

【性状】　本品略呈半球形或不规则团状，直径 0.7～1.5cm。残留花梗上被细柔毛，花托半球形，与花萼基部合生；萼片 5，披针形，黄绿色或棕绿色，被有细柔毛；花瓣多皱缩，展平后宽卵形，呈覆瓦状排列，紫红色，有的黄棕色；雄蕊多数，黄褐色；花柱多数，柱头在花托口集成头状，略突出，短于雄蕊。体轻，质脆。气芳香浓郁，味微苦涩。

【鉴别】　本品萼片表面观：非腺毛较密，单细胞，多弯曲，长 136～680μm，壁厚，木化。腺毛头部多细胞，扁球形，直径 64～180μm，柄部多列性，长 50～340μm，基部有时可见单细胞分枝。草酸钙簇晶直径 9～25μm。

【检查】　杂质　不得过 2%（《中国药典》2020 年版四部通则 2301）。

【性味与归经】　甘、微苦，温。归肝、脾经。

【功能与主治】　行气解郁，和血，止痛。用于肝胃气痛，食少呕恶，月经不调，跌扑伤痛。

【用法与用量】　1.5～6g。

【贮藏】　密闭，置阴凉干燥处。

【药材标准来源】　《中国药典》2020 年版一部 209 页。

苦 巴 旦 仁

Kubadanren

ئاچچىق بادام مىغزى

AMYGDALI AMARAE SEMEN

本品为蔷薇科植物苦巴旦 *Amygdalus communis* var. *amara* DC. 的干燥成熟种仁。夏秋果实成熟时采收，除去果肉及核壳，取出种子，晒干。

【炮制】　取干燥成熟种子，用时除去种皮，取出种子，晒干，除去杂质。

【性状】　本品呈扁长卵形，长 1.5～2.8cm，宽约 13mm。表面棕色，顶部稍尖，底部较圆。侧面一端较薄，而另一端较厚圆，在圆边处有线状种脐，由合点向上具有多数维管束，种皮薄，子叶 2 枚，乳白色。气微，味苦。

【鉴别】　本品粉末淡黄色。石细胞黄色，多为长圆形或卵圆形，胞腔较大有缘纹孔，直径 80～100μm。子叶细胞类圆形或多角形，内含众多蛋白质粒和油滴，内胚乳细胞呈类方形，壁稍厚，直径 15～20μm，含油滴与糊粉粒。

【检查】　杂质　不得过 3%（《中国药典》2020 年版四部通则 2301）。

【性质】　二级干热。

【功能与主治】　生干生热，祛寒止痛，消炎退肿，化痰平喘，除斑生辉，杀虫。用于寒湿性或黏液质性疾病，寒性头痛，关节肿痛，筋肌抽紧，寒性咳嗽，哮喘，蝴蝶斑，雀斑，各种皮肤病。

【用法与用量】　3～9g。

【贮藏】　置阴凉干燥处，防蛀。

【药材标准来源】　《卫生部药品标准》维吾尔药分册 52 页。

焊苦巴旦仁

Chankubadanren

ئاقلانغان ئاچچىق بادام مېغىزى

AMYGDALI AMARAE SEMEN

本品为蔷薇科植物苦巴旦 *Amygdalus communis* var. *amara* DC. 的干燥成熟种子。夏秋果实成熟时采收，除去果肉及核壳，取出种子，晒干。

【炮制】　取种仁，开水浸泡 15～20 分钟（水没过种仁为度），捞出，揉搓除去表皮，干燥。

【性状】　本品呈扁长卵形，长 1.5～2.8cm，宽约 13mm。表面黄白色，顶部稍尖，底部较圆。侧面一端较薄，而另一端较厚圆，在圆边处有线状种脐，由合点向上具有多数维管束，种皮薄，子叶 2 枚或已分开，乳白色。气微，味苦。

【鉴别】　本品粉末淡黄色。石细胞黄色，多为长圆形或卵圆形，胞腔较大有缘纹孔，直径 80～100μm。子叶细胞类圆形或多角形，内含众多蛋白质粒和油滴，内胚乳细胞呈类方形，壁稍厚，直径 15～20μm，含油滴和糊粉粒。

【检查】　杂质　不得过 3%（《中国药典》2020 年版四部通则 2301）。

【性质】　二级干热。

【功能与主治】　生干生热，祛寒止痛，消炎退肿，化痰平喘，除斑生辉，杀虫。用于寒湿性或黏液质性疾病，寒性头痛，关节肿痛，筋肌抽紧，寒性咳嗽，哮喘，蝴蝶斑，雀斑，各种皮肤病。

【用法与用量】　3～9g。

【贮藏】　置阴凉干燥处，防蛀。

【药材标准来源】　《卫生部药品标准》维吾尔药分册 52 页。

苦　艾

Ku'ai

ئاچچىق ئەمەن

ABSINTHI HERBA

本品为菊科植物中亚苦蒿 *Artemisia absinthium* L. 的干燥地上部分。夏季初花期采收，晒干。

【炮制】　取干燥地上部分，除去杂质，洗净，切段，晒干。

【性状】　本品呈短段，茎与叶为银灰色，外被大量丝状紧贴的柔毛，用手触之有柔软感。茎具纵向明显条棱，横断面白色，有髓。叶互生，下部叶有柄，多破碎，完整叶用水湿润展平后，为 2～3 回羽状分裂，小叶片三角状圆形，中部叶无柄，2 回羽状分裂，上部叶为羽状分裂。苞片 3 裂或不裂，裂片线状长椭圆形，钝尖，全缘或有锯齿喙。有众多下垂球形头状花序，直径 3～4mm。总苞 2～3 层，覆瓦状排列，外层苞片线状，密被绵毛。内侧苞片椭圆形，膜质。花托具白毛。花黄绿色，中央花两性，杯状；边花雌性，狭筒状。气芳香，味苦。

【鉴别】　本品粉末灰绿色。丁字形非腺毛，有 2～4 个细胞组成的柄部，上有横的两端尖锐的长形薄壁细胞，细胞中央与柄部相连，并有少数单细胞非腺毛。腺毛小形，常陷入表皮内，椭圆形，头部多由 4 对细胞组成，柄短。花粉粒类圆形，三沟型，直径 20～25μm。导管螺纹和孔纹。

【检查】　**杂质**　不得过 2%（《中国药典》2020 年版四部通则 2301）。

水分　不得过 8.0%（《中国药典》2020 年版四部通则 0832 第二法）。

总灰分　不得过 8.0%　（《中国药典》2020 年版四部通则 2302）。

酸不溶性灰分　不得过 1.0%（《中国药典》2020 年版四部通则 2302）。

【性质】　二级干热。

【功能与主治】　生干生热，健胃消食，消炎止痛，祛寒燥湿，湿寒性或黏液质性疾病，用于胃虚纳差，咽喉炎，扁桃体炎，"乃孜来"感冒，伤寒，肝炎，脾脏炎肿，心包炎，关节骨痛，疔疮，湿疹。

【用法与用量】　3～5g。

【注意】　热性气质的人不宜使用，易引起头痛。

【贮藏】　置阴凉干燥处。

【药材标准来源】　《卫生部药品标准》维吾尔药分册 53 页。

苦 蒿 子

Kuhaozi

كەكرى ئۇرۇقى

ACROPTILON REPENS FRUCTUS

本品为菊科植物项羽菊 *Rhaponticum repens*（L.）Hidalgo 的干燥果实。果实成熟时采收，晒干。

【炮制】　取干燥成熟果实，除去杂质，筛去灰土。

【性状】　本品呈卵形、长卵形，略扁，长 3～4mm，宽 1.5～2.3mm。表面淡黄白色，具不明显纵纹，顶端渐尖，基部圆钝，有圆形果柄痕。果皮较硬。气微，味苦。

【鉴别】　本品横切面：外果皮为 1 列类方形薄壁细胞，多破裂，外被角质层。中果皮细胞类圆形，细胞壁厚，微木化。内果皮细胞方形，细胞壁薄，内含黄色物质。种皮最外层为数列栅状细胞。排列紧密，壁厚，层纹明显；营养层为数列薄壁细胞。胚乳细胞数列，内含脂肪油滴。子叶细胞内充满糊粉粒及脂肪油滴。

【检查】　杂质　不得过 3%（《中国药典》2020 年版四部通则 2301）。

水分　不得过 7.0%（《中国药典》2020 年版四部通则 0832 第二法）。

总灰分 不得过 5.0%（《中国药典》2020 年版四部通则 2302）。

酸不溶性灰分 不得过 1.0%（《中国药典》2020 年版四部通则 2302）。

【性质】 二级湿热。

【功能与主治】 退烧解毒，散结活血，消肿止痛。用于关节红肿热痛，疮疡疔痈。

【用法与用量】 5～7g。

【注意】 热性气质的人服用引起头痛。

【贮藏】 置阴凉干燥处。

【药材标准来源】 《卫生部药品标准》维吾尔药分册 54 页。

苹　果

Pingguo

ئالما

MALI FRUCTUS

本品为蔷薇科植物苹果 *Malus pumila* Mill. 的新鲜成熟果实。果实成熟时采摘，保存于阴凉处。

【炮制】 取新鲜成熟果实，洗净，除去外皮、果核，用时切成小片。

【性状】 本品为圆球形或扁球形，直径 3～10cm。表面青色、红色或淡黄色、白色，有光泽，顶部及基部皆凹陷，萼裂片宿存，果梗短粗，剖面白色或黄白色。置空气中氧化渐变为棕色，果肉肥厚细腻，中心分隔 5 室，有种子 5～10 粒；气香，味酸甜。

【检查】 置自然光下观察，具有成熟时应有的色泽，无异嗅或异味、无病虫果、无畸形果，允许有轻微损伤。

【性质】 一级热，二级湿。

【功能与主治】 养心，补胃，补肝，补脑，调理肠胃。用于心虚，胃虚，肝虚，食欲不振，轻度便秘和腹泻。

【用法与用量】 适量。

【注意】 服用过多易引起腹胀。

【贮藏】　置阴凉干燥处。

【药材标准来源】　《维吾尔药材标准 上册》（1992 年版）201 页。

新疆维吾尔自治区药品监督管理局药材标准 2020YC－0006。

苜　蓿　子

Muxuzi

بەدە ئۇرۇقى

MEDICAGINIS SEMEN

本品为豆科植物紫花苜蓿 *Medicago sativa* L. 的干燥成熟的种子。秋季果实成熟时采收，晒干。

【炮制】　取干燥成熟种子，除去杂质。

【性状】　本品呈肾形，长 2.0～2.7mm，宽约 1.5mm。表面黄褐或黄绿色，在较大一端有斜截面，凹处有点状种脐。种皮薄，光滑具光泽。无臭，有豆腥味。

【鉴别】　本品粉末黄棕色。外种皮细胞成片，横断面观，细胞 1 列，长 33μm，顶端平截或尖，外被角质层，外壁侧上部增厚，有光辉带；顶面观呈类多角形，壁较厚，胞腔较小，呈不规则分枝状，稍有孔沟，底面观呈类圆形或圆多角形，内含棕色物。种皮支柱细胞（滴漏）1 列，侧面观呈扁哑铃状，上端窄下端宽，径向 17μm，切向 25μm，侧壁厚 10μm，垂周壁见条状纹理；底面观类圆形，直径 20μm，有密集的放射状条纹增厚，似菊花状，胞腔明显。胚乳细胞含脂肪油滴和糊粉粒。

【检查】　杂质　不得过 3%（《中国药典》2020 年版四部通则 2301）。

水分　不得过 8.0%（《中国药典》2020 年版四部通则 0832 第二法）。

总灰分　不得过 5.0%（《中国药典》2020 年版四部通则 2302）。

酸不溶性灰分　不得过 1.0%（《中国药典》2020 年版四部通则 2302）。

【性质】　干热。

【功能与主治】　生干生热，增强性欲，催乳肥体，填精壮阳，止泻通经，止咳化痰。用于湿寒性或胆液质性疾病，性欲减退，精少阳痿，形瘦乳少，腹泻闭经，咳嗽顽痰。

【用法与用量】　3～10g。外用适量。

【注意】　热性气质的人群不宜使用。

【贮藏】　置阴凉干燥处，防蛀。

【药材标准来源】　《卫生部药品标准》维吾尔药分册 55 页。

松　萝

Songluo

ئپار دورا

USNEA

本品为松萝科植物环裂丝萝 *Dolichousnea diffracta*（Vain.）Articus 的干燥地衣体。夏、秋二季采集，晒干。

【炮制】　取干燥全草，除去杂质。

【性状】　本品为丝状，常缠绕成团，二歧分枝，基部分枝少，末梢细如丝。表面黄白色、灰绿色或黄绿色，有明显的环状裂纹，拉之略能伸长，并露出强韧的白色线状的中轴。体轻，质柔软气微，味淡而微苦涩。

【鉴别】　本品粉末灰白色。菌丝无色，细长，弯曲，有分枝，直径 3～7μm，散在或交织成团，遇水合氯醛试液多呈无色透明的团块。孢子无色，椭圆形或类圆形，长 10～25μm，直径 7～12μm。

【检查】　杂质　不得过 3%（《中国药典》2020 年版四部通则 2301）。

【性质】　平和。

【功能与主治】　生干生热，温补心脏，除烦安神，除郁解癫，燥湿补胃，消除恶心，止咳化痰，散气止痛，防腐抗炎。用于湿寒性或黏液质性疾病，寒性心虚，心悸心慌，恐惧症，癫痫，湿性胃虚，腹胀恶心，咳嗽，气管炎，肺结核，腰酸背痛，感染性疾病。

【用法与用量】　4～6g。

【注意】　胃肠功能弱者不宜使用。

【贮藏】　置干燥处。

【药材标准来源】　《卫生部药品标准》维吾尔药分册 49 页。

刺 山 柑 果

Cishanganguo

بۆرە سويمسى

CAPPARIDIS SPINOSAE FRUCTUS

本品为山柑科植物山柑 *Capparis spinosa* L. 的干燥近成熟果实，夏秋季采收，晒干。

【炮制】　除去杂质，用时破碎。

【性状】　本品呈倒卵形、椭圆形或长椭圆形，长 1.4～4.0cm，直径 0.8～1.8cm。顶端钝圆或平截，基部楔形。可见果梗痕或残留果梗，果梗或具一膨大的节，直径为 3～5mm；果皮表面粗糙，具凸起的粒状轮廓。全体有褶皱状纵棱 6～8 条，基部较明显；表面黄色至棕褐色。体轻，质坚脆。果肉浅棕黄色，果皮薄，常与种子紧密粘结，内有种子 40～60 枚，肾形至球形，直径 2～3mm，常相互粘结成团，种皮浅黄色、红棕色或深褐色，种子胚乳黄白色，富油性。气微，味微苦而略刺舌。

【鉴别】　取本品粉末 5g，加甲醇 50ml，浸泡 2 小时，超声处理 1 小时，滤过，滤液蒸干，残渣加水 50ml 使溶解，置分液漏斗中，用乙酸乙酯提取 2 次，每次 30ml，弃去乙酸乙酯液；水溶液用水饱和的正丁醇振摇提取 3 次，每次 30ml，合并正丁醇提取液，水浴上蒸干，残渣加甲醇 1ml 使溶解，作为供试品溶液。另取腺苷对照品，加甲醇制成每 1ml 含 1mg 的溶液，作为对照品溶液。照薄层色谱法（《中国药典》2020 年版四部通则 0502）试验，吸取供试品溶液 12μl，对照品溶液 1μl，分别点于同一硅胶 GF$_{254}$ 薄层板上，以甲苯－乙酸乙酯－甲醇－异丙醇－浓氨溶液（10∶6∶5∶3∶1）为展开剂，展开，取出，晾干，置紫外光灯（254nm）下检视。供试品色谱中，在与对照品色谱相应的位置上，显相同颜色的斑点。

【检查】　水分　不得过 10.0%（《中国药典》2020 年版四部通则 0832 第二法）。

总灰分　不得过 8.0%（《中国药典》2020 年版四部通则 2302）。

【浸出物】　照醇溶性浸出物测定法（《中国药典》2020 年版四部通则 2201）项下的热浸法测定，用乙醇作溶剂，不得少于 20.0%。

【性质】　二级干热。

【功能与主治】　消散寒气，软坚利尿，止痛，通经。用于寒湿性或黏液质性疾病，肢体麻木，关节疼痛，坐骨神经痛，尿闭水肿，月事不通。

【用法与用量】　内服 3～6g，外用 6～18g。

【贮藏】　置阴凉干燥处。

【药材标准来源】　新疆维吾尔自治区药品监督管理局药材标准 2020YC－0005。

刺山柑根皮

Cishangangenpi

بۆره سويمسى يلتىز پوستى

CAPPARIS CORTEX

本品为山柑科植物山柑 *Capparis spinosa* L. 的干燥根皮。春、秋二季采挖根部，剥取根皮，晒干。

【炮制】　取干燥根皮，除去杂质，洗净，晒干。

【性状】　本品呈短筒状或槽状，厚 0.1～0.9cm。表面灰白色或淡灰黄色，具细密的横纹及多数突起的皮孔。内表面类白色，较光滑，有的有细纵纹。质硬脆，断面不平坦，呈层片状。气微，味苦而后甘。

【鉴别】　本品粉末黄棕色。石细胞黄棕色，多成群或单个散在，类方形、长方形或圆形，具壁孔。纤维长梭形，末端稍尖或钝圆。草酸钙方晶细小。木栓细胞淡黄色，多角形。

【检查】　杂质　不得过 2%（《中国药典》2020 年版四部通则 2301）。

水分　不得过 9.0%（《中国药典》2020 年版四部通则 0832 第二法）。

总灰分　不得过 14.0%（《中国药典》2020 年版四部通则 2302）。

酸不溶性灰分　不得过 2.0%（《中国药典》2020 年版四部通则 2302）。

【性质】　二级干热。

【功能与主治】　生干生热，散气止痛，通阻强筋，消散异常黏液质，软坚消炎，利尿退肿，燥湿除斑。用于寒湿性或黏液质性疾病，肢体麻木，关节疼痛，坐骨神经痛，尿闭水肿，瘫痪，面瘫，筋肌松弛，淋巴肿大，脾脏肿大，花斑癣，各种湿疹。

【用法与用量】　4～5g。外用适量。

【注意】　胃功能弱者不宜使用。

【贮藏】　置干燥处。

【药材标准来源】　《卫生部药品标准》维吾尔药分册50页。

刺　　糖

Citang

یانتاق شیکری

ALHAGI SACCHARUM

本品为豆科植物假骆驼刺 *Alhagi pseudalhagi* （M. Bieb.）Desv. ex B. Keller & Shap. 茎枝的糖质分泌物。夏、秋采集，选择结糖较多的植株，地下铺以布或塑料布，用小木棒轻击植株，收集糖粒。

【炮制】　取干燥糖质分泌物，除去杂质。

【性状】　本品呈颗粒状或泪滴状。外表面淡黄白色至棕黄色，内部呈乳白色至淡黄色，略有黏性。气微，味甜。

【鉴别】　取本品粉末0.5g，加水6ml，振摇5分钟，滤过，滤液备用。取滤液1ml，加碱性酒石酸铜试液4～5滴，于沸水浴中加热5～10分钟，生成橙红色沉淀。

【检查】　杂质　不得过2%（《中国药典》2020年版四部通则2301）。

【性质】　一级湿热。

【功能与主治】　清除异常胆液质，润肠通便，退热止渴，化痰止咳，填精壮阳，肥体强身。用于内热便秘，咳嗽顽痰，精液稀少，阳事不举，形瘦体弱。

【用法与用量】　24～50g。

【贮藏】　置通风干燥处，防尘，防潮。

【药材标准来源】　《卫生部药品标准》维吾尔药分册 51 页。

乳 制 刺 糖
Ruzhicitang
سۇتته لايىقلانغان يانتاق شېكرى
ALHAGI SACCHARUM

本品为豆科植物假骆驼刺 *Alhagi pseudalhagi*（M. Bieb.）Desv. ex B. Keller & Shap. 茎枝的糖质分泌物。夏、秋采集，选择结糖较多的植株，地下铺以布或塑料布，用小木棒轻击植株，收集糖粒。

【炮制】　取刺糖 90 克，加鲜山羊乳 1440 克，煮至蜂蜜样时服用。

【性状】　本品呈颗粒状或泪滴状。外表面淡白色至黄白色，内部呈乳白色至淡黄色，略有黏性。可见含有本植物的破碎叶和刺。气微，味甜。

【鉴别】　取本品粉末 0.5g，加水 6ml，振摇 5 分钟，滤过，滤液备用。取滤液 1ml，加碱性酒石酸铜试液 4～5 滴，于沸水浴中加热 5～10 分钟，生成橙红色沉淀。

【检查】　杂质　不得过 2%（《中国药典》2020 年版四部通则 2301）。

【性质】　一级湿热。

【功能与主治】　清除异常胆液质，润肠通便，退热止渴，化痰止咳，填精壮阳，肥体强身。用于内热便秘，咳嗽顽痰，精液稀少，阳事不举，形瘦体弱。

【用法与用量】　24～50g。

【贮藏】　置通风干燥处，防尘，防潮。

【药材标准来源】　《卫生部药品标准》维吾尔药分册 51 页。

奇　诺

Qinuo

كنو

KINO

本品为豆科植物马拉巴紫檀 *Pterocarpus marsupium* Roxb. 的干燥浆汁。收集自然流出的树脂，晒干。

【炮制】　取干燥浆汁，除去树皮、土等杂质。用时打成碎粒或研成细末。

【性状】　本品为细小棱角状颗粒，直径多在 10mm 以下，暗红色至近黑红色。薄片或颗粒边缘透明，呈暗宝石红色。质硬而脆，破碎面呈玻璃样光泽。无臭，咀嚼之有收敛的涩味。本品在醇中几乎全溶，醚中几乎不溶。

【鉴别】　（1）取本品粉末，以水装镜观察，初变圆形，次即徐缓崩解，遗留无色之细粒状物，其中常伴有棒状结晶。如以醇装片，则细粒红色更浓，透明度增强，其锐利之棱角液化之前仍保持原形。

（2）取本品 0.1g 加 5ml 水，加热溶解后供下述试验：

取溶液 1ml，加 2～3 滴三氯化铁试液，即生成暗绿色沉淀，加碱液呈红紫堇色。

取溶液 1ml，加稀盐酸 3～5 滴，则有大量红色沉淀。

【检查】　总灰分　不得超过 2.5%（《中国药典》2020 年版四部通则 2302）。

【性质】　三级干寒。

【功能与主治】　生干生寒，凉血止血，清热退热，敛疮生肌，滋补肠胃，燥湿止泻，降逆止吐。用于湿热性或血液质性疾病，热性血痢，月经过多，痔疮出血，咳血，发热，牙龈溃疡，眼部疮疡，湿性肠胃虚热，腹泻呕吐。

【用法与用量】　0.5～3g。外用适量。

【贮藏】　贮于瓶或箱中，防尘。

【药材标准来源】　《维吾尔药材标准　上册》（1992 年版）171 页。

欧 龙 胆

Oulongdan

جنتتيانا

GENTIANAE LUTEAE RADIX

本品为龙胆科植物欧龙胆 *Gentiana lutea* L. 的干燥根及根茎。秋季采挖，去残茎及泥土，干燥。

【炮制】　取干燥根及根茎，除去杂质，洗净，晒干或趁鲜切成块、厚片，干燥。

【性状】　本品呈小块或厚片。表面淡灰棕色，有皱纹，顶端有纵向皱纹，小段或块 2～10cm。断面淡黄色，平滑，无粉尘，形成层明显。根在水中强烈膨胀并具弹性而可屈伸。根茎较大，上粗下细，粗可达 6cm，具横纹。气微而特异，味极苦。

【鉴别】　（1）本品粉末淡黄色。薄壁组织碎片众多，遇水膨胀，有很多细小脂肪油滴，偶见草酸钙小针晶。导管为梯纹和网纹，直径 15～30μm。淀粉粒极少。木栓组织碎片不规则形。

（2）取本品粉末 20～30mg，进行升华，置显微镜下观察，可见长形浅绿色结晶，部分聚集成群（龙胆素），加稀碱液变成黄色溶液。

【检查】　杂质　不得过 2%（《中国药典》2020 年版四部通则 2301）。

水分　不得过 11.0%（《中国药典》2020 年版四部通则 0832 第二法）。

总灰分　不得过 8.0%（《中国药典》2020 年版四部通则 2302）。

酸不溶性灰分　不得过 1.0%（《中国药典》2020 年版四部通则 2302）。

【性质】　二级干热。

【功能与主治】　生干生热，强筋健肌，健胃消食，祛寒止痛，解毒消肿。用于寒湿性或黏液质性疾病，瘫痪，口眼歪斜，筋肌衰弱，纳差腹胀，内脏寒痛，狂犬伤，蛇毒，蝎毒。

【用法与用量】　1～6g。

【贮藏】　置干燥处。

【药材标准来源】　《卫生部药品标准》维吾尔药分册 56 页。

欧 矢 车 菊

Oushicheju

ئاق بەھمەن

CENTAUREAE BEHEN RADIX

本品为菊科植物欧矢车菊 *Centaurea behen* L. 的干燥根。夏、秋二季采挖，除去地上茎，洗净，晒干。

【炮制】　除去杂质，切片。

【性状】　本品呈类圆形或不规则的厚片。外表面类白色，或残存极少量浅棕色、深棕色或红棕色栓皮，有纵棱。偶见断续环节痕。质硬，较脆，断面淡黄白色或淡黄棕色。根木质部发达，具放射性纹理，断面可见黄色细小木心。形成层环明显。根茎髓部宽广。味微甘涩。

【鉴别】　本品粉末淡白色或淡棕色。菊糖众多，呈不规则块片状或呈扇形，散在或存在于薄壁细胞中。木纤维多成束，无色或黄棕色。木栓细胞棕黄色或红棕色，类长方形或不规则形。网纹导管及油细胞多见。偶见单细胞非腺毛，细长或缠绕，直径 3～10μm。

【检查】　水分　不得过 10.0%（《中国药典》2020 年版四部通则 0832 第二法）。

总灰分　不得过 3.0%（《中国药典》2020 年版四部通则 2302）。

酸不溶性灰分　不得过 1.0%（《中国药典》2020 年版四部通则 2302）

【浸出物】　照醇溶性浸出物测定法（《中国药典》2020 年版四部通则 2201）项下的热浸法测定，用 30%乙醇作溶剂，不得少于 55.0%。

【性味】　二级干热，味淡，带黏性。

【功能与主治】　生干生热，补心壮阳，肥体填精，爽心悦志，燥湿固精，消除黄疸，温宫生辉。主治湿寒性或黏液质性疾病，如心悸阳痿，赢瘦精少，心烦意乱，早泄，遗精，滑精，黄疸，宫寒面暗。

【用法与用量】　4～6g。外用适量。

【贮藏】　置阴凉干燥处。

【药材标准来源】　新疆维吾尔自治区药品监督管理局药材标准 2017YC－0008。

欧　洲　李

Ouzhouli

یاۋروپا ئالۇچىسى

PRUNI DOMESTICAE FRUCTUS

本品为蔷薇科植物欧洲李 *Prunus domestica* L. 的干燥近成熟果实。果实近成熟时采摘，洗净，晒干。

【炮制】　取干燥近成熟果实，除去果柄及杂质，洗净，晒干。

【性状】　本品呈椭圆形，长 1.5～2.5cm，宽约 1.2cm。表面红紫色或紫黑色，皱缩不平，顶端微尖，底端平截或微尖，两侧压扁。果肉较厚，棕褐色，质稍柔韧，果核坚硬，扁椭圆形，棕黄色，在突起边两侧边缘各有 1 条深沟，表面起伏不平或稍具蜂窝状。种子长扁心形，种皮棕黄色。子叶 2 枚，白色。气微，味酸甜。

【鉴别】　本品粉末棕褐色。表皮细胞椭圆形或多角形，壁厚，有时可见角质层。果肉细胞含众多红棕色物，并含簇晶，直径 10～50μm。短纤维壁孔明显，长纤维长梭形，直径 10～25μm。导管孔纹和网纹，直径 10～20μm。

【检查】　杂质　不得过 3%（《中国药典》2020 年版四部通则 2301）。

【性质】　二级干寒。

【功能与主治】　消散异常胆液质，清血润肠。用于血中干热旺盛，高热不退，烦躁不安，咳嗽痰少，大便秘结，恶心呕吐。

【用法与用量】　4～8g。

【注意】　引起咳嗽。

【贮藏】　置阴凉干燥处。

【药材标准来源】　《卫生部药品标准》维吾尔药分册 57 页。

【饮片曾用名】　洋李、欧李。

欧 菝 葜 根

Oubaqiagen

تومۇر دورىسى

SMILACIS ARISTOLOCHIIFOLIAE RADIX

本品为百合科植物马兜铃叶菝葜 *Smilax aristolochiifolia* Mill. 的干燥根茎。秋季采挖，洗净，晒干。

【炮制】　除去杂质及残留须根，洗净，润透，切成短段，干燥。

【性状】　本品呈短段，直径 3～5mm。表面黄棕色至棕红色，具纵沟棱，并有稀疏须根痕。有时可见残留的根状茎和地上茎。地上茎节部膨大，淡黄棕色，有纵条纹。质略脆，易折断，断面皮部淡黄色，木质部色略深，并具多数细孔，髓部白色，木部与皮部易分离，粉性微黏滑。气微，味辛淡。

【鉴别】　（1）本品粉末淡黄色或淡黄棕色，淀粉粒众多，单粒或复粒，直径 7～24μm；纤维束长条形，壁木化。针晶成束或散在，长可达 79μm，有时断裂成柱状；梯纹导管直径 9～52μm；石细胞偶见，类方形，长 28～102μm，宽 23～52μm。可见黄棕色色素块。

（2）取本品粗粉 0.5g，加 95%乙醇 10ml，超声处理 40 分钟，滤过，滤液蒸干，残渣加水 20ml 使溶解，再加盐酸 2ml，加热回流 1 小时，再用三氯甲烷振摇提取 2 次，每次 10ml，合并三氯甲烷液，回收溶剂至干，残渣加三氯甲烷 0.5ml 使溶解，作为供试品溶液。另取菝葜皂苷元对照品，加石油醚（60～90℃）制成每 1ml 含 0.5mg 的溶液，作为对照品溶液。照薄层色谱法（《中国药典》2020 年版四部通则 0502）试验，吸取上述供试品溶液 4μl，对照品溶液 8μl，分别点于同一硅胶 G 薄层板上，以石油醚（60～90℃）–丙酮（7∶1）为展开剂，展开，取出，晾干，喷以 5%香草醛硫酸溶液，在 105℃加热至斑点显色清晰，在日光下检视。供试品色谱中，在与对照品色谱相应的位置上，显相同颜色的斑点。

【浸出物】　照水溶性浸出物测定法（《中国药典》2020 年版四部通则 2201）项下的冷浸法测定，不得少于 15.0%。

【检查】　杂质　不得过 2%（《中国药典》2020 年版四部通则 2301）。

水分   不得过 8.0%（《中国药典》2020 年版四部通则 0832 第二法）。

总灰分   不得过 8.0%（《中国药典》2020 年版四部通则 2302）。

酸不溶性灰分   不得过 3.0%（《中国药典》2020 年版四部通则 2302）。

【性质】   二级干热。

【功能与主治】   燥湿生热，调节异常黏液质，燥湿健脑，祛寒止痛，利尿退肿，散风止痒。用于湿寒性或黏液质性疾病，寒性脑病，肺病，头痛目眩，坐骨神经痛，各种伤寒，全身水肿，皮肤瘙痒。

【用法与用量】   4～8g。

【贮藏】   置通风干燥处。

【药材标准来源】   《维吾尔药材标准 上册》（1992 年版）260 页。

【曾用名】   洋菝葜根。

欧 绵 马

Oumianma

كلدورا

FILICIS MARIS RHIZOMA

本品为鳞毛蕨科植物欧洲鳞毛蕨 *Dryopteris filix-mas*（L.）Sehott 的干燥根茎及叶柄残基。秋季采挖，晒干。

【炮制】   除去杂质，洗净，切片，晒干。

【性状】   本品呈圆形片，直径 1～2cm，覆盖着的叶柄残基，呈复瓦状排列，互相密接处复有棕色膜状鳞叶片。表面黑棕色，切面浅绿色，气微，味苦。

【鉴别】   （1）本品粉末黄棕色。鳞片表皮细胞由黄色狭长薄壁细胞组成；木栓细胞表面呈类圆形，纵面观呈长方形，常含棕色物质；薄壁细胞多角形或类圆形，含淀粉粒，直径 5～15μm；细胞间隙常含棕红色物质，偶有腺毛；导管梯纹，偶见网纹。

（2）取本品粉末 0.5g，加环己烷 20ml，超声处理 30 分钟，滤过，滤液浓缩至干，残渣加环己烷 2.5ml 使溶解，作为供试品溶液。另取欧绵马对照药材 0.5g，同法制成对照药材溶液。照薄层色谱法（《中国药典》2020 年版四部通则 0502）试验，吸取上述两种溶液各 4μl，分别点于同一含维生素 C 的硅胶 G 薄层板上［取硅胶 G10g、枸橼酸－磷酸氢二钠缓冲液（pH7.0）10ml、维生素 C 60mg、羧甲基纤维素钠溶液 20ml，调匀，铺板，室温避光晾干，50℃活化 2 小时，备用］，以正己烷－三氯甲烷－甲醇（30∶15∶1）为展开剂，薄层板置展开缸中预饱和 2 小时，展开，展距 15cm 以上，取出，立即喷以 0.1%坚牢蓝 BB 盐的 50%稀乙醇溶液，在 40℃放置 1 小时。供试品色谱中，在与对照药材色谱相应的位置上，显相同颜色的斑点。

【检查】　杂质　不得过 2%（《中国药典》2020 年版四部通则 2301）。

水分　不得过 13.0%（《中国药典》2020 年版四部通则 0832 第四法）。

总灰分　不得过 10.0%（《中国药典》2020 年版四部通则 2302）。

酸不溶性灰分　不得过 4.0%（《中国药典》2020 年版四部通则 2302）。

【浸出物】　照醇溶性浸出物测定法（《中国药典》2020 年版四部通则 2201）项下的热浸法，用稀乙醇作溶剂，不得少于 20.0%。

【性质】　二级干热。

【功能与主治】　生干生热，驱除肠虫，开通阻滞，祛寒止痛，消炎愈伤，散风除役，止血止痢。用于湿寒性或黏液质性疾病，如肠道寄生虫，髋关节痛，关节疼痛，尿路疮疡，流行性感冒，痢疾腹泻，子宫出血。

【用法与用量】　4～6g。

【贮藏】　置阴凉干燥处。

【药材标准来源】　《卫生部药品标准》维吾尔药分册 59 页。

欧　　榛

Ouzhen

تاش یاغىقى

CORYLI SEMEN

本品为桦木科植物欧榛 *Corylus avellana* L. 的干燥成熟种子。秋季果实成熟时采摘，晒干。

【炮制】　取干燥成熟种子，除去杂质，用时去壳取仁。

【性状】　本品呈卵圆形，两侧略扁，长 1.2～1.7cm，宽 1.0～1.6cm。表面黄棕色至棕褐色，微显纵向纹理，上部较扁，先端有一点状突起，下部钝圆，底部有一椭圆形浅色区，可见黄棕色至棕褐色，棱自底端向四周放射状排列。外壳坚硬，厚 1～2mm，内含扁圆锥形种子 1 枚，种长 1～1.3cm，宽 0.8～1cm。表面黄棕色，具数条棕色波状纵脉纹，向一侧弯曲，先端尖，底部肥厚，钝圆，中部有 1 条纵沟贯通两侧。种皮薄，子叶 2 枚，乳白色，富油性。气微，味甘。

【检查】　杂质　不得过 2%（《中国药典》2020 年版四部通则 2301）。

【性质】　二级干热。

【功能与主治】　生干生热，燥湿补脑，增强记忆，固精填精，温胃壮阳，温经强筋，止咳平喘。用于湿寒性或黏液质性疾病，湿性脑虚，健忘，早泄，遗精，寒性精液减少，肾虚阳痿，筋骨虚弱，咳嗽气喘。

【用法与用量】　4～12g。

【贮藏】　置阴凉干燥处，防蛀。

【药材标准来源】　《卫生部药品标准》维吾尔药分册 60 页。

欧 缬 草

Ouxiecao

دوربلق سۇنبۇل

BALERIANAE RHIZOM ET RADIX

本品为败酱科植物缬草 *Valeriana officinalis* L. 的干燥根和根茎。夏季采挖，晒干。

【炮制】　取干燥根和根茎，除去杂质，洗净，晒干，切段。

【性状】　本品根茎呈圆柱形，略弯曲，直径 0.5～1.5cm，有密集的环节，节间长 1～5mm，具须根痕，有的带少数须根。表皮棕褐色。质坚实，折断面较平整，呈棕褐色，角质状，心柱细小，色深，有时在断面中间有一圈或间断的白色环（维管束）。具浓烈而特异的芳香臭，味苦而辛。根细长，直径 2～3mm，粗细较均，具纵皱，气味与根茎一致。

【鉴别】　粉末棕褐色：木栓细胞黄色，有时含方晶。导管和管胞多为网纹，梯纹和螺纹少见，直径 10～50μm。薄壁细胞含众多淀粉粒，直径 2～10μm，圆形，脐点点状。方晶，直径 5～15μm。石细胞淡黄色，多角形。

【检查】　杂质　不得过 2%（《中国药典》2020 年版四部通则 2301）。

【性质】　一级干热。

【功能与主治】　补脑，安神，补胃补肝，利湿，调经。用于烦躁不安，神经衰弱，失眠，高血压，心脏病，咳嗽气喘，食欲不振，小便不利，肝炎，月经不调等。

【用法与用量】　3～5g。

【注意】　肾功能弱者不宜使用。

【贮藏】　阴凉干燥处。

【药材标准来源】　《维吾尔药材标准 上册》（1992 年版）269 页。

鸢 尾 根

Yuanweigen

چغرتماق يىلتىزى

IRIDIS HALOPHILAE RHIZOMA

本品为鸢尾科植物喜盐鸢尾 *Iris halophila* Pall. 的干燥根茎。秋季采挖，除去残茎和须根，洗净，晒干。

【炮制】　取干燥根茎，除去杂质，洗净，切段，干燥。

【性状】　本品呈短段，直径 1～1.5cm。表面浅棕黄色至棕褐色，质稍坚硬，结节处易折断，断面不平坦，黄白色。气微，味微苦而辛。

【鉴别】　本品粉末灰白色至灰黄色。柱晶众多，大型，长可达 500μm 以上，宽 3～40μm。淀粉粒众多，直径 2～5μm，脐点多不明显。石细胞类椭圆形，胞腔小。导管螺纹或网纹。管胞具缘纹孔。纤维长，有孔沟。

【检查】　杂质　不得过 2%（《中国药典》2020 年版四部通则 2301）。

水分　不得过 10.0%（《中国药典》2020 年版四部通则 0832 第二法）。

总灰分　不得过 6.0%（《中国药典》2020 年版四部通则 2302）。

酸不溶性灰分　不得过 1.0%（《中国药典》2020 年版四部通则 2302）。

【性质】　干热。

【功能与主治】　生干生热，散风止痛，软坚通阻，消炎解紧，强筋健肌。除斑生辉。用于湿寒性或黏液质性疾病，关节疼痛，坐骨神经痛，偏头痛，脾肿大，颈淋巴肿大，胸膜炎，颤抖症，瘫痪，面瘫，各种面斑。

【用法与用量】　3～5g。外用适量。

【贮藏】　置阴凉干燥处，防蛀。

【药材标准来源】　《卫生部药品标准》维吾尔药分册 61 页。

非洲防己根

Feizhoufangjigen

یاۋا ئانار یىلتىزى

COLUMBAE RADIX

本品为防己科植物非洲防己 *Jateorhiza columba* Miers 的块根。采挖后，晒干。

【炮制】　洗净，除去粗皮，晒至半干，润透，切成厚片或小段，干燥。

【性状】　本品呈类圆形、卵圆形横切厚片，或短段，直径 3～10cm，片厚 0.5～2cm 或略厚的片。边缘之栓皮层灰棕色至灰褐色，有粗糙皱纹。断面淡黄棕色至灰黄棕色，形成层明显，中心部较凹陷。质脆，易折断，断面带粉性。气微，味微芳香而极苦。

【鉴别】　本品粉末黄色。淀粉粒极多，单粒或复粒，大小不一，一般直径为 25～50μm，小者 10～15μm，大者可近 80μm。木栓细胞较小，淡黄色或无色，多角形。薄壁细胞多较大，多角形、类圆形或椭圆形，内含淀粉粒，草酸钙晶体有方晶、柱晶和针晶。导管黄色，网纹和孔纹。纤维长条形或纺锤形，直径 10～15μm。石细胞腔大，内有孔纹，有时可见黄棕色物质。

【检查】　总灰分　不得过 9.0%（《中国药典》2020 年版四部通则 2302）。

【性质】　二级干热。

【功能与主治】　止泻，消炎，增强消化，止痛。用于消化不良、腹胃疼痛、肠炎、痢疾、神经性腰腿痛、坐骨神经痛等症。

【用法与用量】　0.5～1.5g，研末单用或入复方。

【药材标准来源】　《维吾尔药材标准　上册》（1992 年版）206 页。

【饮片曾用名】　孜热宛地。

罗　　勒

Luole

رەيهان

OCIMI BASILICI FRUCTUS

本品为唇形科植物罗勒 *Ocimum basilicum* L. 的干燥地上部分。夏季或花期采割植株，阴干或晒干。

【炮制】　除去杂质，洗净，稍润，切段，干燥。

【性状】　本品呈不规则的段。茎呈方柱形，有对生分枝，直径 0.2～0.3cm。表面黄绿色或带紫红色，节间长 2.5～8cm，微被柔毛。质脆易折断，断面白色，髓部疏松。叶对生，有柄，下部叶柄较长，上部较短，叶片多破碎，偶见完整者展平后呈卵形或卵状披针形，长 2～6cm，薄纸质，稀被柔毛，有油腺点。轮伞花序，顶生，呈断续的总状排列，每轮 6 朵花，有的稍多。花淡，黄白色或带粉红色，揉搓后有清凉芳香，味辛凉。

【鉴别】　本品粉末黄绿色。萼部非腺毛众多，多弯曲，粗细不匀，多节，长 250～13000μm，直径 10～50μm。非腺毛由单细胞或 2～4 个细胞组成。叶表皮细胞气孔直轴式，长轴约 25μm。油细胞三角形或圆形，内含浅黄色油滴，20～80μm。有时可见方晶，颗粒状物填充全细胞。花粉粒圆球形，少为椭圆形，直径 50～70μm，外壁有刺状突起，内呈众多网孔。导管螺纹，直径 5～20μm。

【检查】　杂质　不得过 2%（《中国药典》2020 年版四部通则 2301）。

水分　不得过 9.0%（《中国药典》2020 年版四部通则 0832 第二法）。

总灰分　不得过 16.0%（《中国药典》2020 年版四部通则 2302）。

酸不溶性灰分　不得过 7.0%（《中国药典》2020 年版四部通则 2302）。

【性质】　二级干，一级热。

【功能与主治】　生干生热，调节异常黏液质，开通阻滞，芳香开窍，安神强心，祛寒止痛，止泻止痢。用于湿热性或黏液质性疾病，肝脏阻滞，吸收不佳，心悸郁闷，心神不定，瘫痪，面瘫，关节疼痛，腹泻痢疾。

【用法与用量】　5～7g。

【贮藏】　置阴凉干燥处。

【药材标准来源】　《维吾尔药材标准　上册》（1992 年版）183 页。

罗　勒　子

Luolezi

رەيهان ئۆرۇۆقى

OCIMI BASILICI FRUCTUS

本品为唇形科植物罗勒 *Ocimum basilicus* L. 的干燥成熟果实。种子成熟时采收，晒干。

【炮制】　除去杂质，筛去灰屑。

【性状】　本品小坚果扁卵形，长 2.5～2.8mm，宽 1.4～1.7mm，厚 0.8～1.1mm。表面棕黑色，略有光泽，解剖镜下可见密布细小疣状突起。顶端钝，截形，基部具 3 锐棱，中心偏靠背面有灰白色果脐，背面中央有一纵棱，两边各 1 个。果皮坚硬，水浸后强烈黏液化。种子 1 枚，椭圆形，浅黄色，顶端钝，下端有一尖突。腹面有一浅棕色种脊，合点位于中部稍上方，种皮薄，膜质。种仁黄白色，有油性。胚根短小。子叶 2 枚，肥厚。无臭，味淡。

【鉴别】　（1）本品粉末棕色。外果皮细胞棕黑色，细胞壁波状弯曲，类方形或类长方形。中果皮细胞棕红色，厚角细胞壁黑色，于角隅处增厚。种子表皮细胞浅棕色，多角形，壁稍厚，表面密布细网纹。石细胞成群或散在，棕黄色，直径 18～36μm，胞腔大，孔沟明显或不明显。油滴众多，黄色，圆形，大小不一。薄壁细胞类圆形，浅黄色，壁薄。果皮表面黏液层灰白色，遇水膨胀。

（2）取本品 1g，加水 10ml 浸泡后，溶液呈黏稠状，取出果实观察，表面层强烈黏液化，膨胀成晶莹状小球，直径约 3mm，在滤纸上滚动后失水，逐渐恢复原状。

【检查】 杂质 不得过 3%（《中国药典》2020 年版四部通则 2301）。

水分 不得过 8.0%（《中国药典》2020 年版四部通则 0832 第二法）。

总灰分 不得过 16.0%（《中国药典》2020 年版四部通则 2302）。

酸不溶性灰分 不得过 8.0%（《中国药典》2020 年版四部通则 2302）。

【性质】 干寒。

【功能与主治】 生干生寒，燥湿止泻，凉血止血，清热爽心，用于湿热性或血液质性疾病，湿热性痢疾，腹痛腹泻，便血痔疮，热性心脏病。

【用法与用量】 1～2g。

【注意】 胃肠功能弱者不宜使用。

【贮藏】 置干燥处，防蛀。

【药材标准来源】 《卫生部药品标准》维吾尔药分册 62 页。

【饮片曾用名】 光明子。

罗 望 子

Luowangzi

تەمرى مېۋىسى

TAMARINDI FRUCTUS

本品为豆科植物酸豆 *Tamarindus indica* L. 的干燥成熟果实。秋、冬果实近成熟时采摘，晒干，压成饼状。

【炮制】 除去杂质。

【性状】 本品为不开荚果，类长圆形，稍扁，长 3～6cm，微弯曲。外果皮棕褐色，稍坚脆；中果皮棕黄色或棕黑色，较厚，味酸，外侧有数条纤维状筋脉；内果皮革质状。种子形状多样，呈类圆形，近方形或规则形，长 7～14mm，宽 6～11mm，较扁，表面呈红棕色，光滑，有光泽，稍具指纹样纹理，压扁，两侧各具一近圆形疤痕，脐点呈圆点状，微凹入，合点亦为点状而微突起，位于脐点对侧，子叶白色。气芳香，味酸甜。

压制品呈较坚实块状物，如挑选可分出完整者，形如蚕豆，一般具 2～4 枚种子。气特异，强酸性，味甜。

【鉴别】 本品果皮粉末棕色。表皮细胞多角形，壁稍厚，棕黄色。薄壁细胞类圆形或椭圆形，内含众多淀粉粒，淀粉粒直径 5～15μm，脐点点状。导管螺纹，直径 10～20μm。在其附近常有簇晶，簇晶直径 8～20μm。石细胞多，呈多角形，直径 20～60μm，淡黄色。纤维棱形，有的边缘微缩。

【检查】 杂质　不得过 2%（《中国药典》2020 年版四部通则 2301）。

【性质】 二级干寒。

【功能与主治】 清除异常胆液质的热性和纯化异常的血液质，清热消炎，清热补胃，降逆止吐，清血降压，清热固精。用于热性和胆液质性或血液性疾病，胆液性发热，口渴胃虚，恶心呕吐，血热偏盛，遗精早泄，尿路感染，湿热性皮肤病。

【用法与用量】 15～30g。

【注意】 引起咳嗽，咽喉干痒。

【贮藏】 置阴凉干燥处。

【药材标准来源】 《维吾尔药材标准　上册》（1992 年版）189 页。

【饮片曾用名】 酸角。

侧 柏 脂
Cebaizhi

ئارچا يىلىمى

PLATYCLADI RESINA

本品为柏科植物侧柏 *Platycladus orientalis* （L.）Franco 的干燥树脂。割裂树干或待其树脂流出后，从枝干上刮取，阴干。

【炮制】 除去杂质，用时破碎。

【性状】 本品呈不规则块状和颗粒状，多黏结成大小不等的团块。表面淡黄绿色、淡黄色至棕黄色或棕红色。被有黄白色粉末。质脆，破碎面不规则，透明或半透明，具光泽，嚼之易碎，味清凉、微苦。烧后味略臭。摩擦后略带静电，可吸附纸屑、毛发等轻小物体。

本品不溶于水，溶于乙醇、乙醚。

【检查】　杂质　不得过 1%（《中国药典》2020 年版四部通则 2301）。

水分　不得过 2.0%（《中国药典》2020 年版四部通则 0832 第四法）。

【性质】　二级热，三级首干，味微辛酸。

【功能与主治】　收敛除湿，止血，杀虫，通经，利尿，壮寒性与胃湿性者肌腱。用于心悸、躁狂、痰性哮喘、癫痫性寒热病、脾症、腹泻等的治疗。

【用法与用量】　3g。

【贮藏】　置阴凉干燥处。

【药材标准来源】　新疆维吾尔自治区药品监督管理局药材标准 2017YC–0001。

炒 乳 香

Chaoruxiang

قورۇلغان كوندۇر

OLIBANUM

乳香为橄榄科乳香树 *Boswellia carterii* Birdw. 及同属植物 *B. bhaw –dajiana* Birdw. 树皮渗出树脂。通常分为索马里乳香和埃塞俄比亚乳香，每种又分为乳香珠和原乳香。

索马里乳香

【炮制】　净乳香颗粒置锅内，文火炒至冒烟，表面显油亮光泽，取出，放凉。

【性状】　本品呈长卵形滴乳状、类圆形颗粒或粘合成大小不等的不规则块状物。表面油黄色，微带焦斑，具油亮光泽。半透明被有黄白色粉末，久存则变棕黄色或棕红色。常温时质脆，微热可互相黏连，破碎面有玻璃样光泽。具特异香气，味微苦，嚼之初散成砂粒状，但无砂石感，继之软化成乳白色胶块。

【鉴别】　（1）本品燃烧时显油性，冒黑烟，有香气，加水研磨成白色或黄白色乳状液。

（2）取本品粗粉 0.05g，置瓷蒸发皿中，加入苯酚–四氯化碳（1∶2）溶液 2～3 滴后，再滴加溴–四氯化碳（1∶5）溶液 1～2 滴，即显褐紫色或紫色。

【检查】 杂质 乳香珠不得过 3%，原乳香不得过 10%（《中国药典》2020 年版四部通则 2301）。

埃塞俄比亚乳香

【炮制】 同索马里乳香。

【性状】 本品呈长卵形滴乳状、类圆形颗粒或粘合成大小不等的不规则块状物。表面不平或有细小颗粒，表面油黄色，微带焦斑，具油亮光泽。常温时质脆，遇热则软化，破碎面有蜡样光泽。具柠檬香气，味微苦，嚼之软化粘牙，呈乳白色胶块。

【鉴别】 （1）同索马里乳香。

（2）同索马里乳香。

【检查】 杂质 乳香珠不得过 3%，原乳香不得过 10%（《中国药典》2020 年版四部通则 2301）。

【含量测定】 挥发油 照挥发油测定法（《中国药典》2020 年版四部通则 2204）测定。本品含挥发油不得少于 2.0%（ml/g）。

【性味与归经】 辛、苦，温。入心、肝、脾经。

【功能与主治】 活血定痛，消肿生肌。用于胸痹心痛，胃脘疼痛，痛经经闭，产后瘀阻，癥瘕腹痛，风湿痹痛，筋脉拘挛，跌打损伤，痈肿疮疡。

【用法用量】 3～5g，煎汤或入丸、散。外用研末调敷。

【禁忌】 孕妇及胃弱者慎用。

【贮藏】 置阴凉干燥处。

【药材标准来源】 《中国药典》2020 年版一部 223 页。

《湖北省中药饮片炮制规范》2018 年版 72 页。

指 甲 花 叶

Zhijiahuaye

خېنه يوپۇرمقى

LAWSONIAE FOLIUM

本品为千屈菜科植物散沫花 *Lawsonia inermis* L. 的干燥嫩枝和叶。夏季采摘，晒干。

【炮制】　取干燥叶，除去杂质。

【性状】　本品多卷曲破碎，完整者展平后为椭圆形或长圆形，稀为倒卵形，长 2～4cm，宽 1～1.5cm。表面黄绿色，先端急尖，基部楔形，全缘或微波状，具短柄。质脆易碎。气微，味淡或微咸。

【鉴别】　本品粉末黄绿色。石细胞多角形或椭圆形。簇晶直径 10～30μm，方晶较大。导管多为螺纹，少见孔纹或网纹。色素块紫黑色或黄棕色。

【检查】　杂质　不得过 2%（《中国药典》2020 年版四部通则 2301）。

【性质】　湿热。

【功能与主治】　助阳生发，强胃理血。用于性欲不振，阳事不举，胃弱食少，脉阻筋痛，发热头痛，口舌生疮，皮肤瘙痒，各种出血，烧伤，烫伤。

【用法与用量】　3～4g。外用适量。

【贮藏】　置阴凉干燥处。

【药材标准来源】　《卫生部药品标准》维吾尔药分册 70 页。

荜 茇 根

Bibagen

پىلپىل يىلتىزى

PIPERIS LONGI RADIX

本品为胡椒科植物荜茇 *Piper longum* L. 的干燥带根的茎。夏、秋季采收，晒干。

【炮制】　取荜茇干燥带根的茎，除去枝叶，切段，除去杂质。

【性状】　本品呈圆柱形短段，长短不一，直径 2～10mm。表面灰褐色微带绿色，有纵向沟槽及明显的节。节间长 1.5～15cm，节部膨大，体稍轻，质稍韧，易折断，断面皮部薄，木质部黄白色，中央有空隙。气芳香、有刺激性，味辛凉而后麻辣。

【鉴别】　本品茎的粉末灰黄绿色。纤维众多，壁厚，直径 10～28μm。淀粉粒众多，成团，在薄壁细胞中随处可见，呈圆形，直径 2～6μm。导管孔纹和螺纹，直径 10～30μm。石细胞方形或圆形、长方形。

【检查】 杂质 不得过 2%（《中国药典》2020 年版四部通则 2301）。

【性质】 二级干热。

【功能与主治】 生干生热，散气止痛，燥湿退肿，驱寒消炎，开胃助食。用于湿寒性或黏液质性疾病，关节骨痛，腰膝酸痛，胃虚食少，消化不良，肠虚脱肛。

【用法与用量】 3g，外用适量。

【贮藏】 置阴凉干燥处。

【药材标准来源】 《卫生部药品标准》维吾尔药分册 64 页。

茴 芹 果

Huiqinguo

ئۇۋاق زىرە

PIMPINELLAE ANISI FRUCTUS

本品为伞形科植物茴芹 *Pimpinella anisum* L. 的干燥成熟果实，夏秋果实成熟时割取果序，打下果实，晒干。

【炮制】 取干燥成熟果实，除去杂质，筛去灰土。

【性状】 本品为双悬果，多连接而少分离，呈卵圆形，长 25～4mm，直径约 1.5mm。表面灰绿色或灰棕色，顶端狭细，基部宽圆，果柄长 1～3mm 或无。分果具 5 条明显的肋线，微隆起，肋间具有短刚毛。分果横切面置解剖镜下观察，背面具 20～30 个细小的油室，结合面存有较大的油室 2～3 个。气芳香，味甜。

【鉴别】 （1）本品分果横切面：外果皮细胞 1 列，黄棕色。外表有乳状突（果棱）及短圆锥形的非腺毛，中果皮由数层薄壁细胞组成，背面有小型油管 15～20 个，在接合面处的油管较大，通常为 2 个，在果棱处有细小的维管束，周围有厚壁纤维。内果皮为 1 层切线延长的细胞，多紧贴种皮。种皮细胞有网状纹理，胚乳为多数厚壁细胞组成，常为多角形，内含油滴、糊粉粒和小簇晶。

（2）取本品粉末 1g，加乙醚 20ml，超声处理 10 分钟，滤过，滤液挥干，残渣加无水乙醇 1ml 使溶解，作为供试品溶液。另取茴香醚对照品，加无水乙醇制成每 1ml 含 1μl 的溶液，作为对照品溶液。照薄层色谱法（《中国药典》2020 年版四部通则 0502）试验，吸取上述两种溶液各 2μl，分别点于同一硅胶 G 薄层板上，以石油醚（60～90℃）–乙酸乙酯（17：2.5）为展开剂，展开，取出，晾干，喷以 5%磷钼酸乙醇试液。供试品色谱中，在与对照品色谱相应的位置上，显相同颜色的斑点。

【浸出物】　照醇溶性浸出物测定法（《中国药典》2020 年版四部通则 2201）项下的热浸法测定，用乙醇作溶剂，不得少于 10.0%。

【含量测定】　挥发油　照挥发油测定法（《中国药典》2020 年版四部通则 2204）测定。本品含挥发油不得少于 2.5%（ml/g）。

【检查】　杂质　不得过 3%（《中国药典》2020 年版四部通则 2301）。

水分　不得过 8.0%（《中国药典》2020 年版四部通则 0832 第二法）。

总灰分　不得过 13.0%（《中国药典》2020 年版四部通则 2302）。

酸不溶性灰分　不得过 4.0%（《中国药典》2020 年版四部通则 2302）。

【性质】　二级干热。

【功能与主治】　具生干生热，成熟异常黏液质，温经健肌，散气止痛，利尿通经，补胃催乳等。主治湿寒性或黏液质性疾病，如瘫痪、面瘫，寒性头痛，偏头痛，眩晕，腹胀，腹痛，耳痛，闭尿，闭经，胃虚乳少。

【用法与用量】　3～5g。

【贮藏】　置干燥处。

【药材标准来源】　《卫生部药品标准》维吾尔药分册 65 页。

【饮片曾用名】　洋茴香。

茴 香 根 皮

Huixianggenpi

ئارپابەدیان یىلتنزى پوستى

FOENICULI CORTEX

本品为伞形科植物茴香 *Foeniculum vulgare* Mill. 的干燥根皮。夏秋采挖，剥取根皮，晒干。

【炮制】　取干燥根皮，除去杂质。

【性状】　本品呈短段，卷筒状，表面灰白色至浅灰黄色，具纵向皱缩条纹和突起的横向类圆形皮孔；内表面颜色较深，呈黄棕色，略平滑，有的残留有木心。质脆易折断，断面不整齐，白色。气微香，味淡。

【鉴别】　本品粉末类白色。导管多为网纹及具缘纹孔，直径 40～100μm。木栓细胞常数层重叠，呈长条形或类方形，长 60～70μm，宽 37～50μm，壁较厚。纤维单个散在或成群，直径 18～25μm。淀粉粒甚多，单粒，类圆形或三角状类圆形，直径 10～20μm，脐点"人"字形或点状；复粒多由 2～4 粒组成。

【检查】　杂质　不得 2%（《中国药典》2020 年版四部通则 2301）。

水分　不得过 11.0%（《中国药典》2020 年版四部通则 0832 第二法）。

总灰分　不得过 11.0%（《中国药典》2020 年版四部通则 2302）。

酸不溶性灰分　不得过 2.0%（《中国药典》2020 年版四部通则 2302）。

【性质】　二级干热。

【功能与主治】　生干生热，散气退肿，通阻止痛，通经通尿，软便通肠。用于湿寒性或黏液质性疾病，湿寒性各种炎肿，两肋寒痛，腰背酸痛，闭经闭尿，陈旧性肠梗阻。

【用法与用量】　5～7g。

【注意】　热性气质的人群不宜使用。

【贮藏】　置阴凉干燥处。

【药材标准来源】　《卫生部药品标准》维吾尔药分册 66 页。

【饮片曾用名】　小茴香根皮。

荨 麻 子
Qianmazi
چاققاقئوت ئۇرۇقى
URTICAE FRUCTUS

本品为荨麻科植物麻叶荨麻 *Urtica cannabina* L. 的干燥成熟果实。秋季果实成熟，叶落后，采收果实，晒干。

【炮制】　除去杂质，筛去灰屑。

【性状】　本品呈长圆状菱形或梭状菱形，长 3～4mm，直径约 2mm。表面灰白至灰棕色，有纵皱，在放大镜下可见有网状纹理、小的鳞片和刺针。果皮极易捻破。种子卵圆形，长约 2mm，黄棕色。气微，味淡。

【鉴别】　本品粉末黄绿色。表皮细胞类椭圆形，边缘波状。单细胞非腺毛，基部有的含棕色物。中果皮为较大的薄壁细胞，内含簇晶。内果皮为网纹细胞。种皮细胞黄棕色，排列紧密。胚乳细胞多角形，含众多油滴。

【检查】　杂质　不得过 3%（《中国药典》2020 年版四部通则 2301）。

水分　不得过 11.0%（《中国药典》2020 年版四部通则 0832 第二法）。

总灰分　不得过 16.0%（《中国药典》2020 年版四部通则 2302）。

酸不溶性灰分　不得过 4.0%（《中国药典》2020 年版四部通则 2302）。

【性质】　三级干热。

【功能与主治】　生干生热，祛寒燥湿，软化和吸收黏液性体液，清理肺胃，开通阻滞，通尿通经，催乳，软坚消肿。用于湿寒性或黏液质性疾病，湿寒性肺病，胃病，皮肤斑症，子宫阻塞，肝脾阻滞，小便不通，月经不调，乳集不化，硬性肿块。

【用法与用量】　5～10g。

【贮藏】　置通风干燥处。

【药材标准来源】　《卫生部药品标准》维吾尔药分册 67 页。

药 西 瓜

Yaoxigua

ئاچچىق تاۋۇز

COLOCYNTHIS FRUCTUS

本品为葫芦科植物药西瓜 *Citrullus colocynthis*（L.）Schrad. 的干燥成熟果实。夏秋季果实成熟变黄时采摘，晒干或切开晒干。

【炮制】　除去杂质。用时粉碎成片状。

【性状】　本品呈圆球形。表面黄色、浅黄色至类黄白色，无毛。果皮薄，皱缩，顶端有残存的柱基，另一端有果梗残迹。中果皮内果皮干缩成空腔状。心皮结合处的胎座肥厚，干时呈海绵状，其上有多数种子。种子扁卵形，长 5～6mm，棕黄色，略有光泽。种皮较硬，内有灰白色子叶。质轻脆而易碎。味极苦。

【鉴别】　本品粉末淡黄色。种皮细胞类圆形或类方形，壁厚。石细胞类圆形、椭圆形或不规则形，直径 20～65μm，具纹孔。薄壁细胞含有橙黄色棒状或类圆形晶体及小的淀粉粒。螺纹导管，直径 15～25μm。

【检查】　杂质　不得过 3%（《中国药典》2020 年版四部通则 2301）。

水分　不得过 9.0%（《中国药典》2020 年版四部通则 0832 第二法）。

总灰分　不得过 13.0%（《中国药典》2020 年版四部通则 2302）。

酸不溶性灰分　不得过 2.0%（《中国药典》2020 年版四部通则 2302）。

【性质】　二级干热。

【功能与主治】　生干生寒，清除异常黏液质，开通脑阻，散气止痛，攻泻燥湿，消除黄疸。用于湿寒性或黏液质性疾病，寒性头痛，偏头痛，瘫痪，癫痫，健忘，牙痛，耳痛，目眩，各种水肿，习惯性便秘，黄疸。

【用法与用量】　0.5～6g。

【注意】　热性气质的人不宜使用。

【贮藏】　置通风干燥处。

【药材标准来源】　《卫生部药品标准》维吾尔药分册 68 页。

药 喇 叭 根

Yaolabagen

چۆل كاۋسى يىلتىزى

JAlAPAE TUBER

本品为旋花科植物泻净番薯 *Ipomoea purga*（Wender.）Hayne 的干燥块根。秋季采挖，除去泥沙，晒干。

【炮制】　除去杂质，洗净，润透，切厚片，干燥。

【性状】　本品呈不规则的厚片状。质坚实，皮部平坦，角质化贝壳状，暗褐色，具光泽。内层木质部纤维化，棕黄色。气微烟辣，味微辛。

【鉴别】　本品粉末黄棕色至灰褐色。淀粉粒众多，单粒或复粒，类圆形，直径 5～15μm。草酸钙簇晶多，直径 15～35μm。木栓细胞黄色或无色，矩形或多角形。分泌细胞较多，椭圆形，淡黄色。石细胞黄色。导管网纹和孔纹。

【检查】　杂质　不得过 2%（《中国药典》2020 年版四部通则 2301）。

水分　不得过 10.0%（《中国药典》2020 年版四部通则 0832 第二法）。

总灰分　不得过 7.0%（《中国药典》2020 年版四部通则 2302）。

酸不溶性灰分　不得过 1.0%（《中国药典》2020 年版四部通则 2302）。

【性质】　二级干热。

【功能与主治】　生干生热，攻泻燥湿，祛寒止痛，逐水退肿，止旧咳，退旧热，祛肠虫。用于寒湿性或黏液质性疾病，大便不通，习惯性便秘，全身水肿，肠道梗阻，陈旧性头痛，寒性发热，癫痫，坐骨神经痛，关节痛疼，腰膝酸痛，瘫痪，面瘫，旧咳不止，旧热不退，肠道生虫。

【用法与用量】　1.5～5g。

【注意】　孕妇及体弱者禁用。

【贮藏】　置阴凉干燥处。

【药材标准来源】　《卫生部药品标准》维吾尔药分册 69 页。

炒 胡 芦 巴

Chaohuluba

قورۇلغان شۇمشه

TRIGONELLAE SEMEN

本品为豆科植物胡芦巴 *Trigonella foenum-graecum* L. 的干燥成熟种子的炮制加工

品。夏季果实成熟时采割植株，晒干，打下种子，除去杂质。

【炮制】　取净胡芦巴，置锅内，文火炒至表面色泽加深，微鼓起，有香气逸出，取出，放凉。

【性状】　本品略呈斜方形或矩形，长 3～4mm，宽 2～3mm，微鼓起。表面黄棕色，平滑，两侧各具一深斜沟，相交处有点状种脐。质坚硬，不易破碎。种皮薄，胚乳呈半透明状，具黏性；子叶 2 枚，淡黄色，胚根弯曲，肥大而长。气香。

【鉴别】　取本品粉末 1g，加石油醚（30～60℃）30ml，超声处理 30 分钟，静置，弃去上清液，残渣挥干，加甲醇 30ml，超声处理 30 分钟，滤过，滤液蒸干，残渣加甲醇 1ml 使溶解，作为供试品溶液。另取胡芦巴碱对照品，加甲醇制成每 1ml 含 2mg 的溶液，作为对照品溶液。照薄层色谱法（《中国药典》2020 年版四部通则 0502）试验，吸取上述两种溶液各 1μl，分别点于同一硅胶 G 薄层板上，以正丁醇－盐酸－乙酸乙酯（8∶3∶1）为展开剂，展开，取出，晾干，在 105℃加热 1 小时，放冷，喷以稀碘化铋钾试液－三氯化铁试液（2∶1）混合溶液。供试品色谱中，在与对照品色谱相应的位置上，显相同颜色的斑点。

【检查】　杂质　不得过 3%（《中国药典》2020 年版四部通则 2301）。

【性味与归经】　苦，温。归肾经。

【功能与主治】　苦燥之性稍缓，温肾作用略胜于生品。用于肾脏虚冷，肾虚冷胀。

【用法与用量】　4.5～9g。

【贮藏】　置干燥处。

【药材标准来源】　《中国药典》2020 年版一部 253 页。

胡 萝 卜 子

Huluobozi

سەۋزە ئۆرۇۋقى

CAROTAE SATIVAE FRUCTUS

本品为伞形科植物胡萝卜 *Daucus carota* var. *sativa* Hoffm. 的干燥成熟果实。秋季果实成熟时采收，打下果实，晒干。

【炮制】 除去杂质，筛去灰屑。

【性状】 本品为双悬果，呈椭圆形，多裂为分果。分果长 3～5mm，宽 1.2～2.5mm；表面黄棕色，顶端有花柱残基，基部钝圆，背面隆起，具 4 条窄翅状次棱，翅上密生 1 列黄白色刺，刺基部较宽，刺长 1～2mm，次棱间凹下处有不明显的主棱，其上散生短绒毛，接合面平坦，有 3 条脉纹，上具柔毛。种仁类白色，有油性。体轻。搓碎时有特异香气，味苦、微辛。

【鉴别】 本品粉末黄棕色。油管数个细胞组成，多角形、长方形或长条形，直径 50～120μm，多破碎，含黄棕色或深棕色分泌物。果皮表皮细胞类长圆形或三角形，壁厚，胞腔小。纤维条形，淡黄色，内含草酸钙方晶，形成晶纤维。非腺毛单细胞，棕黄色，壁厚。种皮表皮细胞，淡黄色，形状不规则。胚乳细胞含细小草酸钙簇晶和糊粉粒。

【检查】 水分 不得过 10.0%（《中国药典》2020 年版四部通则 0832 第四法）。

总灰分 不得过 20.0%（《中国药典》2020 年版四部通则 2302）。

酸不溶性灰分 不得过 6.0%（《中国药典》2020 年版四部通则 2302）。

【浸出物】 照醇溶性浸出物测定法（《中国药典》2020 年版四部通则 2201）项下的热浸法测定，用稀乙醇作溶剂，不得少于 11.0%。

【含量测定】 挥发油 照挥发油测定法（《中国药典》2020 年版四部通则 2204）测定。

本品含挥发油不得少于 1.5%（ml/g）。

【性质】 二级热，一级湿。

【功能主治】 生湿生热，利尿通淋，祛寒通经，调理经水，化排结石。用于干寒性或黑胆质性疾病，如小便不利，小便淋涩，闭经不通，经水不畅，肾脏结石，膀胱结石等。

【用法用量】 3～5g。

【贮藏】 置阴凉干燥处。

【药材标准来源】 新疆维吾尔自治区药品监督管理局药材标准 2020YC－0004。

南 瓜 子

Nanguazi

كاۋا ئۇرۇقى

CUCURBITAE MOSCHATAE SEMEN

本品为葫芦科植物南瓜 *Cucurbita moschata*（Duch. ex Lam.）Duch. ex Poiret 的干燥成熟种子。夏秋果实成熟时摘取，除去果壳，取出种子，洗净，晒干。

【炮制】 取成熟种子，剥取种仁，除去杂质，干燥。

【性状】 本品呈扁椭圆形，一端略尖。胚乳绿色菲薄，长 1.2～2cm，宽 0.7～1.2cm，有 2 枚黄色肥厚的子叶，子叶内含脂肪油，胚根小。气香，味微甘。

【鉴别】 本品粉末灰白色。绿皮层细胞含绿色色素块，胚乳及子叶细胞含糊粉粒及油滴。

【检查】 杂质 不得过 3%（《中国药典》2020 年版四部通则 2301）。

【性质】 二级湿热。

【功能与主治】 生干生寒，驱除肠虫，清热消炎，利尿退肿，凉血止血。用于干热性或胆液质性疾病，各种肠虫，发热，急性肺炎，小便灼痛，水肿出血。

【用法与用量】 5～10，生食。

【注意】 寒性气质的人不宜使用。

【贮藏】 阴凉干燥处。

【药材标准来源】 《卫生部药品标准》维吾尔药分册 63 页。

炒 韭 菜 子

Chaojiucaizi

قوروٗلغان جوٗسەي ئوٗروٗقى

ALLII TUBEROSI　SEMEN

本品为百合科植物韭菜 *Allium tuberosum* Rottler ex Sprengle 的干燥成熟种子的炮制加工品。秋季果实成熟时采收果序，晒干，搓出种子，除去杂质。

【炮制】　取净韭菜子，置锅内，用文火炒至有香气逸出，取出，晾凉。

【性状】　本品呈半圆形或半卵圆形，略扁，长 2～4mm，宽 1.5～3mm。表面黑色，一面突起，粗糙，有细密的网状皱纹，另一面微凹，皱纹不甚明显。顶端钝，基部稍尖，有点状突起的种脐。质硬。气特异微有香气，味微辛。

【检查】　杂质　不得过 3%（《中国药典》2020 年版四部通则 2301）。

【性味与归经】　辛、甘，温。归肝、肾经。

【功能与主治】　增强辛温散寒作用，其性偏燥。用于肾虚而兼寒湿的腰膝酸软冷痛，小便频数，白带过多。

【用法与用量】　3～9g。

【贮藏】　置干燥处。

【药材标准来源】　《中国药典》2020 年版一部 267 页。

哈 排 斯

Hapaisi

غاپەس

GENTIANAE OLIVERI HERBA

本品为龙胆科植物楔湾缺秦艽 *Gentiana olivieri* Grisebach 的干燥地上部分。夏季开花期采割植株，晒干。

【炮制】 除去杂质，抢水洗，稍润，切段，干燥。

【性状】 本品呈不规则的段。茎略呈四棱形或近圆形，直径 0.1～0.2mm，黄绿色或带紫红色，有细纵纹及棱线，有节，体轻，质硬，易折断，断面中空。叶极少见，不完整。花冠筒状或狭钟状筒形，黄绿色、蓝紫色或棕黄色，裂片卵形或卵状披针形，先端两裂；雄蕊多数 5；子房有柄，柱头两裂；花萼筒膜质。气微，味苦微涩。

【鉴别】 （1）本品粉末淡黄棕色。纤维成束或散离，无色或棕黄色至棕红色；壁稍厚，平直或呈波状；或具纹孔。花冠表皮细胞表面观呈长方形，垂周壁微波状弯曲，壁略呈连珠状增厚；侧面观有乳头状突起；有的细胞含黄棕色或紫红色分泌物。花粉粒近球形或长球形，极面观类圆三角形，外壁两层，外层较厚，表面具浅雕纹，直径约至 48μm，具三孔沟。草酸钙簇晶直径约至 68μm，雄蕊处较为密集；草酸钙方晶散在；草酸钙针晶杆状，多存在于花冠薄壁细胞中。螺纹导管多数、梯纹及网纹导管可见。

（2）取本品粉末 1g，加甲醇 20ml，加热回流 30 分钟，滤过，滤液定容至 25ml，作为供试品溶液。另取龙胆苦苷对照品，加甲醇制成每 1ml 含 0.2mg 的溶液，作为对照品溶液。照薄层色谱法（《中国药典》2020 年版四部通则 0502）试验，吸取上述两种溶液各 5μl，分别点于同一硅胶 GF$_{254}$ 薄层板上，以乙酸乙酯－甲醇－水（10∶2∶1）为展开剂，展开，取出，晾干，置紫外光灯（254nm）下检视。供试品色谱中，在与对照品色谱相应的位置上，显相同颜色的斑点。

【检查】 水分 不得过 8.0%（《中国药典》2020 年版四部通则 0832 第二法）。

总灰分 不得过 8.0%（《中国药典》2020 年版四部通则 2302）。

酸不溶性灰分 不得过 6.0%（《中国药典》2020 年版四部通则 2302）。

【浸出物】 照醇溶性浸出物测定法（《中国药典》2020 年版四部通则 2201）项下的热浸法测定，用 30%乙醇作溶剂，不得少于 25.0%。

【性质】 二级干，一级热，味苦。

【功能与主治】 清除异常黏液质和黑胆质；生干生热，祛寒补肝，散退湿热，利尿退肿，通肝通脾，发汗燥湿，祛风止痒，固发愈伤。主治湿寒性或黏液质性疾病。如慢性肝炎、陈旧性湿寒，全身水肿，小便不利，湿疹，皮肤瘙痒，斑秃及各种创伤。

【用法与用量】 6～7g。外用适量。

【贮藏】　置干燥处。

【药材标准来源】　新疆维吾尔自治区药品监督管理局药材标准 2017YC－0005。

香　青　兰

Xiangqinglan

چاسابۆيا

DRACOCEPHALI MOLDAVICAE HERBA

本品为唇形科植物香青兰 *Dracocephalum moldavica* L. 的干燥地上部分。夏季盛花期采割植株，阴干。

【炮制】　除去杂质，抢水洗，稍润，切段，干燥。

【性状】　本品呈短段，茎方形，四棱。表面黄绿色或紫红色。被倒向疏柔毛，体轻，质泡，折断面白色，中空。叶对生，有柄，多脱落或破碎；完整者披针形或狭披针形，长 2～5cm，边缘有三角形锯齿，基部 2 齿常具芒刺，两面叶脉疏被细毛，叶背面有凹陷的棕色腺点。轮伞花序顶生，苞片长圆形，每侧有 3～4 个长刺齿，背面有腺点；花萼筒状，长约 1cm，有纵向纹理，先端 5 齿裂，齿间具疣状突起，花多萎缩，蓝紫色。气清香，味微辛。

【鉴别】　（1）本品粉末黄绿色。表皮气孔为直轴式。非腺毛由 1～4 个细胞组成，长 50～213μm，直径 7～16μm，圆锥形，平直或弯曲，边缘平滑或有具刺。腺鳞较大，直径 90～150μm，由 12～16 个细胞组成，内含淡黄色油滴。花萼表皮细胞壁厚呈波状，内含草酸钙柱晶。具网纹、螺纹导管，直径 3～12μm，具缘纹孔导管，直径 27～30μm。花粉粒椭圆形或六角形，直径 27～33μm，壁薄，具 2～6 个萌发孔，表面有时呈颗粒状。

（2）取本品粉末 1g，加 70%乙醇 20ml，超声处理 20 分钟，滤过，滤液蒸干，残渣加 70%乙醇 1ml 使溶解，作为供试品溶液。另取香青兰对照药材 1g，同法制成对照药材溶液。再取田蓟苷对照品，加 70%乙醇制成每 1ml 含 0.2mg 的溶液，作为对照品溶液。照薄层色谱法（《中国药典》2020 年版四部通则 0502）试验，吸取供试品溶液与对照药材溶液各 5μl，对照品溶液 2μl，分别点于同一硅胶 G 薄层板上，以乙酸乙酯－甲酸－水（8∶0.3∶0.3）为展开剂，展开，取出，晾干。喷以5%三氯化铝乙醇溶液，置紫外光灯（365nm）下检视。供试品色谱中，在与对照药材色谱和对照品色谱相应的位置上，显相同颜色的荧光斑点。

【浸出物】 照醇溶性浸出物测定法（《中国药典》2020年版四部通则2201）项下醇溶性浸出物测定法的热浸法测定，用70%乙醇作溶剂，不得少于10.0%。

【含量测定】 照高效液相色谱法（《中国药典》2020年版四部通则0512）测定。

色谱条件与系统适用性试验 以十八烷基硅烷键合硅胶为填充剂；以乙腈－0.5%甲酸溶液（25：75）为流动相；检测波长为334nm。理论板数按田蓟苷峰计算应不低于6000。

对照品溶液的制备 取田蓟苷对照品适量，精密称定，加70%乙醇制成每1ml含30μg的溶液，即得。

供试品溶液的制备 取本品粉末（过三号筛）约1g，精密称定，置具塞锥形瓶中，精密加入70%乙醇25ml，称定重量，超声处理（功率350W，频率59kHz）30分钟，放冷，再称定重量，用70%乙醇补足减失的重量，摇匀，滤过，取续滤液，即得。

测定法 分别精密吸取对照品溶液与供试品溶液各10μl，注入液相色谱仪，测定，即得。

本品按干燥品计算，含田蓟苷（$C_{22}H_{22}O_{10}$）不得少于0.040%。

【检查】 杂质 不得过3%（《中国药典》2020年版四部通则2301）。

水分 不得过8.0%（《中国药典》2020年版四部通则0832第四法）。

总灰分 不得过6.0%（《中国药典》2020年版四部通则2302）。

酸不溶性灰分 不得过1.0%（《中国药典》2020年版四部通则2302）。

【性质】 二级干热。

【功能与主治】 益心护脑，保肝健胃，增强感觉力，补充保护力，填益智慧力，开通脑中闭塞。用于心悸心痛，头晕脑胀，反应迟钝，感觉低下，思维不敏，胃虚肝弱，机体自然力下降。

【用法与用量】 10～15g。

【贮藏】 置阴凉干燥处。

【药材标准来源】 《卫生部药品标准》维吾尔药分册245页。

香　茅

Xiangmao

چىغ

CYMBOPONIS HERBA

本品为禾本科植物青香茅 *Cymbopogon mekongensis* A. Camus 及其同属数种植物的干燥茎叶。秋季采割，阴干。

【炮制】　除去杂质，抢水洗，稍润，切段，低温干燥。

【性状】　本品呈短段，直径 2～3mm。表面淡黄棕色或微绿色，节处膨大。质脆，易折断，断面中空。叶片狭条形或长线形，长 7～20cm，宽 1～5mm。叶鞘基部多破碎，上部叶鞘短于节间。叶舌长 1～1.5mm，黄白色，膜质。有时可见稀疏的圆锥花序。果实淡黄棕色，骨质，长约 5mm。有特异香气，嚼之有麻舌感。

【检查】　杂质　不得过 2%（《中国药典》2020 年版四部通则 2301）。

水分　不得过 10.0%（《中国药典》2020 年版四部通则 0832 第二法）。

总灰分　不得过 9.0%（《中国药典》2020 年版四部通则 2302）。

酸不溶性灰分　不得过 5.0%（《中国药典》2020 年版四部通则 2302）。

【性质】　二级干热。

【功能与主治】　生干生热，成熟异常黏液质或清除异常体液，强筋健肌，散气止痛，通阻消炎，补胃开胃，通尿通经。用于寒湿性或黏液质性疾病，瘫痪面瘫，关节疼痛，腰痛，寒性肝炎，脾脏肿大，胃虚纳差，闭尿闭经。

【用法与用量】　1～6g。

【注意】　热性肾病和患有头痛者不宜使用。

【贮藏】　置阴凉干燥处。

【药材标准来源】　《卫生部药品标准》维吾尔药分册 74 页。

【饮片曾用名】　青香茅。

香 桃 木 果

Xiangtaomuguo

ئاس ئۇرۇقى

MYRTHI FRUCTUS

本品为桃金娘科植物香桃木 *Myrtus communis* L. 的干燥近成熟果实，果实近成熟时采摘，晒干。

【炮制】 除去杂质，筛去灰屑。

【性状】 本品呈矩圆形或卵形，长 5～9mm，直径 4～6mm。成熟果实表面紫褐色或棕红色，嫩者淡黄棕色。顶端有 5 裂宿存萼片，下端有圆点状果柄痕，有时可见残留的细果柄，柄长 1～1.5cm。果皮薄而脆，外表皱缩，易破碎。切开后可见 2～3 室（罕见 4 室），每室具种子 2～3 枚，白色，肾形，光滑。气微香，味微酸甜而辛。

【鉴别】 本品粉末浅棕色。薄壁细胞较大，内含棕红色物及草酸钙簇晶。石细胞成群或散在，胞腔大，孔沟明显。内种皮网纹细胞短梭状。导管孔纹。油细胞多破碎。

【检查】 杂质　不得过 3%（《中国药典》2020 年版四部通则 2301）。

【性质】 干寒。

【功能与主治】 生干生寒，凉血止血，燥湿止泻，收敛止汗，消炎止痛，滋补毛根。用于湿热性或血液质性疾病，热性出血，牙龈出血，尿血尿涩，月经过多，湿性腹泻，出汗不止，各种炎肿，毛发脱落。

【用法与用量】 3～5g。

【贮藏】 置阴凉干燥处。

【药材标准来源】 《卫生部药品标准》维吾尔药分册 75 页。

秋　水　仙

Qiushuixian

سۆرۆنجان

COLCHICI BULBUS

本品为百合科植物秋水仙 *Colchicum autumnale* L. 的干燥鳞茎。夏、秋季采挖，除去泥沙，晾干。

【炮制】　除去杂质，洗净，晾干，或切成片或丝状，干燥。

【性状】　本品呈片状或丝状。表面灰黄白色或淡棕黄色，质稍硬，易断，断面白色或淡灰黄色，粉性。气微芳香，味苦。

【鉴别】　本品粉末灰白色。淀粉粒众多，单粒或复粒，脐点点状或裂隙状，有的可见双脐点，卵形、圆形或椭圆形，直径 5～20μm。偶见孔纹或螺纹导管及管胞。

【检查】　杂质　不得过 3%（《中国药典》2020 年版四部通则 2301）。

水分　不得过 10.0%（《中国药典》2020 年版四部通则 0832 第二法）。

总灰分　不得过 2.0%（《中国药典》2020 年版四部通则 2302）。

酸不溶性灰分　不得过 1.0%（《中国药典》2020 年版四部通则 2302）。

【性质】　三级干热。

【功能与主治】　生干生热，祛风止痛，消炎退肿，通阻除黄，祛寒助阳。用于湿寒性或黏液质性疾病，大小关节骨痛（风湿性和类风湿关节炎），肝炎黄疸，腰膝酸痛，湿寒阳痿。

【用法与用量】　1.5～3g。

【注意】　引起消化不良。

【贮藏】　置通风干燥处。

【药材标准来源】　《卫生部药品标准》维吾尔药分册 72 页。

【饮片曾用名】　苏润江果。

炒 秋 水 仙

Chaoqiushuixian

قورۇلغان سۆرۈنجان

COLCHICI BULBUS

本品为百合科植物秋水仙 *Colchicum autumnale* L. 的干燥鳞茎的炮制加工品。夏、秋季采收，晾干。

【炮制】　取净秋水仙，照清炒法（附录Ⅰ）炒至表面微黄色。

【性状】　本品呈片状或丝状。表面黄色，质稍硬，易断，断面白色或淡灰黄色，粉性。气微芳香，味苦。

【鉴别】　本品粉末灰白色。淀粉粒众多，单粒或复粒，脐点点状或裂隙状，有的可见双脐点，卵形、圆形或椭圆形，直径 5～20μm。偶见孔纹或螺纹导管及管胞。

【检查】　**杂质**　不得过 3%（《中国药典》2020 年版四部通则 2301）。

水分　不得过 10.0%（《中国药典》2020 年版四部通则 0832 第二法）。

总灰分　不得过 2.0%（《中国药典》2020 年版四部通则 2302）。

酸不溶性灰分　不得过 1.0%（《中国药典》2020 年版四部通则 2302）。

【性质】　三级干热。

【功能与主治】　生干生热，祛风止痛，消炎退肿，通阻除黄，祛寒助阳。用于湿寒性或黏液质性疾病，大小关节骨痛（风湿性和类风湿关节炎），肝炎黄疸，腰膝酸痛，湿寒阳痿。

【用法与用量】　1.5～3g。

【注意】　引起消化不良。

【贮藏】　置通风干燥处。

【药材标准来源】　《卫生部药品标准》维吾尔药分册 72 页。

胆　矾

Danfan

كۆكتاش

CHALCANTHITUM

本品为三斜晶系的胆矾的矿石或人工制成的含水硫酸铜（$CuSO_4 \cdot 5H_2O$）。

【炮制】　取胆矾，除去杂质，砸成碎块。

【性状】　本品呈不规则斜方扁块状、棱柱状，大小不一，表面不平坦，有的面具纵向纤维状纹理。深蓝色或淡蓝色，条痕白色或淡蓝色，半透明至透明，具玻璃样光泽。体较轻，质脆，易碎，碎块呈棱柱状。无臭，味涩。

【鉴别】　（1）本品能溶于水，加热烧之变成白色，遇水又变成蓝色。

（2）取本品约 1g，加水 10ml 溶解后，滤过，滤液显铜盐与硫酸盐反应（《中国药典》2020 年版四部通则 0301）。

【性质】　四级干热。

【功能与主治】　生干生热，清除过盛黏液质，防腐生肌，收敛消炎，催吐。用于湿疹、口腔炎，恶疮，眼睑炎，梅毒，麻风。

【用法与用量】　外用适量，煅后研末敷患处；内服催吐。

【注意】　过量导致中毒。

【贮藏】　置干燥处，密闭保存，防风化。

【药材标准来源】　《维吾尔药材标准 上册》（1992 年版）277 页。

洋 甘 菊

Yangganju

مايچىچەك

CHAMOMILLAE HERBA

本品为菊科植物洋甘菊 *Matricaria chamomilla* L. 的干燥全草。夏秋季采挖，除去泥沙，晾干。

【炮制】 除去杂质，喷淋清水，稍润，切段，干燥。

【性状】 本品为不规则段，茎枝细弱，具纵棱，直径 1～2mm。绿色至红褐色。总苞呈半圆形，2 层，边缘宽膜质，长卵形，内外层均绿，外层苞片具绒毛。花托呈圆锥形，宽 1.5～2mm。花异形，边花舌状，雌性。花瓣宽卵形，白色，宽 2mm，先端浅裂。中央花两性，管状，黄色，顶端 4～5 齿裂。气芳香，味苦。

【鉴别】 粉末绿色或黄棕色。花粉粒类圆形，具三孔沟，外有钝刺状突起。导管螺纹，偶见孔纹。多细胞非腺毛，细胞网状。雌蕊柱头表皮细胞外壁突起，呈乳头状。花瓣表皮细胞，外壁凸出呈乳头状或绒毛状。

【检查】 杂质 不得过 3%（《中国药典》2020 年版四部通则 2301）。

水分 不得过 10.0%（《中国药典》2020 年版四部通则 0832 第二法）。

总灰分 不得过 10.0%（《中国药典》2020 年版四部通则 2302）。

酸不溶性灰分 不得过 2.0%（《中国药典》2020 年版四部通则 2302）。

【性质】 一级干，二级热。

【功能与主治】 补益神经，止痛消肿，发汗通便，利尿通经。用于机体异常腐败体液，头痛久治不愈，大便秘结，汗出不畅，小便不利，月经不通。

【用法与用量】 2～10g。外用适量。

【注意】 对咽喉有副作用。

【贮藏】 置阴凉干燥处。

【药材标准来源】 《卫生部药品标准》维吾尔药分册 76 页。

洋　葱　子

Yangcongzi

پياز ئۇرۇقى

ALLII SEMEN

本品为百合科植物洋葱 *Allium cepa* L. 的干燥成熟种子。夏、秋季果实成熟时采收果序，晒干后打下果实，收集种子。

【炮制】　除去杂质。

【性状】　本品呈不规则类半圆形或半卵圆形，略扁，长 3～4mm，宽 2～3mm，表面黑色，一面突起，皱缩，有细密的网状皱纹，另一面微凹，皱纹不甚明显，顶端钝，基部稍尖，种脐多为点状，种子剖开后可见类白色种仁。质硬。嚼之有洋葱的特异辛味。

【鉴别】　本品粉末棕黑色。种皮表皮细胞棕黄色，形状不规则，有微波状纹理，壁厚；下皮细胞类长方形；胚乳细胞充满糊化淀粉粒；子叶细胞含糊粉粒和脂肪油。

【检查】　杂质　不得过 5%（《中国药典》2020 年版四部通则 2301）。

水分　不得过 10.0%（《中国药典》2020 年版四部通则 0832 第二法）。

总灰分　不得过 8.0%（《中国药典》2020 年版四部通则 2302）。

酸不溶性灰分　不得过 2.0%（《中国药典》2020 年版四部通则 2302）。

过氧化值　不得过 0.30（《中国药典》2020 年版四部通则 2303）。

【浸出物】　照醇溶性浸出物测定法（《中国药典》2020 年版四部通则 2201）项下的热浸法测定，用稀乙醇作溶剂，不得少于 10.0%。

【含量测定】　脂肪油　取本品粗粉 1g，精密称定，置索氏提取器中，加乙醚适量，加热回流提取（8 小时）至脂肪油提尽，收集提取液，置已干燥至恒重的蒸发皿中，在水浴上低温蒸干，在 100℃干燥 1 小时，移置干燥器中，冷却 30 分钟，精密称定，计算，即得。

本品按干燥品计算，含脂肪油不得少于 9.0%。

【性质】　二级干热。

【功能与主治】　生干生热，兴奋性欲，祛寒壮阳，强筋养肌，固发生发，燥湿祛斑，祛湿止痒。用于湿寒性或黏液质性疾病，如寒性性欲减退，身寒阳痿，湿性筋肌虚弱，脱发斑秃，白病（白癜风）等。

【用法与用量】　3～5g。

【贮藏】　置阴凉干燥处。

【药材标准来源】　新疆维吾尔自治区药品监督管理局药材标准2020YC-0008。

神　香　草

Shenxiangcao

زوْپا

HYSSOPI HERBA

本品为唇形科植物硬尖神香草 *Hyssopus cuspidatus* Boriss. 的干燥全草。于7～8月采收全草，除去泥沙，阴干。

【炮制】　除去杂质，抢水洗，稍润，切段，低温干燥。

【性状】　本品为不规则的段。当年枝黄绿色，茎具不明显四棱，光滑。叶对生，多破碎，偶见完整者条形，长1.3～4cm，宽2～3mm，边缘内卷，密被腺点。花蓝紫色，花冠二唇形，长约10mm。果矩圆状三角形。气芳香，味辛苦。

【鉴别】　本品粉末黄绿色。气孔为直轴式，长轴约30μm，短轴约20μm。腺鳞20～100μm。非腺毛，多为1～2个细胞。花粉粒六角形、圆形或椭圆形，直径20～400μm。导管螺纹，纤维具孔，直径约10μm。

【检查】　杂质　不得过2%（《中国药典》2020年版四部通则2301）。

水分　不得过11.0%（《中国药典》2020年版四部通则0832第二法）。

总灰分　不得过9.0%（《中国药典》2020年版四部通则2302）。

酸不溶性灰分　不得过2.0%（《中国药典》2020年版四部通则2302）。

【性质】　二级干热。

【功能与主治】　生干生热，温肺平喘，祛寒止咳，燥湿祛痰，发汗解毒，消炎退肿。用于湿寒性或黏液质性呼吸器官疾病，寒性哮喘，咳嗽感冒，湿性痰多，胸肺黏稠性顽疾，

【检查】　水分　不得过 8.5%（《中国药典》2020 年版四部通则 0832 第二法）。

总灰分　不得过 9.0%（《中国药典》2020 年版四部通则 2302）。

【浸出物】　照醇溶性浸出物测定法（《中国药典》2020 年版四部通则 2201）项下的热浸法测定，用 50%乙醇作溶剂，不得少于 13.0%。

【含量测定】　照高效液相色谱法（《中国药典》2020 年版四部通则 0512）测定。

色谱条件与系统适用性试验　以十八烷基硅烷键合硅胶为填充剂；以甲醇-0.5%冰醋酸溶液（55∶45）为流动相；检测波长为 360nm。理论塔板数按异鼠李素峰计算应不低于 4000。

对照品溶液的制备　取异鼠李素对照品适量，精密称定，加甲醇制成每 1ml 含 50μg 的溶液，即得。

供试品溶液的制备　取本品粉末（过三号筛）约 2.5g，精密称定，置具塞锥形瓶中，精密加入 70%甲醇 100ml，超声处理（功率 350W，频率 59KHz）30 分钟，放冷，离心，取滤液浓缩，残渣加甲醇-25%盐酸溶液（4∶1）混合溶液 25ml，置水浴中加热水解 1 小时，立即冷却，转移至 50ml 量瓶中，用适量甲醇洗涤容器，洗液并入同一量瓶中，加甲醇至刻度，摇匀，滤过，取续滤液，即得。

测定法　分别精密吸取对照品溶液与供试品溶液各 10～20μl，注入液相色谱仪，测定，即得。

本品按干燥品计算，含异鼠李素（$C_{16}H_{12}O_7$）不得少于 0.050%。

【性质】　二级湿热。

【功能与主治】　清除异常胆液质、镇痛、解郁补脑。用于内热便秘、头痛、关节痛、白内障等。

【用法与用量】　6～12g。

【贮藏】　置阴凉干燥处。

【药材标准来源】　新疆维吾尔自治区药品监督管理局药材标准 2020YC-0003。

骆 驼 蓬 子

Luotuopengzi

ئادراسمان ئۇرۇقى

PEGANI SEMEN

本品为蒺藜科植物骆驼蓬 *Peganum harmala* L. 的干燥成熟种子。夏、秋二季果实成熟时割取地上部分，打下种子，晒干。

【炮制】　除去杂质，筛去灰屑。

【性状】　本品呈圆锥状三角形四面体，长 2～4mm，中部直径 1～2mm。表面棕色至褐色，粗糙。顶端较尖，可见脐点，下端钝圆，置放大镜下可见表面皱缩呈蜂窝状。用水浸泡后膨胀，表面平滑。气微，味苦。

【鉴别】　（1）本品粉末棕色。外种皮表皮细胞红棕色，长方形或多角形，壁厚。内种皮细胞黄棕色，长方形或多角形，具网状纹理，细胞壁不均匀增厚。胚乳细胞多角形，内含糊粉粒和众多油滴。

（2）取本品粗粉 1g，加甲醇 10ml，超声处理 20 分钟，滤过，滤液蒸干，残渣加甲醇 2ml 使溶解，滤过，取上清液，作为供试品溶液。另取骆驼蓬碱对照品和去氢骆驼蓬碱对照品，加甲醇制成每 1ml 各含 1mg 的混合溶液，作为对照品溶液。照薄层色谱法（《中国药典》2020 年版四部通则 0502）试验，吸取上述两种溶液各 5μl，分别点于同一硅胶 GF$_{254}$ 薄层板上，以乙酸乙酯－甲醇－浓氨试液（10∶1.5∶0.5）为展开剂，展开，取出，晾干，置紫外光灯（365nm）下检视。供试品色谱中，在与对照品色谱相应的位置上，显相同颜色的荧光斑点。再喷以碘化铋钾试液，晾干，在日光下检视。供试品色谱中，在与对照品色谱相应位置上，显相同颜色的斑点。

【检查】　杂质　不得过 3%（《中国药典》2020 年版四部通则 2301）。

水分　不得过 8.0%（《中国药典》2020 年版四部通则 0832 第二法）。

总灰分　不得过 6.0%（《中国药典》2020 年版四部通则 2302）。

酸不溶性灰分　不得过 1.0%（《中国药典》2020 年版四部通则 2302）。

【浸出物】　照醇溶性浸出物测定法（《中国药典》2020年版四部通则2201）项下的热浸法测定，用50%乙醇作溶剂，不得少于22.0%。

【含量测定】　照高效液相色谱法（《中国药典》2020年版四部通则0512）测定。

色谱条件与系统适用性试验　以十八烷基硅烷键合硅胶为填充剂；以乙腈－含0.088mol/L醋酸铵的0.6%冰醋酸溶液（19：81）为流动相；检测波长为330nm。理论板数按骆驼蓬碱计算应不低于3000。

对照品溶液的制备　取骆驼蓬碱对照品和去氢骆驼蓬碱对照品适量，精密称定，加甲醇制成每1ml各含70μg的混合溶液，即得。

供试品溶液的制备　取本品粗粉约0.4g，精密称定，置具塞锥形瓶中，精密加入甲醇50ml，密塞，称定重量，超声处理（功率250W，频率40kHz）25分钟，放冷，再称定重量，用甲醇补足减失的重量，摇匀，滤过，取续滤液，即得。

测定法　分别精密吸取对照品溶液与供试品溶液各10μl，注入液相色谱仪，测定，即得。

本品按干燥品计算，含去氢骆驼蓬碱（$C_{13}H_{12}N_2O$）不得少于2.4%，骆驼蓬碱（$C_{13}H_{14}N_2O$）不得少于2.6%。

【性质】　二级干热。

【功能与主治】　生干生热，祛风止痛，肥体壮阳，强筋补肾，镇咳平喘，温身通窍等。用于湿寒性或黏液质性疾病，如关节骨痛，坐骨神经痛，体瘦阳痿，瘫痪，面瘫，咳嗽气喘，精神郁闷，健忘等。外用煎水可治关节炎、滴虫病，熏烟可除虫。

【用法与用量】　4～8g。

【注意】　服用过量有毒，慎用。

【贮藏】　置干燥处。

【药材标准来源】　《卫生部药品标准》维吾尔药分册80页。

骆 驼 蓬 草

Luotuopengcao

ئادراسمان چۆپى

PEGANI HERBA

本品为蒺藜科植物骆驼蓬 *Peganum harmala* L. 的干燥地上部分。夏季盛花期割取，晒干。

【炮制】　取干燥地上部分，除去杂质，切段。

【性状】　本品呈短段。茎呈圆柱形，多分枝，直径 2～4mm，表面黄绿色，具纵条纹，略光滑，质脆易折断，断面黄白色，中央髓部白色。叶互生，无柄或有短柄，叶片鹿角状分歧，浅绿色至深绿色，有的老叶呈灰白色，常皱缩或卷曲，展平后呈二回羽状全裂（鹿角状分歧），裂片条形，光滑无毛，厚革质。花瓣呈淡黄色至浅棕色，雄蕊 15。幼果近球形。气特异芳香，味微咸苦。

【鉴别】　（1）本品粉末黄绿色。分泌腔圆形，少数为椭圆形，黄色，大者可达 500μm，具蜂巢状纹理。花粉粒圆形，具 3 个萌发孔，直径约 40μm。石细胞淡黄色，不规则形，具多数纹孔。星状毛，具 4～10 个分枝者较多。薄壁细胞较大，内含颗粒状物。

（2）取本品粉末 0.5g，加乙醇 5ml，振摇后浸渍 2 小时，滤过，取滤液 1 滴于滤纸上，干后置紫外光灯（365nm）下观察，显天蓝色荧光。

【检查】　杂质　（根、老枝干）不得过 3%（《中国药典》2020 年版四部通则 2301）。

水分　不得过 9.0%（《中国药典》2020 年版四部通则 0832 第二法）。

【性质】　二级干热，三级热。

【功能与主治】　生干生热，清除脓性黏液质和异常黑胆质，祛风止痛，温筋强肌，养神除癫，开通肠阻，消除黄疸。用于湿寒性或黏液质性疾病，头痛，关节骨痛，瘫痪面瘫，神经错乱，癔病，肠梗阻，黄疸水肿，外洗治关节炎。

【用法与用量】　3～6g。

【注意】　孕妇慎用。

【贮藏】　置干燥处。

【药材标准来源】　《卫生部药品标准》维吾尔药分册 81 页。

蚕　茧

Canjian

پىله غوزىسى

BOMBYCIS COCOON

本品为蚕娥科昆虫家蚕娥 *Bombyx mori* L. 的茧壳。

【炮制】　将蚕茧剪开，除去蚕蛹和杂质。

【性状】　本品多呈长椭圆形，椭圆束腰形、球形或纺锤形等不同形状，或中部稍缢缩，可见剪开的破口。长 3～4cm，直径 1.5～2.5cm。表面乳白色或黄白色，有不规则皱纹，并有附着的蚕丝，呈绒毛状。内壁具薄的丝网层，壁的断面稍剥离可见多数明显的茧层。质轻而韧，不易撕破。气微，味淡。

【鉴别】　取本品剪成小片（约 2mm×2mm），混匀，取约 1g，加甲醇 20ml，加热回流 30 分钟，滤过，滤液浓缩至 0.5ml。另取蚕茧对照药材 1g，同法制成对照药材溶液。照薄层色谱法（《中国药典》2020 年版四部通则 0502）试验，吸取供试品溶液 5～10μl、对照药材溶液 1μl，分别点于同一硅胶 G 薄层板上，以正丁醇－水－冰醋酸（8：1：3）为展开剂，展开，取出，晾干，喷以茚三酮试液，105℃加热至斑点清晰。供试品色谱中，在与对照药材色谱相应位置上，显相同颜色的斑点。

【检查】　杂质　不得过 2%（《中国药典》2020 年版四部通则 2301）。

水分　不得过 10.0%（《中国药典》2020 年版四部通则 0832 第二法）。

总灰分　不得过 3.0%（《中国药典》2020 年版四部通则 2302）。

【浸出物】　照水溶性浸出物测定法（《中国药典》2020 年版四部通则 2201）项下的热浸法测定，不得少于 7.0%。

【性质】　一级干热。

【功能与主治】　生干生热，祛寒补心，燥湿补脑，爽心悦志，止咳平喘，愈创明目。

用于湿寒性或黏液质性心脑疾病，如寒性心虚、心悸心慌、心烦不安，湿性脑虚、神经衰弱，咳嗽哮喘，眼疮流泪。

【用法与用量】 5～10g。

【贮藏】 置阴凉通风处，防蛀。

【药材标准来源】 《卫生部药品标准》维吾尔药分册 82 页。

莳 萝 子

Shiluozi

سۈرىنچىچەك ئۇرۇقى

ANETHI FRUCTUS

本品为伞形科植物莳萝 *Anethum graveolens* L. 的干燥成熟果实。秋季采收，晾干。

【炮制】 除去杂质，筛去灰屑。

【性状】 本品为双悬果，多数开裂为分果，呈扁广椭圆形，长 3～5mm，宽 1～3mm，厚约 1mm。表面呈黄绿色至灰棕色，背部有 3 条不明显的肋线，两侧肋线扩展成翅状，边缘灰白色。多数分离或未分离的双悬果基部有残存果柄。气芳香，味辛凉。

【鉴别】 （1）本品分果横切面：外果皮细胞为 1 列扁平细胞，外被角质层。中果皮薄壁细胞呈多角形或长方形，并在中果皮组织中可见 6 个油管，背面 4 个，结合面 2 个。棱中部各有 1 个近圆形维管束。结合面中部有 1 个较大的种脊维管束。内果皮为 1 列长短不一的扁平细胞。种皮为 1 列扁平细胞，内含棕色物质。胚乳细胞含脂肪油滴、淀粉粒及糊粉粒。

（2）本品粉末黄棕色。表皮细胞表面观呈类多角形；镶嵌状内果皮细胞狭长形，有 5～8 个细胞为一组，以其长轴相互作不规则方向嵌列。胚乳细胞多角形，壁厚，内含油滴、淀粉粒及糊粉粒；油管碎片多，黄棕色。

（3）取本品粉末 1g，加甲醇 20ml，超声处理 20 分钟，滤过，滤液回收溶剂至干，残渣加甲醇 2ml 使溶解，作为供试品溶液。另取莳萝子对照药材 1g，同法制成对照药材溶液。再取绿原酸对照品适量，加甲醇制成每 1ml 含 0.5mg 的溶液，作为对照品溶液。照薄层色谱法（《中国药典》2020 年版四部通则 0502）试验，吸取上述供试品溶液和对照药材溶液各 5～10μl，对照品溶液 2～5μl，分别点于同一硅胶 G 薄层板上，以乙酸乙酯－丁酮－甲酸－水（10∶6∶1∶2）的上层溶液为展开剂，展开，取出，晾干，喷以三氯化铝乙醇试液，晾干，置紫外光灯（365nm）下检视。供试品色谱中，在与对照药材色谱和对照品色谱相应的位置上，应显相同颜色的荧光斑点。

【检查】　杂质　不得过 3%（《中国药典》2020 年版四部通则 2301）。

水分　不得过 9.0%（《中国药典》2020 年版四部通则 0832 第四法）。

总灰分　不得过 12.0%（《中国药典》2020 年版四部通则 2302）。

酸不溶性灰分　不得过 2.0%（《中国药典》2020 年版四部通则 2302）。

【含量测定】　挥发油　照挥发油测定法（《中国药典》2020 年版四部通则 2204）测定。本品含挥发油不得少于 2.0%（ml/g）。

【性质】　二级干热。

【功能与主治】　生干生热，消肿止痛，除腹胀，止腹痛，调经利尿。用于寒湿性或黏液质性疾病，关节肿痛，腹胀腹痛，经水不下，小便不利。

【用法与用量】　5g。

【贮藏】　置阴凉干燥处。

【药材标准来源】　《卫生部药品标准》维吾尔药分册 84 页。

莴 苣 子

Wojuzi

ئوسۇك ئورۇقى

LACTUCAE SEMEN

本品为菊科植物莴苣 *Lactuca sativa* L. 的干燥瘦果。秋季采收果序，晒干，打下果实。

【炮制】　取干燥成熟果实，除去杂质，筛去灰土。

【性状】　本品果实呈长椭圆形或倒狭卵形而扁，先端钝圆，底端渐尖，长 2～3mm。外表灰白色、棕褐色至黑褐色。瘦果的每面具 6～9 条纵棱肋。用手擦下外皮，揉碎或研成粉末即成细毛状，除去外皮后可见棕色的种子，富油性。气微，味微甘辛。

【检查】　杂质　不得过 3%（《中国药典》2020 年版四部通则 2301）。

水分　不得过 7.0%（《中国药典》2020 年版四部通则 0832 第二法）。

总灰分　不得过 5.0%（《中国药典》2020 年版四部通则 2302）。

酸不溶性灰分　不得过 1.0%（《中国药典》2020 年版四部通则 2302）。

【性质】　二级干寒。

【功能与主治】　生干生寒，调节异常血液质，凉血退热，清热止痛，除烦催眠，清热解郁，稀化精液，固精固发。用于湿热性或血液质性疾病，血液质性高热，热性头痛，心烦失眠，热性忧郁症，精液过浓，湿热遗精，毛发脱落。

【用法与用量】　3～5g。

【贮藏】　阴凉干燥处。

【药材标准来源】　《维吾尔药材标准　上册》（1992 年版）353 页。

格　蓬　脂

Gepengzhi

سۇتىيلم

GALBANUM

本品为伞形科植物格蓬阿魏 *Ferula galbaniflua* Boiss et Buhse. 的胶树脂。春末夏初盛花期至初果期，分次由茎上部往下斜割，收集渗出的乳状树脂，阴干。

【炮制】　取干燥树脂，除去杂质。

【性状】　本品呈圆粒状、乳滴状或不规则块状，大者颗粒如豌豆或稍大。表面棕黄色或橙棕色，粗糙，质较软，略有黏性与延长性。破折面不规则，类黄色。乳滴状者略显半透明，有时呈浅蓝绿色。气芳香而特异，味苦。

【鉴别】　取本品 0.1g，加乙醇 5ml，强烈振摇 5 分钟，浸渍 1 小时，滤过，置紫外光灯（365nm）下观察，显亮蓝紫色荧光。

【检查】　杂质　不得过 3%（《中国药典》2020 年版四部通则 2301）。

【性质】　三级干热。

【功能与主治】　消散寒气，清除异常体液，开通闭阻，利尿退肿，补胃除胀，止咳平喘，通经止痛。用于湿寒性或黏液质性疾病，瘫痪，面瘫，癫痫，抽筋，手足颤抖，肠梗阻，尿闭水肿，胃虚肿胀，咳喘浮肿，闭经腹痛。

【用法与用量】　1～3g。

【贮藏】　置阴凉干燥处。

【药材标准来源】　《卫生部药品标准》维吾尔药分册 83 页。

破 布 木 果

Pobumuguo

توۇگمەمىۋە

CORDIAE DICHOTOMAE FRUCTUS

本品为紫草科植物破布木 *Cordia dichotoma* Forst. 的干燥成熟果实。秋季果熟时采摘，晒干。

【炮制】　取干燥成熟果实，除去杂质。

【性状】　本品呈圆锥状卵形，常皱缩显纵纹或网状不规则之棱角，长 1～1.5cm，中部直径 0.5～1cm。表面棕色或棕褐色，先端尖，可见花柱脱落残迹，底部平截或微凸起，有的可见残留浅杯状宿萼，萼灰黄棕色。果皮薄。内果皮骨质，4 室，通常为 1～2 室，发育完全，每室有 1 粒种子，稀见 3 粒，几无 4 粒者。气微或无，味酸而微甘。

【鉴别】　本品粉末棕色至棕褐色。石细胞浅黄色，多角形、类圆或长椭圆形，直径 30～200μm，壁薄，有纹孔。表皮细胞多角形或类圆形，壁念珠状增厚。纤维长梭形，直径 10～30μm。胚乳细胞多角形，含拟晶体及油滴。导管多为孔纹。

【检查】　杂质　不得过 3%（《中国药典》2020 年版四部通则 2301）。

水分　不得过 14.0%（《中国药典》2020 年版四部通则 0832 第二法）。

总灰分　不得过 9.0%（《中国药典》2020 年版四部通则 2302）。

酸不溶性灰分　不得过 1.0%（《中国药典》2020 年版四部通则 2302）。

【性质】　一级湿热。

【功能与主治】　生干生热，成熟异常胆黑质，润肺润喉，止咳化痰，清音止渴，通便利尿。用于干寒性或黑胆质性疾病，喉干咽痒，咳嗽不止，咯痰不爽，失音口渴，小便不利，大便不畅。

【用法与用量】　4～5g。

【贮藏】　置阴凉干燥处，防蛀。

【药材标准来源】　《卫生部药品标准》维吾尔药分册 85 页。

铁　力　木
Tielimu
تلم
MESUAE FERREAE FLOS

本品为藤黄科植物铁力木 *Mesua ferrea* L. 的干燥花蕾。开花前采收，阴干。

【炮制】　除去杂质。

【性状】　本品呈类球形，直径 0.5～0.7cm，先端有尖，长约 1mm，花柄长 0.5～2.5cm，花柄尾端呈盔帽状，多数残留。花萼表面浅棕至棕红色，可见细纵纹理。花瓣 4 枚，红棕色，倒卵状楔形，覆瓦状排列，外方 2 枚较内方 2 枚略大。雄蕊极多数，丝状，黄棕色；子房圆锥形，2 室，柱头盾形；亦有无雌蕊的单性花。体轻，质脆。气清香，味淡、微苦。

【鉴别】　（1）本品粉末黄棕色至红棕色。花萼表皮细胞淡棕色，垂周壁念珠状增厚，含草酸钙簇晶，气孔平轴式。花瓣表皮细胞无色或淡棕色，类方形或不规则形，含草酸钙簇晶，垂周壁略呈波状弯曲。花粉粒长球形或近球形，直径约至 48μm，具 3 孔沟，表面具模糊的网状雕纹。草酸钙簇晶众多，直径约至 55μm。

（2）取供试品 1g，加甲醇 20ml，超声处理 20 分钟，滤过，滤液加 5ml 稀盐酸，90℃，水解 30 分钟，水浴蒸干，残渣加 5ml 甲醇使溶解，滤过，滤液作为供试品溶液。另取槲皮素对照品 1.2mg，加甲醇制成每 1ml 含 0.12mg 的溶液，作为对照品溶液。照薄层色谱法（《中国药典》2020 年版四部通则 0502）试验，吸取上述两种溶液各 1μl，分别点于同一高效硅胶 G 薄层板上，以甲苯－乙酸乙酯－甲酸（5：2.6：0.6）为展开剂，展开，取出，晾干，喷以 1%三氯化铝乙醇溶液显色，置紫外灯（366nm）下检视。供试品色谱中，在与对照品色谱相应的位置上，显相同颜色的荧光斑点。

【检查】　水分　不得过 11.0%（《中国药典》2020 年版四部通则 0832 第二法）。

总灰分　不得过 7.0%（《中国药典》2020 年版四部通则 2302）。

酸不溶性灰分　不得过 1.0%（《中国药典》2020 年版四部通则 2302）。

【浸出物】　照醇溶性浸出物测定法（《中国药典》2020 年版四部通则 2201）项下的热浸法测定，用 70%乙醇作溶剂，不得少于 16.0%。

【性质】　二级干热。

【功能与主治】　生干生热，温补心脏，爽心悦志，热身壮阳，燥湿补胃，止泻，敛疮，止血消痔。主治湿寒性或黏液质性疾病，寒性心虚，忧郁症，神经衰弱，身寒阳痿，湿性胃虚，腹泻及各种湿疮，痔疮出血。

【用法与用量】　3～5g。

【贮藏】　置阴凉干燥处。

【药材标准来源】　新疆维吾尔自治区药品监督管理局药材标准 2017YC－0011。

家独行菜子

Jiaduxingcaizi

تەرتىز

LEPIDII SATIVI SEMEN

本品为十字花科植物家独行菜 *lepidium sativum* L. 的干燥成熟种子。夏、秋二季果实成熟时采收果实，晒干，打下种子。

【炮制】　取干燥成熟的种子，除去杂质，筛去灰土。

【性状】　本品呈扁卵形，长 2～2.5mm，宽 1～1.5mm。表面棕红色，有细微的颗粒状突起，一端钝圆，另一端有纵沟 2 条，在浅沟外被短柔毛，种脐位于凹陷处。气微，味辛、微苦。遇水有黏滑性。

【鉴别】　本品粉末黄棕色或黄色。种皮栅状细胞壁厚，黄色或黄棕色，多角形或方形。栅状细胞巨大，类方形或多角形，无色。子叶细胞多角形，内含众多糊粉粒及油滴。胚乳细胞多角形，内含油滴较多。黏液细胞多界限不清，无色透明。

【检查】　杂质　不得过 3%（《中国药典》2020 年版四部通则 2301）。

水分　不得过 8.0%（《中国药典》2020 年版四部通则 0832 第二法）。

总灰分　不得过 8.0%（《中国药典》2020 年版四部通则 2302）。

酸不溶性灰分　不得过 2.0%（《中国药典》2020 年版四部通则 2302）。

【性质】　二级干热。

【功能与主治】　生干生热，开胃填精，驱寒壮阳，化痰平喘，通尿通经，祛斑生辉。用于湿寒性或黏液质性疾病，纳差精少，身寒阳痿，痰多咳喘，小便不通，经水不畅，白癜风，雀斑。

【用法与用量】　10～15g。

【贮藏】　置干燥处。

【药材标准来源】　《卫生部药品标准》维吾尔药分册 87 页。

蜜 桑 叶

Misangye

ھەسەلدە لايىقلانغان ئۆجمە يوپۇرمىقى

MORI FOLIUM

本品为桑科植物桑 *Morus alba* L. 的干燥叶的炮制加工品。初霜后采收，除去杂质，晒干。

【炮制】　取净桑叶，照蜜炙法（附录Ⅰ）炒至表面深黄色，微有光泽，不黏手。

【性状】　本品呈不规则的碎片。表面深黄色，微有光泽。叶上表面有的有小疣状突起；下表面叶脉突出，小脉网状。质松软，略具黏性。气微，味甜。微苦涩。

【鉴别】　（1）本品粉末黄绿色或黄棕色。上表皮有含钟乳体的大型晶细胞，钟乳体直径 47～77μm。下表皮气孔不定式，副卫细胞 4～6 个。非腺毛单细胞，长 50～230μm。草酸钙簇晶直径 5～16μm；偶见方晶。

（2）取本品粉末 2g，加石油醚（60～90℃）30ml，加热回流 30 分钟，弃去石油醚液，药渣挥干，加乙醇 30ml，超声处理 20 分钟，滤过，滤液蒸干，残渣加热水 10ml，置 60℃水浴上搅拌使溶解，滤过，滤液蒸干，残渣加甲醇 1ml 使溶解，作为供试品溶液。另取桑叶对照药材 2g，同法制成对照药材溶液。照薄层色谱法（《中国药典》2020 年版四部通则 0502）试验，吸取上述两种溶液各 5μl，分别点于同一硅胶 G 薄层板上，以甲苯－乙酸乙酯－甲酸（5：2：1）的上层溶液为展开剂，展开，取出，晾干，置紫外光灯（365nm）下检视。供试品色谱中，在与对照药材色谱相应的位置上，显相同颜色的荧光斑点。

【检查】 杂质 不得过 2%（《中国药典》2020 年版四部通则 2301）。

水分 不得过 15.0%（《中国药典》2020 年版四部通则 0832 第二法）。

总灰分 不得过 13.0%（《中国药典》2020 年版四部通则 2302）。

酸不溶性灰分 不得过 4.5%（《中国药典》2020 年版四部通则 2302）。

【浸出物】 照醇溶性浸出物测定法（《中国药典》2020 年版四部通则 2201）项下的热浸法测定，用无水乙醇作溶剂，不得少于 5.0%。

【含量测定】 照高效液相色谱法（《中国药典》2020 年版四部通则 0512）测定。

色谱条件与系统适用性试验 以十八烷基硅烷键合硅胶为填充剂；以甲醇为流动相 A，以 0.5%磷酸溶液为流动相 B，按下表中的规定进行梯度洗脱；检测波长为 358nm。理论板数按芦丁峰计算应不低于 5000。

时间（分钟）	流动相 A（%）	流动相 B（%）
0～5	30	70
5～10	30→35	70→65
10～15	35→40	65→60
15～18	40→50	60→50

对照品溶液的制备 取芦丁对照品适量，精密称定，用甲醇制成每 1ml 含 0.1mg 的溶液，即得。

供试品溶液的制备 取本品粉末（过三号筛）约 1g，精密称定，置圆底烧瓶中，加甲醇 50ml，加热回流 30 分钟，滤过，滤渣再用甲醇 50ml，同法提取 2 次，合并滤液，减压回收溶剂，残渣用甲醇溶解，转移至 25ml 量瓶中，加甲醇至刻度，摇匀，滤过，取续滤液，即得。

测定法　分别精密吸取对照品溶液与供试品溶液各 10μl，注入液相色谱仪，测定，即得。

本品按干燥品计算，含芦丁（$C_{27}H_{30}O_{16}$）不得少于 0.08%。

【性味与归经】　甘、苦，寒。归肺、肝经。

【功能与主治】　疏散风热，清肺润燥，清肝明目。用于风热感冒，肺热燥咳，头晕头痛，目赤昏花。

【用法与用量】　5～10g。

【贮藏】　置干燥处。

【药材标准来源】　《中国药典》2020 年版一部 310 页。

《湖北省中药饮片炮制规范》2018 年版 92 页。

琐 琐 葡 萄

Suosuoputao

غوْنچه ئۇزوْم

VITIS SUOSUO FRUCTUS

本品为葡萄科植物葡萄 *Vitis vinifera* L. 的干燥成熟果实。秋季果实成熟时，剪下果序，阴干。

【炮制】　取干燥成熟果实，除去果柄及杂质。

【性状】　本品呈类圆形，直径 2～7mm。表面暗红或略带黄绿色，皱缩不平，顶端有一点状突起，底部常有残存的棕红色果柄，长 2～6mm。质较柔软，易撕裂，富糖质。气微，味甜微酸。

【鉴别】　本品粉末砖红色。果皮薄壁细胞含簇晶，直径 8～18μm。纤维梭形，胞腔狭小。蜡质层黄色。果肉细胞含类圆形棕黄色团块状物。

【检查】　杂质　不得过 3%（《中国药典》2020 年版四部通则 2301）。

【性质】　平。

【功能与主治】　生湿生寒，清热消炎，止咳化痰，祛风透疹。用于干热性或胆液质性疾病，呼吸道炎症，发热，急性肺炎，咽喉炎，咳嗽气短，小儿麻疹，急性肝炎。

【用法与用量】　15～30g。

【贮藏】　置阴凉通风处，防蛀。

【药材标准来源】　《卫生部药品标准》维吾尔药分册 88 页。

黄 瓜 子

Huangguazi

خوْاگگوْا ئۇرۇقى

CUCUMERIS SEMEN

本品为葫芦科植物黄瓜 *Cucumis sativus* L. 的干燥成熟种子。秋季果实成熟时，摘下果实，收取种子。

【炮制】　取干燥成熟种子，除去杂质，洗净，晒干。

【性状】　本品呈扁梭形或狭长卵形，长 8～12mm，宽 3～5mm。表面黄白色，平滑，略具光泽；顶端较狭平截，中央有尖凸，下端尖，有白色种脐。种皮革质，从上端破开后可见膜状胚乳，子叶 2 枚，白色。气微，味淡微甘。

【鉴别】　取本品粉末 0.2g，加甲醇 2ml，浸渍 2～3 小时，不断振摇，滤过，滤液作为供试品溶液。另取 β-谷甾醇对照品，加甲醇制成每 1ml 含 1mg 溶液，作为对照品溶液。照薄层色谱法（《中国药典》2020 年版四部通则 0502）试验，吸取上述两种溶液各 10μl，分别点于同一羧甲基纤维素钠为黏合剂的硅胶 G 薄层板上，以石油醚-甲醇（5：1）为展开剂，展开，取出，晾干，喷以 10%硫酸乙醇溶液，在 105℃烘数分钟。供试品色谱中，在与对照品色谱相应的位置上，显相同颜色的斑点。

【检查】　杂质　不得过 3%（《中国药典》2020 年版四部通则 2301）。

过氧化值　不得过 1.0（《中国药典》2020 年版四部通则 2303）。

【性质】　二级湿寒。

【功能与主治】　生湿生寒，降低偏盛胆液质，清热利尿，润燥解渴，退热止痛，通利经水。用于干热性或胆液质病，小便淋漓，中暑口渴，发热身痛，月经不调。

【用法与用量】　10～15g。

【贮藏】　置通风干燥处。

【药材标准来源】　《卫生部药品标准》维吾尔药分册 93 页。

炒 黄 瓜 子

Chaohuangguazi

قورۇلغان خۇاگگۇا ئۇرۇقى

CUCUMERIS SEMEN

本品为葫芦科植物黄瓜 *Cucumis sativus* L. 的干燥成熟种子。秋季果实成熟时，摘下果实，收取种子。

【炮制】　剥去种子外壳，文火微炒，取出，晾凉。

【性状】　本品呈扁梭形或狭长卵形，长 8～12mm，宽 3～5mm。表面微黄色，平滑，略具光泽；顶端较狭平截，中央有尖凸，下端尖，有白色种脐。种皮革质，从上端破开后可见膜状胚乳，子叶 2 枚，白色。气香，味淡微甘。

【鉴别】　取本品粉末 0.2g，加甲醇 2ml，浸渍 2～3 小时，不断振摇，滤过，滤液作为供试品溶液。另取 β－谷甾醇对照品，加甲醇制成每 1ml 含 1mg 溶液，作为对照品溶液。照薄层色谱法（《中国药典》2020 年版四部通则 0502）试验，吸取上述两种溶液各 10μl，分别点于同一羧甲基纤维素钠为黏合剂的硅胶 G 薄层板上，以石油醚－甲醇（5∶1）为展开剂，展开，取出，晾干，喷以 10%硫酸乙醇溶液，在 105℃烘数分钟。供试品色谱中，在与对照品色谱相应的位置上，显相同颜色的斑点。

【检查】　杂质　不得过 3%（《中国药典》2020 年版四部通则 2301）。

过氧化值　不得过 1.0（《中国药典》2020 年版四部通则 2303）。

【性质】　二级湿寒。

【功能与主治】　生湿生寒，降低偏盛胆液质，清热利尿，润燥解渴，退热止痛，通利经水。用于干热性或胆液质病，小便淋漓，中暑口渴，发热身痛，月经不调。

【用法与用量】　10～15g。

【贮藏】　置通风干燥处。

【药材标准来源】　《卫生部药品标准》维吾尔药分册 93 页。

菜　豆

Caidou

سەيپوٚرچاق

PHASEOLI VULGARIS SEMEN

本品为豆科植物菜豆 *Phaseolus vulgaris* L. 的干燥成熟种子。秋季果实成熟后摘取荚，晒干，打下种子，晒干。

【炮制】　取干燥成熟的种子，除去外皮及杂质。

【性状】　本品呈矩圆形、长圆形或肾形，两端略斜平截或钝圆，稍扁，长 11～15mm，宽 8～10mm，厚 6～9mm。表面浅红色或类白色者具不规则的紫红色斑点和条纹，紫红色者具稀疏而细小的白色斑纹或表面全部浅红色或紫红色，无斑纹，平滑，有光泽。种脐白色，椭圆形，稍突起，长 2～2.5mm，宽 1～1.5mm，位于种子腹面的中央，中间凹陷成纵沟，背面有 1 条不明显的棱脊。质坚硬，不易破碎。种皮革质，子叶 2 枚，淡黄白色，肥厚。气微，味淡，嚼之有豆腥气。

【检查】　杂质　不得过 3%（《中国药典》2020 年版四部通则 2301）。

【性质】　二级湿热。

【功能与主治】　滋补机体，润肺化痰，软坚退肿，利尿通经，催乳填精。用于机体虚弱，尿少浮肿，月经不调，乳少面暗，顽痰不化，慢性炎肿。

【用法与用量】　12g。

【贮藏】　置干燥处。

【药材标准来源】　《卫生部药品标准》维吾尔药分册 90 页。

菟 丝 草

Tusicao

سېرىقيوۋگەي

CUSCUTAE HERBA

本品为旋花科植物菟丝子 *Cuscuta chinensis* Lam. 的干燥地上部分。夏、秋二季采收，晒干。

【炮制】　取干燥的地上部分，除去杂质，筛出尘土。

【性状】　本品茎多缠绕成团，棕黄色，柔细。叶退化成鳞片状，多脱落。花簇生于茎节，成球形。常有圆形或扁球形的果实，棕黄色。气微，味苦。

【检查】　杂质　不得过 3%（《中国药典》2020 年版四部通则 2301）。

水分　不得过 8.0%（《中国药典》2020 年版四部通则 0832 第二法）。

总灰分　不得过 13.0%（《中国药典》2020 年版四部通则 2302）。

酸不溶性灰分　不得过 4.0%（《中国药典》2020 年版四部通则 2302）。

【性质】　二级干热。

【功能与主治】　清除异常黑胆质及黏液质，散气通阻，解郁除压，爽心悦志，清脑安神，软坚消肿。用于黑胆质性或黏液质性疾病，寒性抑郁症，神经症，抽筋，失眠，硬性炎肿。

【用法与用量】　35～60g。

【贮藏】　置干燥处。

【药材标准来源】　《卫生部药品标准》维吾尔药分册 91 页。

菠 菜 子

Bocaizi

پالەك ئۇرۇقى

SPINACIAE FRUCTUS

本品为藜科植物菠菜 *spinacia oleracea* L. 的干燥成熟果实。夏、秋采收成熟的果序，晒干后打下果实。

【炮制】　取干燥成熟果实，除去杂质。

【性状】　本品呈三角状类圆形，直径 2～3mm。表面灰白色，略粗糙，在两端常各有 1 枚角刺。果皮坚硬，破碎后可见种皮深棕色，胚乳粉质，白色。无臭，味淡。

【鉴别】　本品粉末淡灰白色至浅灰黄色。厚壁细胞黄色，类椭圆形或多角形。外果皮细胞呈椭圆形，常含粒状物。胚乳细胞多角形，含糊粉粒。中果皮薄壁细胞较大，内含草酸钙簇晶。内果皮纤维呈条形，有的壁孔密集。子叶细胞小。

【检查】　杂质　不得过 3%（《中国药典》2020 年版四部通则 2301）。

【性质】　一级湿寒。

【功能与主治】　生湿生寒，调节异常胆液质，退热利尿，通便止痛，软坚消炎。用于异常胆液质过盛，热性伤寒，发烧不退，体弱，便秘，小便不利，各种结核疾病，热性心痛，内脏疼痛。

【用法与用量】　4～6g。

【贮藏】　置通风干燥处。

【药材标准来源】　《卫生部药品标准》　维吾尔药分册 92 页。

炒 菠 菜 子

Chaobocaizi

قورۇلغان پالەك ئۇرۇقى

SPINACIAE FRUCTUS

本品为藜科植物菠菜 *spinacia oleracea* L. 的干燥成熟果实。夏秋采收成熟的果序，晒干后打下果实。

【炮制】　取菠菜子置锅中，照清炒法（附录Ⅰ）炒至微黄，取出，放凉。用时研成细粉。

【性状】　本品呈三角状类圆形，直径 2～3mm。表面微黄色，略粗糙，在两端常各有 1 枚角刺。果皮坚硬，破碎后可见种皮深棕色，胚乳粉质，白色。微香，味淡。

【鉴别】　本品粉末淡灰白色至浅灰黄色。厚壁细胞黄色，类椭圆形或多角形。外果皮细胞呈椭圆形，常含粒状物。胚乳细胞多角形，含糊粉粒。中果皮薄壁细胞较大，内含草酸钙簇晶。内果皮纤维呈条形，有的壁孔密集。子叶细胞小。

【检查】　杂质　不得过 3%（《中国药典》2020 年版四部通则 2301）。

【性质】　一级湿寒。

【功能与主治】　生湿生寒，调节异常胆液质，退热利尿，通便止痛，软坚消炎。用于异常胆液质过盛，热性伤寒，发热不退，体弱，便秘，小便不利，各种结核疾病，热性心痛，内脏疼痛。

【用法与用量】　4～6g。

【贮藏】　置通风干燥处。

【药材标准来源】　《卫生部药品标准》维吾尔药分册 92 页。

野胡萝卜子

Yehuluobozi

ياۋا سەۋزە ئۇرۇقى

CAROTAE FRUCTUS

本品为伞形科植物野胡萝卜 *Daucus carota* L. 的干燥成熟种子。秋季果实成熟后采收，割取全草或果枝，打下果实，晒干。

【炮制】　取干燥果实，除去杂质。

【性状】　双悬果呈长卵圆形，商品多已裂为分果。分果长椭圆形，半球体状，长约 4mm，宽约 1.5mm。外表淡黄棕色，顶端留有柱头痕迹。脊面隆起，具四条突起的肋线，沿肋线密生横向排列的刺毛，毛长达 0.5mm，肋线间的凹下处散有短柔毛，分果的接合面平坦，有三条脉纹，两侧的二条均作弧形，脉纹上有柔毛。

【鉴别】　本品粉末黄绿色。油管多碎片，深棕色，由多数薄壁细胞组成，分节，直径 50～120μm，节长 170～480μm。钩刺基部宽大，直径 76～266μm，先端渐尖，由多列窄长的薄壁细胞组成。短柔毛主体为一个长形薄壁细胞，其基部有数个表皮细胞，形成枕状垫（枕状毛）。

【检查】　杂质　不得过 3%（《中国药典》2020 年版四部通则 2301）。

水分　不得过 9.0%（《中国药典》2020 年版四部通则 0832 第二法）。

总灰分　不得过 16.0%（《中国药典》2020 年版四部通则 2302）。

酸不溶性灰分　不得过 6.0%（《中国药典》2020 年版四部通则 2302）。

【性质】　二级干，三级热。

【功能与主治】　生干生热，利尿退肿，祛寒通经，温中补胃，燥湿止咳，溶石排石。用于湿寒性或黏液质性疾病，湿寒性胃病，小便不利，肝硬化腹水，经水不下，痰多咳嗽，肾脏结石，膀胱结石。

【用法与用量】　3～5g。

【注意】　热性气质的人群不宜使用。

【贮藏】 置阴凉、干燥、通风处。

【药材标准来源】 《维吾尔药材标准》上册（1992 年版）344 页。

【饮片曾用名】 南鹤虱。

野 葱

Yecong

ياۋا پىياز

ALLII PRATTILIS BULBUS

本品为百合科植物野葱 *Allium prattii* C.H.Wright 的干燥鳞茎。夏、秋季采挖，除去泥砂和残叶，晒干。

【炮制】 取干燥鳞茎，除去泥砂和残叶，晒干。

【性状】 本品圆柱形或狭卵状圆柱形，直径 0.5～1.5cm，长 5～10cm。鳞茎外皮老时红褐色或褐色，纤维状或呈不明显网状。薄膜质，常条裂。外被宿存的纤维状叶鞘，有残存的须根。气微，味微辛。

【检查】 杂质 不得过 2%（《中国药典》2020 年版四部通则 2301）。

水分 不得过 7.0%（《中国药典》2020 年版四部通则 0832 第二法）。

总灰分 不得过 16.0%（《中国药典》2020 年版四部通则 2302）。

酸不溶性灰分 不得过 11.0%（《中国药典》2020 年版四部通则 2302）。

【性质】 二级热，三级干。

【功能与主治】 生干生热，散寒燥湿，散气止痛，利水退肿，生发除腐，通经消炎，消除多余体液。用于湿寒性或黏液质性疾病，神经痛，关节痛，坐骨神经痛，小便不利，月经不调，脾脏肿大，子宫颈炎，斑秃各种疮疡。

【用法与用量】 4～7g。

【贮藏】 置阴凉干燥处。

【药材标准来源】 《卫生部药品标准》维吾尔药分册 94 页。

曼 陀 罗 子

Mantuoluozi

ئەتیاگتقى ئۆرۇقى

DATURAE SEMEN

本品为茄科植物曼陀罗 *Datura stramonium* L. 的干燥成熟种子。秋季果实成熟时割下果枝，打下种子，晒干。

【炮制】　取干燥成熟种子，除去杂质，筛去灰土。

【性状】　本品呈肾形，略扁，长 3～4mm，宽 2.5～3.2mm。表面黑色或棕黑色，具隆起的网纹，遍布小凹点。种脐位于一侧，平坦。气微，味辛辣。

【鉴别】　本品横切面：外种皮呈类方形，常为底和侧面增厚。内层为数列切线延长的棕色薄壁细胞。外胚乳细胞呈扁矩形，切线延长，在种皮内层与外胚乳之间夹有颓废层。内胚乳细胞多角形，较大，内含脂肪油滴及蛋白质粒。

【检查】　杂质　不得过 3%（《中国药典》2020 年版四部通则 2301）。

【性质】　四级干寒。

【功能与主治】　生干生寒，安神，止痛，固涩，壮阳，催眠，消炎。用于湿热性或血液质性疾病，"乃孜乐"性感冒，头痛，风湿性关节痛，早泄滑精，失眠，痔疮，漏症，痈肿，牙周炎。

【用法与用量】　0.05～0.1g。

【注意】　本品有毒。

【贮藏】　置阴凉干燥处。

【药材标准来源】　《卫生部药品标准》维吾尔药分册 95 页。

曼 陀 罗 叶

Mantuoluoye

ئت ياگقى يوپۇرمقى

STRAMONII FOLIUM

本品为茄科植物曼陀罗 *Datura stramonium* L. 的干燥叶。夏季采摘，晒干。

【炮制】　取干燥叶，除去杂质。

【性状】　本品呈卵形，长 5～20cm，宽 3～12cm。叶先端尖，叶基部狭楔形，不对称；叶柄暗棕色，长 1～5cm；叶缘为不规则的缺刻锯齿。上面呈暗绿色，几无毛，下面呈黄绿色，光滑，在叶脉处稍被疏柔毛。质脆，易破碎。气特异，味苦。

【鉴别】　本品粉末黄绿色。非腺毛由 2～4 个细胞组成。腺毛由 1～2 个细胞柄及 1～8 个细胞头组成。薄壁细胞中含簇晶、方晶和砂晶。气孔椭圆形，由 3～4 个副卫细胞组成。导管为螺纹、环纹。

【检查】　杂质　不得过 2%（《中国药典》2020 年版四部通则 2301）。

【性质】　二级热，三级干。

【功能与主治】　生干生热，祛寒燥湿，散气止痛，利尿退肿，生发除腐，通经消炎，消除多余体液。用于湿寒性或黏液质性疾病，神经痛，关节痛，瘫痪，坐骨神经痛，小便不利，月经不调，脾脏肿大，子宫颈炎，斑秃，各种疮疡。

【用法与用量】　0.05～0.1g。

【注意】　本品有毒。

【贮藏】　置干燥通风处。

【药材标准来源】　《卫生部药品标准》维吾尔药分册 96 页。

甜 瓜 子 仁

Tianguaziren

قوغۇن ئۇرۇقى

MELO SEMEN

本品为葫芦科植物甜瓜 *Cucumis melo* L. 的干燥成熟种子的炮制加工品。夏秋果实成熟时，收集种子，洗净，晒干。

【炮制】 除去杂质。用时剥去外壳，取仁备用。

【性状】 本品呈扁平长卵形，无外壳。表面黄白色，平滑。顶端稍尖，基部钝圆。胚乳白色，膜质。子叶类白色。气香，味淡。

【检查】 **杂质** 不得过3%（《中国药典》2020年版四部通则2301）。

酸值 不得过3.5（《中国药典》2020年版四部通则2303）。

过氧化值 不得过1.0（《中国药典》2020年版四部通则2303）。

【性质】 一级热，二级湿。

【功能与主治】 生湿生热，清理肾肠膀胱，利尿排石，开通肝阻，止咳化痰，补肾填精，祛斑生辉。用于干寒性或黑胆质性疾病，泌尿系统结石，尿闭便秘，肝脏炎肿，咽燥喉干，咳嗽黏痰，肾虚精少，各种黑斑。

【用法与用量】 5～10g。

【贮藏】 置阴凉干燥处。

【药材标准来源】 《卫生部药品标准》维吾尔药分册107页。

炒甜瓜子仁

Chaotianguaziren

قورۇۋلغان قوغۇۋن ئۇۋرۇۋقى

MELO SEMEN

本品为葫芦科植物甜瓜 *Cucumis melo* L. 的干燥成熟种子的炮制加工品。夏秋果实成熟时，收集种子，洗净，晒干。

【炮制】　取净选甜瓜子仁，剥去外壳、取其仁，置锅中，文火炒至微黄色，香气逸出，取出，晾凉。

【性状】　本品呈扁平长卵形。表面微黄色，平滑。顶端稍尖，基部钝圆。胚乳白色，膜质。子叶类白色。气香，味淡。

【检查】　杂质　不得过 3%（《中国药典》2020 年版四部通则 2301）。

酸值　不得过 3.5（《中国药典》2020 年版四部通则 2303）。

过氧化值　不得过 1.0（《中国药典》2020 年版四部通则 2303）。

【性质】　一级热，二级湿。

【功能与主治】　生湿生热，清理肾、肠、膀胱，利尿排石，开通肝阻，止咳化痰，补肾填精，祛斑生辉。用于干寒性或黑胆质性疾病，泌尿系统结石，尿闭便秘，肝脏炎肿，咽燥喉干，咳嗽黏痰，肾虚精少，各种黑斑。

【用法与用量】　5～10g。

【贮藏】　置阴凉干燥处。

【药材标准来源】　《卫生部药品标准》维吾尔药分册 107 页。

麻 雀 脑

Maquenao

قوْچقاچ مېڭىسى

PASSERIS ENCEPHALON

本品为文鸟科动物麻雀 *Passer montanus* Linnaeus 的干燥头部。

【炮制】　全年捕捉成鸟，取其头，除去皮、嘴、眼及残肉，干燥。

【性状】　本品顶面观呈类圆锥形或近菱形，底面观略呈菱形，侧面观略呈半圆球形，长 1.5～2cm，宽 1.4～1.5cm。额顶呈圆形，灰白色，光滑，沿鼻骨中线至额骨中有一凹槽，长 1～1.5cm，眶间距约 0.5cm，眶孔类圆形，直径约 0.9cm，枕骨后方可见枕骨大孔或残存颈椎 1～2 节，有的残留上颌骨。额骨薄而脆，易剖开，剖开后可见棕色薄片状脑髓。气微腥，味咸。

【性质】　二级干热。

【功能与主治】　生干生热，激发性欲，填精壮阳，补肾轻耳，温宫助孕。用于湿寒性或黏液质性疾病，湿寒性性欲减退，精少阳痿，肾虚耳聋，宫寒不孕。

【用法与用量】　3～5g。

【贮藏】　置阴凉干燥处。

【药材标准来源】　《卫生部药品标准》维吾尔药分册 97 页。

鹿 角 胶 珠

Lujiaojiaozhu

بوْغا مۇْگگوْز يىلىم قاتىمسى

COLLA CORNUS CERVI

本品为鹿角经水煎煮、浓缩制成的固体胶。将鹿角锯段，漂泡洗净，分次水煎，滤过，合并滤液（或加入白矾细粉少量），静置，滤取胶液，浓缩（可加适量黄酒、冰糖和豆油）至稠膏状，冷凝，切块，晾干，即得炮制加工品。

【炮制】 将蛤粉置锅内，中火加热炒至灵活状态，投入鹿角胶（块），不断翻炒，炒至鼓起成圆球形，内无溏心时取出，筛去蛤粉，晾凉。

每 100kg 鹿角胶（块），用蛤粉 30～50kg。

【性状】 本品呈类圆形。表面黄白色或淡黄色，光滑，附有蛤粉细粉。质松泡而易碎，断面中空略成海绵状，淡黄色。气微，味微甜。

【鉴别】 取本品粉末 0.4g，加 70%乙醇 5ml，超声处理 15 分钟，滤过，滤液作为供试品溶液。另取甘氨酸对照品，加 70%乙醇制成每 1ml 含 0.5mg 的溶液，作为对照品溶液。照薄层色谱法（《中国药典》2020 年版四部通则 0502）试验，吸取上述两种溶液各 5μl，分别点于同一以羧甲基纤维素钠为黏合剂的硅胶 G 薄层板上，以正丁醇–冰醋酸–水（3∶1∶1）为展开剂，展开，取出，晾干，喷以茚三酮试液，在 105℃加热至斑点显色清晰。供试品色谱中，在与对照品色谱相应的位置上，显相同颜色的斑点。

【检查】 其他 应符合胶剂项下有关的各项规定（《中国药典》2020 年版四部通则 0184）。

【性味与归经】 甘、咸，温。归肾、肝经。

【功能与主治】 温补肝肾，益精养血。降低黏腻之性，矫正不良气味，质地酥脆，便于服用和粉碎。用于肝肾不足所致的腰膝酸冷，阳痿遗精，虚劳羸瘦，崩漏下血，便血尿血，阴疽肿痛。

【用法用量】 3～6g，烊化兑服。

【贮藏】 密闭。

【药材标准来源】 《中国药典》2020 年版一部 335 页。

绿　豆

Lüdou

كۆك ماش

PHASEOLI RADIATI SEMEN

本品为豆科植物绿豆 *Phaseolus radiatus* L. 的干燥成熟种子。秋季果实成熟采收，晒干后打下种子。

【炮制】 取干燥成熟种子，除去杂质，筛去灰土。

【性状】 本品呈短圆矩形，长 4～6mm。表面绿黄色或暗绿色，有光泽。种脐位于一侧上端，长约为种子的 1/3，呈白色纵向线形。种皮薄而韧，剥离后露出淡黄绿色或黄白色的种仁，子叶 2 枚，肥厚。质坚硬。无臭，味微甘。

【鉴别】 本品粉末灰白色或类白色。淀粉粒极多，主为单粒，直径 3～30μm，长 43μm，脐点短缝状、星状或点状，有的辐射状开裂，少数层纹可见，以边缘较明显。种皮栅状细胞成片。

【检查】 杂质　不得过 3%（《中国药典》2020 年版四部通则 2301）。

【性质】 一级湿寒。

【功能与主治】 生湿生寒，调节异常胆液质，清热解毒，消暑利尿，消炎止痢，消除各种干热性偏盛的症状。用于干热性或胆液质性疾病，中暑发热，干热性口腔炎、咽喉炎、腹泻、咳嗽，麻疹。

【用法与用量】 50～70g。

【贮藏】 干燥通风处保存，防虫蛀。

【药材标准来源】 《维吾尔药材标准》上册（1992 年版）325 页。

琥　珀

Hupo

سامانتارتقو

SUCCINUM

本品为古代松科松属植物的树脂，埋藏地下经年久转化而成的化石样物质。全年均可采收，除去泥沙及煤屑。

【炮制】 除去杂质，用时粉碎。

【性状】 本品呈不规则块片或粗颗粒状。表面淡黄色、黄棕色或至深棕色、血红色；光滑或凹凸不平；透明至半透明；具树脂样光泽。体较轻，质较酥脆，研之易碎。摩擦带电，可吸附纸屑、毛发等轻小物体。气微或微有松脂味，味淡，嚼之无砂砾感。

煤珀　为不规则多角形或颗粒状。表面淡黄色、黄棕色或至深棕色、黑褐色。有光泽，质坚硬，研之不易碎。断面有玻璃样光泽。燃之有微青黑色烟，熄灭时有白烟。气微或微有煤油味，味淡，嚼之无砂砾感。

【鉴别】　（1）本品粉末淡棕黄色或棕色。琥珀属非晶质均质体，于偏光镜下全黑，无偏光特性。

（2）取琥珀细粉 0.5g，置烧杯中，加石油醚 10ml，超声处理 10 分钟，滤过，取滤液，加 1%的乙酸铜溶液 10ml，石油醚层应为无色。

【检查】　杂质　不得过 3%（《中国药典》2020 年版四部通则 2301）。

水分　不得过 2.0%（《中国药典》2020 年版四部通则 0832 第二法）。

【浸出物】　照醇溶性浸出物测定法（《中国药典》2020 年版四部通则 2201）项下的热浸法测定，用乙醇作溶剂，不得少于 50.0%。

【性质】　寒热中等，二级干。

【功能与主治】　生干止血，燥湿止泻，爽心悦志，防腐生肌，健胃补肾，通利小便。主治各种内外出血，痢疾带血，心虚心烦，各种创伤，胃肾两虚，小便不畅。

【用法与用量】　1.5g。外用适量。

【贮藏】　置阴凉干燥处。

【药材标准来源】　新疆维吾尔自治区药品监督管理局药材标准 2017YC－0004。

葫　芦　子

Huluzi

قاپاق ئۇرۇقى

LAGENARIAE SEMEN

本品为葫芦科植物葫芦 *Lagenaria siceraria*（Molina）Standl. 的干燥成熟种子。秋季果实成熟时采摘，除去外壳，晒干。

【炮制】　取干燥成熟种子，除去杂质，用时剥取种仁。

【性状】　本品略呈三角状长卵形，扁平，长约 2cm，宽约 1cm，厚约 4mm，顶端略尖，下端较宽，上下端两侧增厚呈角状突起。表面白色或灰绿色，扁面两侧各有 2 条浅色纵向条纹，端角增厚部色亦浅。内有长卵形子叶 2 枚，乳白色，富油性。气微，味淡，微甘。

【鉴别】　本品种皮横切面：外种皮细胞碎小，排列不整齐而稀疏，外被角质层。内种皮外侧为 2～3 列石细胞，内侧为 6～8 层薄壁细胞。子叶表皮外为角质层，子叶薄壁组织含大量油滴及糊粉粒。

【检查】　杂质　不得过 2%（《中国药典》2020 年版四部通则 2301）。

酸值　不得过 3.0（《中国药典》2020 年版四部通则 2303）。

过氧化值　不得过 0.2（《中国药典》2020 年版四部通则 2303）。

【性质】　二级湿寒。

【功能与主治】　生湿生寒，调节异常胆液质，退热清肝，润燥解渴，利尿降糖。用于干热性或胆液质性疾病，发热心烦，口渴头痛，热性肝炎，糖尿病。

【用法与用量】　5～10g。

【注意】　湿寒性气质的人群不宜使用。

【贮藏】　置阴凉干燥处。防虫蛀。

【药材标准来源】　《维吾尔药材标准 上册》（1992 年版）355 页。

棉　花　花

Mianhuahua

كېۋەز چېچكى

GOSSYPII FLOS

本品为锦葵科植物草棉 *Gossypium herbaceum* L. 或陆地棉 *Gossypium hirsutum* L. 的干燥花。秋季花开未落地时采收，晒干或阴干。

【炮制】　除去杂质及梗、叶，筛去灰屑。

【性状】　本品呈筒状，多皱缩，长 2.5～5.0cm。花萼杯状，5 齿裂，三角形，具散在的点状黑腺点。花瓣 5 片，紧密抱合；基部圆筒状黄白色，延伸到顶端渐变成紫色。有时可见未脱落的苞片，苞片 3 枚，基部分离，心形，边缘有 7～9 细长齿裂。雄蕊多数，花丝连合成筒状。质脆，气微，味微苦涩。

【鉴别】（1）本品粉末棕灰色。花粉粒淡黄色，球形、长椭圆形或钝三角形，直径200～400μm；外壁具刺状突起，具有长条形萌发沟。非腺毛长420～860μm，单个或者呈星状，细胞壁较光滑。导管多为螺纹导管。草酸钙簇晶直径16～20μm，存在于薄壁细胞中，常排列成行。花冠表皮表面观细胞呈不规则形，细胞壁波状弯曲。花柱表皮细胞呈绒毛状，表面观排列成网状。

（2）取本品粉末1g，加甲醇30ml，超声处理10分钟，滤过，滤液回收溶剂至干，残渣加甲醇2ml使溶解，作为供试品溶液。另取金丝桃苷对照品，加甲醇制成每1ml含1mg的溶液，作为对照品溶液。照薄层色谱法（《中国药典》2020年版四部通则0502）试验，吸取上述两种溶液各2μl，分别点于同一聚酰胺薄膜上，以甲醇－冰醋酸－水（3∶2.5∶4.5）为展开剂，展开，取出，晾干，喷以三氯化铝乙醇试液，置紫外光灯（365nm）下检视。供试品色谱中，在与对照品色谱相应的位置上，显相同颜色的荧光斑点。

【检查】　杂质　不得过3%（《中国药典》2020年版四部通则2301）。

水分　不得过8.0%（《中国药典》2020年版四部通则0832第二法）。

总灰分　不得过14.0%（《中国药典》2020年版四部通则2302）。

【浸出物】　照醇溶性浸出物测定法（《中国药典》2020年版四部通则2201）项下的热浸法测定，用50%乙醇作溶剂，不得少于18.0%。

【含量测定】　照高效液相色谱法（《中国药典》2020年版四部通则0512）测定。

色谱条件与系统适用性试验　以十八烷基硅烷键合硅胶为填充剂；以乙腈－甲醇（14∶2）为流动相A，以1.0%醋酸溶液为流动相B，按以下表中的规定进行梯度洗脱；检测波长为256nm；柱温为25℃。理论板数按金丝桃苷峰计算应不低于4000。

时间（分钟）	流动相A（%）	流动相B（%）
0～37	16	84
37～42	16→63	84→37
42～48	63	37
48～55	63→16	37→84

对照品溶液的制备　取金丝桃苷对照品适量，精密称定，加甲醇制成每1ml含50μg

的溶液，即得。

供试品溶液的制备　取本品粉末（过三号筛）约 0.5g，精密称定，置具塞锥形瓶中，精密加入甲醇 50ml，密塞，称定重量，超声处理（功率 250W，频率 40kHz）30 分钟，放冷，再称定重量，用甲醇补充减失的重量，摇匀，滤过，取续滤液，即得。

测定法　分别精密吸取对照品溶液与供试品溶液各 10μl，注入液相色谱仪，测定，即得。本品按干燥品计算，含金丝桃苷（$C_{21}H_{20}O_{12}$）不得少于 0.20%。

【性质】　湿热。

【功能与主治】　生湿生热，安神催眠，芳香开窍，营养神经，补心悦志。用于干寒性或黑胆质性疾病，干寒性脑神经疾病，心悸心慌，心神不宁，失眠，抑郁不解，脑力下降，神经衰弱。

【用法与用量】　15g。

【贮藏】　置阴凉干燥处。

【药材标准来源】　《卫生部药品标准》维吾尔药分册 98 页。

酥　油
Suyou
سېرىق ماي
BOVIS TAURI OLEUM

本品为牛科动物黄牛 *Bos taurus domesticus* Gmelin 或牦牛 *Bos grunniens* L.、山羊 *Capra hircus* L.、绵羊 *Ovisaries* L. 的乳经加工制成的油。

【炮制】　酥油经加热后油、水分离，取油层即可。

【性状】　本品为淡黄色半流体的油脂。味香、无异味。

【检查】　酸值　不得过 1.0（《中国药典》2020 年版四部通则 0713）。

【性质】　一级湿热。

【功能与主治】　生湿生热，养身肥体，润肺止咳，消炎退肿，软筋松肌，润肤防腐，化脓愈伤，润肠通便，止泻止痢，催吐解毒。用于干寒性或黑胆质性疾病，形瘦体差，胸燥干咳，各种炎肿，筋肌抽紧，皮肤干燥，创口不合，大便干燥，腹泻痢疾，误服毒药。

【用法与用量】 适量。

【注意】 引起阻塞。

【贮藏】 置阴凉处。

【药材标准来源】 《维吾尔药材标准 上册》（1992 年版）351 页。

黑 木 耳

Heimu'er

قارا قۇلاق

AURICULARIAE FRUCTIFICATIO

本品为木耳科真菌木耳 *Auricularia auricula*（L.ex Hook）Underw. 的干燥子实体。主产于新疆、甘肃、陕西、四川等地。夏秋季采收，晒干。

药材以肥厚、完整、紫褐色者为佳。

【炮制】 黑木耳　取原药材，除去杂质，洗净，晒干。用时打碎。

炒黑木耳　取净黑木耳，置锅内，用文火加热，炒至表面稍变色时，出锅，放凉。用时捣碎。

醋制黑木耳　取净黑木耳，加醋拌匀，晒干。

每净木耳 10kg，用米醋 5kg。

【饮片规格】 黑木耳　无破碎、无杂质。

炒黑木耳　表面不焦。

醋制黑木耳　有醋香气，味酸。

【性状】 黑木耳　呈不规则块状，多卷缩。表面光滑，呈黑褐色或紫褐色。近革质，质脆，易折断。以水浸泡则膨胀，色泽转淡，呈棕褐色，柔润而微透明，表面有滑润的黏液。气微香，味淡。

炒黑木耳　形如黑木耳。质更脆。

醋制黑木耳　形如黑木耳。具醋香气，味酸。

【检查】　总灰分　黑木耳、炒黑木耳和醋制木耳均不得过 4.5%（《中国药典》2020 年版四部通则 2302）。

酸不溶性灰分　黑木耳、炒黑木耳和醋制木耳均不得过 0.8%（《中国药典》2020 年版四部通则 2302）。

【性味与归经】　甘，平。归胃、大肠经。

【功能与主治】　补气养血，止血，润肺止咳，降压，抗癌。用于肠风，血痢，血淋，崩漏，痔疮，肺虚久咳，高血压，子宫颈癌，阴道癌。

【用法与用量】　3～9g。

【贮藏】　置阴凉干燥处。

【药材标准来源】　《甘肃省中药饮片炮制规范》2009 年版 280 页。

黑　芥　子

Heijiezi

قارا قچا

BRASSICAE NIGRAE SEMEN

本品为十字花科植物黑芥 *Brassica nigra*（L.）Koch. 的干燥成熟种子。夏末秋初果实成熟时割下，晒干，打下种子。

【炮制】　取干燥成熟种子，除去杂质。

【性状】　本品呈类球形，直径 1～1.5mm。表面棕褐色、红棕色或浅棕色，在放大镜下可见粗糙的网状小窝，并附着白色膜片状物。用水浸泡后去掉种皮，可见黄色胚乳，内有黄绿色子叶 2 枚。无臭，味辛辣。

【鉴别】　本品横切面：表皮细胞呈长方形，含黏液质。巨细胞半月形。栅状细胞长短不一，侧壁及内壁增厚，黄棕色。颓废层为多列薄壁细碎细胞组成。色素细胞 2 列，长方形，含黑色素。外胚乳 1 列，含蛋白质粒。内胚乳呈颓废状，内为子叶细胞，含油滴及蛋白质粒。

【检查】　杂质　不得过 3%（《中国药典》2020 年版四部通则 2301）。

水分　不得过 7.0%（《中国药典》2020 年版四部通则 0832）。

总灰分　不得过 7.0%（《中国药典》2020 年版四部通则 2302）。

酸不溶性灰分　不得过 1.0%（《中国药典》2020 年版四部通则 2302）。

【性质】　三级干热。

【功能与主治】　清涤湿寒浊液，燥化脑胃的湿性，消食祛滞。用于湿寒感冒，头痛头胀，关节痛，疝疮痈疽，食欲不振。

【用法与用量】　6～9g。

【注意】　对各种创伤有害。

【贮藏】　置阴凉干燥处。

【药材标准来源】　《卫生部药品标准》维吾尔药分册 100 页。

黑 果 越 橘

Heiguoyueju

MYRTILLI HERBA

本品系哈萨克族习用药材，为杜鹃花科植物黑果越桔 *Vaccinium myrtillus* L. 的干燥地上部分。夏、秋二季开花时采割，阴干。

【炮制】　除去杂质，切段。

【性状】　本品呈不规则的段。茎圆柱形，表面颜色灰绿色或黄绿色，无毛，具锐棱，质硬而脆，易折断。断面略平整而质密，皮部黑褐色或灰绿色，木部黄白色。叶卵形，边缘具细锯齿，两面无毛，叶脉纤细，脉络清晰，叶表面平坦，背面突起。气微，味微。

【鉴别】　（1）本品粉末黄绿色。茎表皮细胞类长方形，内含簇晶及方晶；气孔不定式。淀粉粒单粒，层纹不明显，脐点棒状或不明显。纤维成束。螺纹导管众多。

茎横切面：表皮为 2～3 列薄壁细胞或有时脱落，多角形，壁略增厚。皮层为数列薄壁细胞。韧皮部狭窄。木质部由导管、木纤维组成，导管环状排列或呈放射状排列，有时均木化。可见形成层。中央有髓，内含淀粉粒。

（2）取本品粗粉 0.1g，加甲醇 10ml，超声 10 分钟，放冷，滤过，滤液蒸干，残渣加甲醇 1ml 使溶解，作为供试品溶液。另取金丝桃苷对照品，加甲醇制成每 1ml 含 0.5mg 的溶液，作为对照品溶液。照薄层色谱法（《中国药典》2020 年版四部通则 0502）试验，吸取上述两种溶液各 3μl，分别点于同一硅胶 G 薄层板上，以乙酸乙酯－甲酸－水（8∶1∶1）为展开剂，展开，取出，晾干，喷以 5%三氯化铝溶液，加热，置紫外光灯（365nm）下检视，供试品色谱中，在与对照品色谱相应的位置上，显相同颜色的荧光斑点。

【检查】　水分　不得过 9.0%（《中国药典》2020 年版四部通则 0832 第二法）。

总灰分　不得过 9.0%（《中国药典》2020 年版四部通则 2302）。

【浸出物】　照水溶性浸出物测定法（《中国药典》2020 年版四部通则 2201）项下的热浸法测定，不得少于 15.0%。

【功能与主治】　苦，凉；散风止痛，解毒利尿，收敛止泻，滋补强壮。用于肾炎，尿路感染，肠炎腹泻，体虚，腰膝酸软，前列腺炎。

【用法与用量】　5～10g。

【贮藏】　置阴凉干燥处。

【药材标准来源】　新疆维吾尔自治区药品监督管理局药材标准 2018YC－0001。

黑　胡　椒

Heihujiao

قارىمۇچ

PIPERNIS NIGRI FRUCTUS

本品为胡椒科植物胡椒 *Piper nigrum* L. 的干燥近成熟果实。秋末至次春果实呈暗绿色时采收，晒干。

【炮制】　取干燥近成熟果实，除去杂质及灰屑，用时粉碎成细粉。

【性状】　本品呈球形，直径 3.5～5mm。表面黑褐色，具隆起网状皱纹，顶端有细小花柱残迹，甚至有白果轴脱落的疤痕。质硬，外果皮可剥离，中果皮灰白色或淡黄色。切断面黄白色，粉性，中有小空隙。气芳香，味辛辣。

【鉴别】 取本品粉末 0.5g，加无水乙醇 5ml，超声处理 30 分钟，过滤，滤液作为供试品溶液。另取胡椒碱对照品，置棕色量瓶中，加无水乙醇制成每 1ml 含 4mg 的溶液，作为对照品溶液。照薄层色谱法（《中国药典》2020 年版四部通则 0502）试验，吸取上述两种溶液各 5μl，分别点于同一硅胶 G 薄层板上，以甲苯－乙酸乙酯－丙酮（7：2：1）为展开剂，展开，取出，晾干，喷以 10%硫酸乙醇溶液，加热至斑点显色清晰。供试品色谱中，在与对照品色谱相应的位置上，显相同颜色的斑点。

【检查】 杂质 不得过 3%（《中国药典》2020 年版四部通则 2301）。

水分 不得过 15.0%（《中国药典》2020 年版四部通则 0832）。

总灰分 不得过 5.0%（《中国药典》2020 年版四部通则 2302）。

酸不溶性灰分 不得过 1.0%（《中国药典》2020 年版四部通则 2302）。

【性质】 三级干热。

【功能与主治】 生干生热，消食开胃，通气除胀，止咳化痰，补脑止痛。用于湿寒性或黏液质性疾病，胃寒纳差，消化不良，脘腹气胀，咳嗽痰多，脑虚头痛，牙痛。

【用法与用量】 2～4g。

【注意】 热性气质的人不宜使用。

【贮藏】 置阴凉干燥处，密闭保存。

【药材标准来源】 《维吾尔药材标准 上册》（1992 年版）337 页。

黑 蚂 蚁

Heimayi

قارا چوْموْله

POLYRHACHIS

本品为蚁科昆虫双齿多刺蚁 *Polyrhachis dives* Smith. 的干燥虫体。夏秋捕获，用沸水烫死，取出，晾干。

【炮制】 取干燥虫体，除去杂质。

【性状】　本品呈长条状，多卷曲，完整者长 10～15mm。全体为黑色，略具光泽，由头、胸、腹三部分组成。头圆三角状，有触角和复眼各 1 对。胸部有足 3 对，与腹部相接处狭。腹部较大，有 5 个环节。气特异，味咸。

【鉴别】　本品粉末黑褐色。体壁碎片多见，黑褐色至棕褐色，细胞呈类方形或矩形，有长圆锥状刚毛。触角碎片褐色，有时可见节，具疏刺毛。足节碎片具多数刺毛。

【检查】　杂质　不得过 2%（《中国药典》2020 年版四部通则 2301）。

【性质】　干热。

【功能与主治】　生干生热，散寒壮阳，燥湿除白，散气轻耳，解毒退肿。用于湿寒性或黏液质性疾病，阴寒阳痿，白癜风，气滞耳重，耳鸣，淋巴结肿大，冻疮。

【用法与用量】　3～6g。外用适量。

【注意】　有毒，口服引起腹部不适。

【贮藏】　置干燥处。

【药材标准来源】　《卫生部药品标准》维吾尔药分册 101 页。

湖　　蛙

Huwa

ئۇچقۇر پاقا

RIDIBUNDA RANA

本品为蛙科动物湖蛙 *Rana ridibunda* Pollas. 的干燥全体。生殖季节捕捉，剖腹，除去内脏，用线绳拴着，洗净，晒干。

【炮制】　取干燥蛙体，除去爪甲及杂质，刷去灰土。

【性状】　本品全体瘦干萎缩，体长（吻端至后肢趾端）10～15cm，身长（吻端至尾端）3～5cm。头部略呈马蹄形，长与宽几相等，由胸至腹渐狭，两侧呈纵行的棱，脊柱及肋明晰可见。全体背部黑褐色，头部腹面淡灰色至暗灰色，胸、腹、四肢腹面及前肢腋部红褐色至暗褐色。味涩。

【性质】　一级湿热。

【功能与主治】　生湿生热，散气解毒，清血祛风，通阻止痛，利尿退肿，止血敛疮。用于干寒性或黑胆汁性疾病，各种气源性疮疡，各种漏症，顽固性皮肤病，性病梅毒，各种出血，外伤疼痛，小便不利，水肿。

【用法与用量】　1～3g。

【注意】　多为外用，内服过量引起心悸，恶心。

【贮藏】　置通风干燥处，防蛀。

【药材标准来源】　《卫生部药品标准》维吾尔药分册 102 页。

疏花蔷薇果

Shuhuaqiangweiguo

ئازغان مۆنچقى

ROSAE LAXAE FRUCTUS

本品为蔷薇科植物疏花蔷薇 *Rosa laxa* Retz. 的干燥果实。秋季果实成熟或近成熟时采摘，阴干。

【炮制】　取干燥成熟的果实，除去杂质，筛去灰土。

【性状】　本品呈圆形或卵圆形，长 1～1.4cm，直径 0.6～1.3cm。表面红色，多皱缩，顶端略尖凸，有 5 枚宿存的萼片，雄蕊多数，雌蕊单一，柱头头状，基部略膨胀，中央凹入，果梗宿存或脱落。果皮厚，肉质，内含种子 9～38 粒及大量白毛。种子类椭圆形，表面光滑，浅黄褐色，种脐圆形。味甘酸。

【鉴别】　本品粉末红色。果皮表皮细胞类三角形或多角形，直径 15～40μm，内含红色分泌物。中果皮细胞类长方形，壁厚，内含方晶。内果皮细胞大，圆形。种皮木纤维成群，直径 18～40μm，壁厚 4～7μm，胞腔小。厚壁细胞成群，直径 18～40μm，壁厚约 3μm。种皮石细胞成群或散在，椭圆形、圆形或圆三角形，直径 20～60μm，壁厚约 10μm。种皮纤维成束，壁稍增厚，胞腔较大，直径约 15μm，厚 6μm，壁孔圆形。油滴众多，圆形，黄色。花粉粒圆形，椭圆形或桃形，直径约 25μm。非腺毛众多，直径 10～40μm，有的胞腔内含黄色分泌物。导管螺纹或梯纹。草酸钙簇晶直径 12～16μm。方晶直径 12～15μm。

【检查】　杂质　不得过 3%（《中国药典》2020 年版四部通则 2301）。

【性质】　二级干寒。

【功能与主治】　生干生寒，燥湿明目，固精缩尿，止泻止带，止汗止痛，止咳平喘，止痒。用于湿热性或血液质性疾病，各种眼疾，遗精频繁，尿量增多，腹泻不止，白带增多，腰腿酸痛，咳嗽气喘，皮肤瘙痒。

【用法与用量】　3～5g。

【注意】　脾脏功能弱者不宜使用。

【贮藏】　置通风干燥处，防蛀。

【药材标准来源】　《卫生部药品标准》维吾尔药分册 103 页。

【饮片曾用名】　蔷薇果。

炒　蒲　黄
Chaopuhuang
قورۇلغان يېكەن توزغقى
POLLEN TYPHAE

本品为香蒲科植物水烛香蒲 *Typha angustifolia* L.、东方香蒲 *Typha orientalis* Presl 或同属植物的干燥花粉的炮制加工品。

【炮制】　取净蒲黄，照清炒法（附录Ⅰ）炒至黄褐色。

【性状】　本品为黄褐色粉末。体轻，放水中则漂浮水面。手捻有滑腻感，易附着手指上。气微，味淡。

【鉴别】　（1）本品粉末黄褐色。花粉粒类圆形或椭圆形，直径 17～29μm，表面有网状雕纹，周边轮廓线光滑，呈凸波状或齿轮状，具单孔，不甚明显。

（2）取本品粉末 2g，加 80%乙醇 30ml，加热回流 1 小时，滤过，滤液蒸干，残渣加乙酸乙酯 10ml，加热使溶解，滤过，滤液浓缩至约 2ml，作为供试品溶液。另取异鼠李素对照品，加乙酸乙酯制成每 1ml 含 1mg 的溶液，作为对照品溶液。照薄层色谱法（《中国药典》2020 年版四部通则 0502）试验，吸取供试品溶液 10～15μl、对照品溶液 5μl，分别点于同一硅胶 GF$_{254}$ 薄层板上，以甲苯－乙酸乙酯－甲酸（5∶2∶1）为展开剂，展开，取出，晾干，置紫外光灯（254nm）下检视。供试品色谱中，在与对照品色谱相应的位置上，显相同颜色的斑点。

（3）取本品粉末 2g，加 80% 乙醇 50ml，冷浸 24 小时，滤过，滤液蒸干，残渣加水 5ml，使溶解，滤过，滤液加水饱和的正丁醇提取 2 次，每次 5ml，合并提取液，蒸干，残渣加乙醇 2ml 使溶解，作为供试品溶液。另取异鼠李素－3－O－新橙皮苷对照品、香蒲新苷对照品，加乙醇分别制成每 1ml 各含 1mg 的溶液，作为对照品溶液。照薄层色谱法（《中国药典》2020 年版四部通则 0502）试验，吸取供试品溶液 5～10μl、对照品溶液 5μl，分别点于同一硅胶 GF$_{254}$ 薄层板上，以乙酸乙酯－丁酮－甲酸－水（5∶3∶1∶1）为展开剂，展开，取出，晾干，置紫外光灯（254nm）下检视。供试品色谱中，在与对照品色谱相应的位置上，显相同颜色的斑点。

【检查】　杂质　取本品 10g，称定重量，置七号筛中，保持水平状态过筛，左右往返，边筛边轻叩 2 分钟。取不能通过七号筛的杂质，称定重量，计算，不得过 10%。

水分　不得过 13.0%（《中国药典》2020 年版四部通则 0832 第二法）。

总灰分　不得过 10.0%（《中国药典》2020 年版四部通则 2302）。

酸不溶性灰分　不得过 4.0%（《中国药典》2020 年版四部通则 2302）。

【浸出物】　照醇溶性浸出物测定法（《中国药典》2020 年版四部通则 2201）项下的热浸法测定，用乙醇作溶剂，不得少 15.0%。

【含量测定】　照高效液相色谱法（《中国药典》2020 年版四部通则 0512）测定。

色谱条件与系统适用性试验　以十八烷基硅烷键合硅胶为填充剂；以乙腈－水（15∶85）为流动相；检测波长 254nm。理论板数按异鼠李素－3－O－新橙皮苷峰计算应不低于 5000。

对照品溶液的制备　取异鼠李素－3－O－新橙皮苷对照品适量，精密称定，加甲醇制成每 1ml 含 50μg 的溶液，即得。

供试品溶液的制备　取本品约 0.5g，精密称定，置 50ml 容量瓶中，加甲醇 45ml，超声处理（功率 250W，频率 20kHz）30 分钟，放冷，加甲醇至刻度，摇匀，滤过，取续滤液，即得。

测定法　分别精密吸取对照品溶液 10μl 和供试品溶液 20μl，注入液相色谱仪，测定，即得。

本品按干燥品计算，含异鼠李素－3－O－新橙皮苷（$C_{28}H_{32}O_{16}$）不得少于 0.04%。

【性味与归经】　甘，平。归肝、心包经。

【功能与主治】　止血，化瘀，通淋。用于吐血，衄血，咯血，崩漏，外伤出血，经闭痛经，脘腹刺痛，跌扑肿痛，血淋涩痛。

【用法与用量】　5～9g，包煎。外用适量，敷患处。

【注意】　孕妇慎用。

【贮藏】　置通风干燥处，防蛀。

【药材标准来源】　《中国药典》2020 年版一部 368 页。

《山东省中药炮制规范》下册 2012 年版 686 页。

《湖北省中药饮片炮制规范》2018 年版 99 页。

榅 桲 子

Wenpozi

بىيه ئۇرۇقى

CYDONIAE SEMEN

本品为蔷薇科植物榅桲 *Cydonia oblonga* Mill. 的干燥种子。秋季果实成熟时采摘果实，除去果肉，晒干。

【炮制】　取干燥成熟种子，除去杂质。

【性状】　本品呈扁心形，长 6.5～7.5mm，宽 3.5～4.5mm。表面紫红色或紫褐色，较平滑略有光泽。一端尖，另一端钝圆，左右不对称，脉纹不明显。种皮较厚而硬，子叶 2 枚，乳白色，富油性。气微，味淡。

【鉴别】　本品粉末棕红色。栅状细胞呈长方形，具明显或不明显的纹理，无色，径向 60～80μm，切向 20～25μm。厚壁细胞棕红色，扁平，多层重叠。子叶细胞呈不规则形，常多个相连，直径 12～20μm。油滴众多。

【检查】　杂质　不得过 3%（《中国药典》2020 年版四部通则 2301）。

【性质】　二级湿寒。

【功能与主治】　生湿退热，调节异常胆液质，清热润喉，润肺止咳，愈伤止泻。用于干热性或胆液质性疾病，发热舌燥，伤寒，肺结核咳嗽，肠疡腹泻。

【用法用量】　3～5g。

【注意】　胃寒人群不宜使用。

【贮藏】　置阴凉干燥处。

【药材标准来源】　《卫生部药品标准》维吾尔药分册 104 页。

楬　桲　果

Wenpoguo

بیه

CYDONIAE FRUCTUS

本品为蔷薇科植物楬桲 *Cydonia oblonga* Mill. 的成熟果实。

【炮制】　取成熟果实，除去果皮及种子，或纵切成两瓣或厚片，晒干。

【性状】　本品呈梨状，常纵切成两半或厚片。外皮黄棕色或暗红色，皱缩不平，肉厚而粗，切面呈小颗粒状，边缘不卷曲。隔瓤淡黄棕色。果核棕黑色，脱落或存在。气芳香，味酸甜。

【鉴别】　本品粉末棕色或黄棕色。果皮表皮细胞黄棕色，多角形，壁厚。石细胞多单个散离，呈卵圆、类圆或长椭圆形，孔沟明显，胞腔狭小，长为 30～40μm，直径约 40μm。单细胞毛多弯曲，有的内含黄棕色物，直径约 10μm。网纹导管少见。果皮栅状细胞少见。淀粉粒较多，单粒或 3～5 个组成的复粒。小方晶直径 7.5～12.5μm。

【性质】　**甜楬桲** 湿热。**酸楬桲** 干寒。

【功能与主治】　补胃开胃，止恶止泻，补脑益心，悦志安神，止咳化痰。用于肠胃疾病，食欲不振，肝炎胃炎，消化不良，恶心腹泻，心慌心悸，烦躁咳嗽，对小儿胃肠道有特殊疗效。

【用法与用量】　10～30g。

【注意】　慎用。引起呃逆、肌肉抽筋。

【贮藏】　置阴凉通风处，防蛀。

【药材标准来源】　《卫生部药品标准》维吾尔药分册 105 页。

楸　荚　粉

Qiujiafen

كامالا

KAMALA

本品为大戟科植物粗糠柴 *Mallotus philippensis*（Lam.）Müll. Arg 果实表面的毛茸。采下成熟的果实，置于篮中干燥，摩擦搓揉抖落毛茸。

【炮制】　取干燥毛茸，除去果实及杂质。

【性状】　本品为细粒状、浮动性粉末，棕红色。轻微振荡之，其灰色部分（毛茸）聚集于表面，红色粉沉于下面。无臭，无味。

【鉴别】　（1）取本品少许置水中，样品浮于水面之上，使水溶液微变红色。

（2）本品粉末棕红色。腺毛球形，直径 40～100μm，由多数短棒状细胞组成，呈放射状排列，细胞周围及间隙含红色分泌物。非腺毛星状，壁厚，无色，长 50～150μm。

【检查】　总灰分　不得过 6.0%（《中国药典》2020 年版四部通则 2302）。

【性质】　二级干热。

【功能与主治】　生干生热，驱除肠虫，燥湿祛寒，清除异常体液和过多的湿性，敛疮愈伤，防腐生肌，泻下通便，祛风止痒。用于湿寒性或黏液质性疾病，肠内寄生虫，大便秘结，湿寒性中耳炎，外用可治疮口不收，湿疹奇痒。

【用法与用量】　3～6g。

【注意】　肠胃功能弱者不宜使用。

【贮藏】　密闭，置阴凉干燥处。

【药材标准来源】　《卫生部药品标准》维吾尔药分册 99 页。

【饮片曾用名】　吕宋楸荚粉。

硼　砂

Pengsha

تەنكار

BORAX

本品为天然产硼砂 *Borax* 经加工精制而成的结晶 $Na_2B_4O_7 \cdot 10H_2O$。硼砂形成于硼盐湖的干涸沉积中，也有成盐产于干燥地区的土壤内。

【炮制】　取硼砂，除去杂质，捣碎或研细入药。

【性状】　呈棱形、柱形或粒状结晶，大小不一。无色透明或白色半透明，具玻璃样光泽，质较重，易破碎。气无，味苦咸。日久则分化成白色粉末，微有脂肪样光泽。

【鉴别】　本品水溶液显钠盐和硼酸盐的鉴别反应（《中国药典》2020 年版四部通则 0301）。

（1）钠盐反应：取铂丝，用盐酸湿润后，蘸取供试品，在无色火焰中燃烧，火焰即显鲜黄色。

取供试品的中性溶液，加醋酸氧铀锌试液，即发生黄色沉淀。

（2）硼酸盐反应：取供试品溶液加盐酸成酸性后，能使姜黄试纸变成棕红色；放置干燥颜色即变深，用氨试液湿润，即变成绿黑色。

【检查】　**溶液的澄清度**　取本品 0.5g，加水 10ml 溶解后，溶液应澄清；如显浑浊，与 2 号浊度标准液（《中国药典》2020 年版四部通则 0902）比较，不得更浓。

氯化物　取本品 0.25g，依法检查（《中国药典》2020 年版四部通则 0801），与标准氯化钠溶液 0.5ml 制成的对照液比较，不得更浓（0.02%）。

硫酸盐　取本品 0.50g，依法检查（《中国药典》2020 年版四部通则 0802），与标准硫酸钾溶液 2.0ml 制成的对照液比较，不得更浓（0.04%）。

重金属　取本品 1.0g，加水 16ml 溶解后，滴加 1mol/L 盐酸溶液至遇刚果红试纸变蓝紫色，再加水适量使成 25ml，依法检查（《中国药典》2020 年版通则 0821 第一法），含重金属不得过百万分之十。

【含量测定】　**硼砂**　取本品 0.4g，精密称定，加水 25ml 溶解后，加 0.05% 甲基橙溶液

1 滴，用盐酸滴定液（0.1mol/L）滴定至橙红色，煮沸 2 分钟，冷却，如溶液显黄色，继续滴定溶液显橙红色，加中性甘油〔取甘油 80ml，加水 20ml，与酚酞指示液 1 滴，用氢氧化钠滴定液（0.1mol/L）滴定至粉红色〕80ml，与酚酞指示液 8 滴，用氢氧化钠滴定液（0.1mol/L）滴定至显粉红色。每 1ml 氢氧化钠滴定液（0.1mol/L）相当于 9.534mg 的 $Na_2B_4O_7 \cdot 10H_2O$。

本品含 $Na_2B_4O_7 \cdot 10H_2O$ 应为 99.0%～105.0%。

【性质】　三级干热。

【功能与主治】　通便消炎，排气消胀，消食开胃，理气止痛，通利经水。用于大便干结，中耳炎，痔疮，气阻腹胀，积食纳差，胃脘胀痛，经水不通。

【用法与用量】　0.5～1g。外用适量。

【注意】　对脑、心、肝有害。

【贮藏】　置干燥处，防尘。

【药材标准来源】　《维吾尔药材标准　上册》（1992 年版）366 页。

煅　硼　砂

Duanpengsha

کۆيدۇرۇلگەن تەنكار

BORAX

本品为天然产硼砂 *Borax* 经加工精制而成的结晶 $Na_2B_4O_7 \cdot 10H_2O$ 的炮制加工品。硼砂形成于硼盐湖的干涸沉积中，也有成盐产于干燥地区的土壤内。

【炮制】　将净硼砂适当粉碎，置煅锅内武火加热，煅至鼓起小泡成雪白酥松块状，取出，放凉，碾碎。

【性状】　本品呈白色粉末，体轻，不透明，无光泽。

【鉴别】　本品水溶液显钠盐和硼酸盐的鉴别反应（《中国药典》2020 年版四部通则 0301）。

（1）钠盐反应：取铂丝，用盐酸湿润后，蘸取供试品，在无色火焰中燃烧，火焰即显鲜黄色。

取供试品的中性溶液，加醋酸氧铀锌试液，即发生黄色沉淀。

（2）硼酸盐反应：取供试品溶液加盐酸成酸性后，能使姜黄试纸变成棕红色；放置干燥颜色即变深，用氨试液湿润，即变成绿黑色。

【检查】　**溶液的澄清度**　取本品 0.5g，加水 10ml 溶解后，溶液应澄清；如显浑浊，与 2 号浊度标准液（《中国药典》2020 年版四部通则 0902）比较，不得更浓。

氯化物　取本品 0.25g，依法检查（《中国药典》2020 年版四部通则 0801），与标准氯化钠溶液 0.5ml 制成的对照液比较，不得更浓（0.02%）。

硫酸盐　取本品 0.50g，依法检查（《中国药典》2020 年版四部通则 0802），与标准硫酸钾溶液 2.0ml 制成的对照液比较，不得更浓（0.04%）。

重金属　取本品 1.0g，加水 16ml 溶解后，滴加 1mol/L 盐酸溶液至遇刚果红试纸变蓝紫色，再加水适量使成 25ml，依法检查（《中国药典》2020 年版通则 0821 第一法），含重金属不得过百万分之十。

【性质】　三级干热。

【功能与主治】　通便消炎，排气消胀，消食开胃，理气止痛，通利经水。用于大便干结，中耳炎，痔疮，气阻腹胀，积食纳差，胃脘胀痛，经水不通。

【用法与用量】　0.5～1g。外用适量。

【贮藏】　置干燥处，防尘。

【药材标准来源】　《维吾尔药材标准　上册》（1992 年版）366 页。

睡　莲　花

Shuilianhua

نىلۇپەر

NYMPHAEAE FLOS

本品为睡莲科植物雪白睡莲 *Nymphaea candida* C. Presl 的干燥花蕾。夏季采摘花蕾,晒干。

【炮制】　取干燥花朵，除去杂质。

【性状】　本品呈圆锥形或长圆形，花蕾长 2.5～4cm，直径约 2cm，花托略呈方形。花萼 4，革质，近离生，长卵状披针形，无毛，表面绿色或棕黄色。剥去花萼可见白色花瓣

15～25，卵圆形。雄蕊 30～40 枚，花药线形，长约 10mm，花丝扁平，几与花药等长。子房球形或椭圆形，无花柱或极短，柱头 5～15 枚，密排成轮状，中央有一凹陷窝。气微，味淡。

【鉴别】　本品粉末黄白色。非腺毛海星状或单细胞毛。腺毛由 2～3 个细胞或单细胞组成，类圆形或椭圆形。支撑细胞大，有众多方晶。花粉粒类圆形，直径 32～54μm，具刺状突起。石细胞椭圆形。导管螺纹。

【检查】　杂质　不得过 3%（《中国药典》2020 年版四部通则 2301）。

水分　不得过 11.0%（《中国药典》2020 年版四部通则 0832 第二法）。

总灰分　不得过 13.0%（《中国药典》2020 年版四部通则 2302）。

酸不溶性灰分　不得过 3.0%（《中国药典》2020 年版四部通则 2302）。

【性质】　二级湿寒。

【功能与主治】　生湿生寒，成熟异常胆液质，湿脑安神，清热补心，降热养肝，消炎止咳，润喉解渴。用于干热性或胆液质性疾病，干热性脑虚，心虚，肝虚，热性感冒，干性咳嗽，咽干喉燥，心烦口渴。

【用法与用量】　3～9g。

【注意】　膀胱功能弱者不宜使用。

【贮藏】　置阴凉干燥处。

【药材标准来源】　《卫生部药品标准》维吾尔药分册 111 页。

炒　蜂　房

Chaofengfang

قوروۇلغان ھەرە كۆنىكى

NIDUS VESPAE

本品为胡蜂科昆虫果马蜂 *Polistes olivaceous*（DeGeer）、日本长脚胡蜂 *Polistes japonicus* Saussure 或异腹胡蜂 *Parapolybia varia* Fabricius 的巢。秋、冬二季采收，晒干或略蒸，除去死蜂死蛹，干燥。

【炮制】　取净蜂房块，照清炒法（附录Ⅰ）炒至焦褐色。

【性状】 本品呈不规则的扁块状，有的似莲房状，大小不一。表面焦褐色。腹面有多数整齐的六角形房孔，孔径 3～4mm 或 6～8mm；偶见背面有 1 个或数个黑色短柄。体轻，质韧，略有弹性。气微，味辛淡。

【检查】 杂质 不得过 2%（《中国药典》2020 年版四部通则 2301）。

水分 不得过 12.0%（《中国药典》2020 年版四部通则 0832 第二法）。

总灰分 不得过 10.0%（《中国药典》2020 年版四部通则 2302）。

酸不溶性灰分 不得过 5.0%（《中国药典》2020 年版四部通则 2302）。

【性味与归经】 甘，平。归胃经。

【功能与主治】 攻毒杀虫，祛风止痛。用于疮疡肿毒，乳痈，瘰疬，皮肤顽癣，鹅掌风，牙痛，风湿痹痛。

【用法与用量】 3～5g。外用适量，研末油调敷患处，或煎水漱或洗患处。

【贮藏】 置通风干燥处，防压，防蛀。

【药材标准来源】 《中国药典》2020 年版一部 373 页。

《山东省中药炮制规范》下册 2012 年版 704 页。

《湖北省中药饮片炮制规范》2018 版 104 页。

煅 蜂 房

Duanfengfang

کۆيدۇرۇلگەن ھەرە كۆنىكى

NIDUS VESPAE

本品为胡蜂科昆虫果马蜂 *Polistes olivaceous*（DeGeer）、日本长脚胡蜂 *Polistes japonicus* Saussure 或异腹胡蜂 *Parapolybia varia* Fabricius 的巢的炮制加工品。秋、冬二季采收，晒干或略蒸，除去死蜂、死蛹，晒干。

【炮制】 取净蜂房块，置耐火容器内，加盖，用盐泥封口，用中火煅烧至透，冷却后取出，用时掰碎或研细入药。

【性状】 本品呈不规则的块状，大小不一。表面黑褐色。体轻，质韧，略有弹性。气微，味涩。

【检查】　杂质　不得过2%（《中国药典》2020年版四部通则2301）。

【性味与归经】　甘，平。归胃经。

【功能与主治】　增强疗效，降低毒性，利于制剂。用于痈疽，瘰疬，牙痛，癣疮，风湿痹痛，瘾疹瘙痒。

【用法与用量】　3～5g。外用适量，研末油调敷患处，或煎水漱或洗患处。

【贮藏】　置通风干燥处，防压，防蛀。

【药材标准来源】　《中国药典》2005年版一部249页。

《山东省中药炮制规范》2002年版500页。

炼　蜂　蜜
Lianfengmi
چەككىلەنگەن ھەسەل
MEL

本品为蜜蜂科昆虫中华蜜蜂 *Apis cerana* Fabricius 或意大利蜂 *Apis mellifera* Linnaeus 所酿的蜜的炮制加工品。春至秋季采收，滤过。

【炮制】　取蜂蜜，置不锈钢锅内，煮沸，除去泡沫，滤出杂质及死蜂，继续炼至金黄色，黏度增强，取出放凉。

【性状】　本品为半透明、带光泽、浓稠的液体，黄色或橘黄色至黄褐色，放久或遇冷渐有白色颗粒状结晶析出，稍黏，气芳香，味极甜。

相对密度　本品如有结晶析出，可置于不超过60℃的水浴中，待结晶全部融化后，搅匀，冷至25℃，照相对密度测定法项下的韦氏比重秤法（《中国药典》2020年版四部通则0601）测定，应在1.35以上。

【检查】　酸度　取本品10g，加新沸过的冷水50ml，混匀，加酚酞指示液2滴与氢氧化钠滴定液（0.1mol/L）4ml，应显粉红色，10秒钟内不消失。

淀粉和糊精　取本品2g，加水10ml，加热煮沸，放冷，加碘试液1滴，不得显蓝色、绿色或红褐色。

5-羟甲基糠醛 取蜂蜜约 5.0g，精密称定，置 50ml 量瓶中，加水约 25ml 溶解，加 15%亚铁氰化钾溶液及 30%醋酸锌溶液各 0.5ml，加水至刻度（必要时加乙醇 1 滴消除泡沫），摇匀，用干燥滤纸滤过，精密量取续滤液各 5ml，分别置于甲、乙两个具塞试管中，甲管加水 5.0ml，乙管加新制的 0.2%亚硫酸氢钠溶液 5.0ml 作空白，混匀，照紫外-可见分光光度法（《中国药典》2020 年版四部通则 0401），在 284nm 和 336nm 的波长处测定吸光度。

在 284nm 与 336nm 波长处的吸光度差不得大于 0.34。

【**性味与归经**】 甘，平。归肺、脾、大肠经。

【**功能与主治**】 补中，润燥，止痛，解毒。用于脘腹虚痛，肺燥干咳，肠燥便秘；外治疮疡不敛，水火烫伤。

炼制则性偏温，以补脾润肺之力胜。

【**用法与用量**】 15～30g。

【**贮藏**】 置阴凉处。

【**药材标准来源**】 《中国药典》2020 年版一部 374 页。

《湖北省中药饮片炮制规范》2018 年版 69 页。

蜀 葵 花

Shukuihua

ئاقلەيلى گۆلى

ALTHAEAE ROSEAE FLOS

本品为锦葵科植物蜀葵 *Althaea rosea*（L.）Gavan. 的干燥花。夏季采摘，晒干。

【**炮制**】 取干燥花朵，除去花梗等杂质，筛去尘土。

【**性状**】 本品呈不规则圆柱状或长卵形，长 3～5cm，少数带有花萼的残片。花冠 5 瓣或重瓣，多黏结成团，用水湿润展开后呈倒卵形，先端边缘具不规则齿裂或全缘，基部爪的两侧有成簇密集的茸毛。花瓣白色、黄色、紫色或红色，质柔韧而薄，干时稍脆。雄蕊多数，花丝联合成筒状，花药黄色。气微芳香，味淡。

【鉴别】　本品粉末棕色（因品种不同有差异）。花粉粒圆球形，淡黄色，直径 100～120μm，外壁具刺状突起，萌发孔不明显。单细胞长 30～50μm，直径 10～25μm，壁薄。花瓣表皮细胞波状，有时可见方晶或簇晶。导管多为螺纹，直径约 10μm。有时可见星状毛。

【检查】　杂质　不得过 3%（《中国药典》2020 年版四部通则 2301）。

水分　不得过 12.0%（《中国药典》2020 年版四部通则 0832 第二法）。

总灰分　不得过 13.0%（《中国药典》2020 年版四部通则 2302）。

酸不溶性灰分　不得过 2.0%（《中国药典》2020 年版四部通则 2302）。

【性质】　湿寒。

【功能与主治】　生湿生寒，成熟异常胆液质，湿脑清醒，清热止痛，清肠除疡，利尿排石。用于干热性或胆液质性疾病，脑部发烧，头脑不清，头热疼痛，热性坐骨神经痛，关节痛，肠道溃疡，膀胱结石。

【用法与用量】　6～10g。

【注意】　胃功能弱者人群不宜使用。

【贮藏】　置阴凉干燥处，防潮。

【药材标准来源】　《卫生部药品标准》维吾尔药分册 106 页。

新疆圆柏果
Xinjiangyuanbaiguo
شىنجاڭ ئارچا مېۋىسى
SABINAE VULGARE FRUCTUS

本品为柏科植物叉子圆柏 *Juniperus sabina* Linnaeus 的果实。秋季果实成熟时采摘，晒干。

【炮制】　取干燥果实，除去杂质。

【性状】　本品为浆果状球果，呈椭圆形或类圆形，长轴直径 0.6～1.2cm，短轴直径 0.6～1.0cm。表面棕黑色或棕褐色，常有灰白色蜡样粉霜，擦去粉霜后，具光泽，有众多细皱缩纹，顶端略突起，基部略平坦，一端有浅黄色至黄绿色果柄残基及 4 枚宿存萼片。果肉黄绿色，有 1 粒椭圆形种子，长 4～7mm，种皮棕黄色，种脐棕色，位于种子顶端，种皮骨质。气辛香，味微辛麻而稍苦。

【鉴别】　本品粉末棕色。果皮石细胞巨大不规则，常带角状突起，胞腔极大，壁厚约 6μm，孔沟不明显，长 100～400μm，宽 50～200μm。种皮石细胞成群或散在，壁孔明显，长 30～300μm，宽 20～80μm，壁厚约 15μm。管胞网纹或具缘纹孔。气孔少见不定式。油室大。

【检查】　杂质　不得过 3%（《中国药典》2020 年版四部通则 2301）。

【性质】　二级干热。

【功能与主治】　生干生热，散寒通经，温中散气，利尿通淋，排脓生肌，除斑生发。用于湿寒性或黏液质性疾病，寒性闭经，经水不畅，胃寒腹胀，湿性尿闭，腹水，小便淋沥，陈旧脓疮，牙龈糜烂，斑秃黑斑。

【用法与用量】　4～6g。

【注意】　肺脏功能弱者不宜使用。

【贮藏】　置阴凉处，防蛀。

【药材标准来源】　《卫生部药品标准》维吾尔药分册 108 页。

新 疆 酸 李

Xinjiangsuanli

شىنجاڭ قارا ئۆرۈكى

FRUCTUS PRUNI SOGDIANAE

本品为蔷薇科植物樱桃李 *Prunus cerasifera* Ehrhart 的干燥成熟或近熟果实。8～9 月果实成熟时采集，洗净，阴干后闷至紫黑色。

【炮制】　取干燥成熟或近熟果实，去除杂质，洗净，阴干后闷至紫黑色。

【性状】　本品呈卵形或长卵形，长 1.5～2.5cm。表面紫黑色，皱缩不平，肉质，基部有圆形果梗痕。果肉肉质。果核椭圆形，略扁，黄色，坚硬，破开后内有淡黄色种子 1 粒。气微，味酸甜。

【检查】　杂质　不得过 3%（《中国药典》2020 年版四部通则 2301）。

【性质】 二级湿寒。

【功能与主治】 清除黑胆质，调和胆液质，退热止咳，止泄。用于发烧咳嗽，头痛流涕，腹泻口渴，牙根松动，呕恶喉痛。

【用法与用量】 6～12g。

【注意】 寒性气质的人群不宜使用。

【贮藏】 置阴凉干燥处。

【药材标准来源】 《卫生部药品标准》维吾尔药分册 109 页。

新 疆 鬣 蜥

Xinjiangliexi

شنجاك كەسلەنچۆكى

AGAMA STOLICZKANA

本品为鬣蜥科动物新疆鬣蜥 *Agama stoliczkana* Blanford. 的干燥体。5～9 月捕捉，剖腹，除去内脏，洗净，晒干。

【炮制】 取干燥体，除去爪甲及异物，刷去灰土。

【性状】 全体干瘪皱缩，头体长约 30cm，头呈卵状三角形，头顶灰白色或灰褐色，颏及喉部灰白色，有的具大理石样花纹。吻鳞长大于宽。背部呈棕灰色，杂以棕色和白色鳞片。腹部白色或灰白色。背鳞呈六角形，覆瓦状排列，大小不等，肋鳞甚小，体鳞显著小于背鳞，背脊向两侧 6～10 行由白色鳞片形成的横纹。尾鳞呈环状，具强棱，尾椎约 40 枚，每枚具 4 环。

【性质】 三级干热。

【功能与主治】 壮阳，理血，通经，消肿。用于性欲低下，阳事不举，跌打损伤，小便不利，月经不调及皮肤色斑。

【用法与用量】 5～15g。

【贮藏】 置通风干燥处，防蛀，防霉。

【药材标准来源】 《卫生部药品标准》维吾尔药分册 110 页。

酸 梅

Suanmei

PRUNI SPINOSAE FRUCTUS

本品为蔷薇科植物黑刺李 *Prunus spinosa* L. 的干燥成熟或近熟果实。8～9 月果实成熟时采集。

【炮制】 取干燥成熟果实，除去杂质，洗净，干燥。以个大、肉厚、柔润，味酸甜者为佳。

【性状】 本品呈卵形或长卵形，长 1.5～2.5cm。表面紫黑色皱缩不平，肉质，基部有圆形果梗痕。果核坚硬，椭圆形，略扁，黄色。破开后内有淡黄色种子 1 粒。气微，味酸甜。

【性质】 一级湿寒。

【功能与主治】 清热解毒，除黑胆汁，胆液性呕吐，止渴止咳，止痢止泻，降心火，治皮肤瘙痒，除胃肠中污水。用于发烧，呕吐，口渴，心火旺，恶心，腹泻，头痛，流清涕，扁桃腺炎，齿根松动。

【用法与用量】 10～30 粒。

【注意】 寒性气质的人群不宜使用。

【贮藏】 置通风干燥阴凉处。

【药材标准来源】 《维吾尔药材标准 上册》（1992 年版）379 页。

醋 罂 粟 壳

Cuyingsuqiao

ئاچچىقسۇدا لايىقلانغان كۆكنار پوستى

PAPAVERIS PERICARPIUM

本品为罂粟科植物罂粟 *Papaver somniferum* L. 的干燥成熟果壳的炮制加工品。秋季将已割取浆汁后的成熟果实摘下，破开，除去种子及枝梗，干燥。

【炮制】　取净罂粟壳碎片或丝，加食用醋拌匀，闷润，置锅内，炒干。

每 100kg 罂粟壳丝，用食用醋 30kg。

【性状】　本品呈碎片或丝状，表面深黄色，微有光泽；有纵向排列的假隔膜，棕黄色，上面密布略突起的棕褐色小点。体轻，质脆。有醋气，味酸。

【鉴别】　取本品粉末 2g，加甲醇 20ml，加热回流 30 分钟，趁热滤过，滤液蒸干，残渣加甲醇 1ml 使溶解，作为供试品溶液。另取吗啡对照品、磷酸可待因对照品和盐酸罂粟碱对照品，加甲醇制成每 1ml 各含 1mg 的混合溶液，作为对照品溶液。照薄层色谱法（《中国药典》2020 年版四部通则 0502）试验，吸取上述两种溶液各 2～4µl，分别点于同一用 2%氢氧化钠溶液制备的硅胶 G 薄层板上，以甲苯-丙酮-乙醇-浓氨试液（20：20：3：1）为展开剂，展开，取出，晾干，置紫外光灯（365nm）下检视。供试品色谱中，在与对照品色谱相应的位置上，显相同颜色的荧光斑点，再依次喷以稀碘化铋钾试液和亚硝酸钠乙醇试液，显相同颜色的斑点。

【检查】　杂质（枝梗、种子）　不得过 3%（《中国药典》2020 年版四部通则 2301）。

【性味与归经】　酸、涩，平，有毒。归肺、大肠、肾经。

【功能与主治】　敛肺，涩肠，止痛。用于久咳，久泻，脱肛，脘腹疼痛。

【用法与用量】　3～6g。

【注意】　本品易成瘾，不宜常服；儿童禁用。

【贮藏】　置干燥处，防蛀。

【药材标准来源】　《中国药典》2020 年版一部 386 页。

樟　　脑
Zhangnao

كامپۇر

CAMPHORA

本品为樟科植物樟树 *Cinnamomum camphora* （L.）Presl. 中提取制成（天然樟脑）或

用化学合成法制得（合成樟脑）。

【炮制】　取樟脑，除去杂质，研成细粉入药。

【性状】　本品为白色结晶性粉末，加少量的乙醇、三氯甲烷或乙醚，易研碎成细粉；有刺激性特臭，味初辛，后清凉；在常温中易挥发，燃烧时发生黑烟及有光的火焰。

【鉴别】　（1）本品粉末白色。在显微镜下呈大小不等的方形或长方形以及聚集体，透明，边缘较暗。

（2）取本品加乙醇制成每 1ml 含 2.5mg 的溶液，照紫外–可见光分光光度法（《中国药典》2020 年版四部通则 0401）测定，在 230～350nm 范围内测定吸光度，仅在 289±1nm 处有最大吸收峰，其吸光度约为 0.53。

【检查】　不挥发物　取本品 2g，在 100℃加热使樟脑全部挥发并干燥至恒重，遗留残渣不得过 1mg。

水分　取本品 1g，加石油醚 10ml，应澄明溶解。

【性质】　四级干寒。

【功能与主治】　清热，解毒，止痛，兴奋。用于肺炎咳嗽、肌肉痛、腰痛、关节痛、腹胀、痢疾、神经衰弱、发烧等。

【用法与用量】　0.15～0.3g。外用适量。

【注意】　寒性气质人群不宜使用。

【贮藏】　密闭。

【药材标准来源】　《维吾尔药材标准　上册》（1992 年版）389 页。

橄　榄　油
Ganlanyou

زەيتۇن يېغى

OLIVARUM OLEUM

本品为木犀科植物橄榄 *Olea europaea* L. 的成熟果实的脂肪油。夏季果实成熟时，采集果实，用冷压法得到的脂肪油。

【炮制】　取脂肪油，过滤，除去杂质。

【性状】　本品为透明的黄色或黄绿色澄清液体，味微特异。

本品易酸败。8℃时开始混浊，0℃时凝结成晶性块。

【性质】　二级湿热。

【功能与主治】　软化发散体液，消石，止痛，杀虫。用于筋骨关节疼痛，体内各种结石，皮肤粗糙不华，各种肠道寄生虫。

【用法与用量】　6～12g。

【贮藏】　密闭，置阴凉干燥处。

【药材标准来源】　《卫生部药品标准》维吾尔药分册77页。

穆 库 没 药

Mukumoyao

مۇكۇل

COMMIPHORAE MUKUL RESINA

本品为橄榄科植物穆库没药树 *Commiphora mukul*（Hook. ex Stocks）Engl. 的干燥树脂。7、8 月间割裂树干，使树脂流出，10 月至次年 2 月采收，阴干。

【炮制】　除去杂质，用时粉碎过二号筛，用韭菜汁溶解备用。

【性状】　本品呈大小不等的团块状，常黏有原植物树皮或残枝。表面黄棕色至棕褐色，半透明或不透明。破碎面有蜡样或玻璃样光泽。遇热软化变黏，冷时质脆。具特异香气，味苦。

【鉴别】　（1）取本品少量，用微火灼烧，有多烟火焰，具特异香气。

（2）取本品 0.1g，加水 10ml，振摇，有泡沫产生，溶液呈乳白色至浅棕色，杂质越少，溶液色越白。

（3）取本品 0.5g，置锥形瓶中，加石油醚 10ml，超声处理 10 分钟，滤过，滤液加 1%的乙酸铜溶液 10ml，石油醚层应为无色。掺伪品久置石油醚层蓝绿色变深，下层溶液可见絮状物或变浑浊。

【检查】　水分　不得过 5.0%（《中国药典》2020 年版四部通则 0832 第四法）。

总灰分　不得过 8.0%（《中国药典》2020 年版四部通则 2302）。

酸不溶性灰分　不得过 3.0%（《中国药典》2020 年版四部通则 2302）。

【性味】　二级干，三级热，味淡。

【功能与主治】　清除异常黏液质，生干生热，软坚消肿，强筋养肌，润肠通便，止咳化痰，消炎止痛，除湿、止血、通经、利尿。主治湿寒性或黏液质性疾病，如痔疮肿胀、颈淋巴结核，瘫痪，面瘫，肢颤症，大便不畅，咳嗽，痰多，小关节痛、坐骨神经痛。

【用法与用量】　3～6g。

【贮藏】　置阴凉干燥处。

【药材标准来源】　新疆维吾尔自治区药品监督管理局药材标准 2017YC－0012。

薰 衣 草
Xunyicao
ئۇستقۇددۇس
LAVANDULAE HERBA

本品为唇形科植物狭叶薰衣草 *Lavandula angustifolia* Mill. 的干燥地上部分。夏季采摘，阴干。

【炮制】　取干燥地上部分，除去杂质，抢水洗，稍润，用时切段，低温干燥。

【性状】　本品为段状。茎方形，密被白色茸毛，折断面淡黄白色或灰白色，有时可见中央有细小的空腔。轮伞花序生于枝的上部，花萼二唇形，筒状，长约 5mm，具 5 齿，其中 1 齿特肥大；花二唇形，蓝色，长 6～10mm。气芳香，味辛凉。

【鉴别】　本品叶的横切面：上、下表皮细胞各 1 列，排列整齐，椭圆形或长方形，切向延长，壁显著增厚，外壁角质化，上表皮细胞较下表皮细胞大，上下表皮均生有较多的分枝状毛、腺鳞及少数腺毛。维管束外韧式，在表皮与维管束之间有 3～5 列厚角组织细胞。栅栏组织细胞 2～3 列。海绵组织细胞多角形，有油滴及粒状物。

【检查】　杂质　不得过 3%（《中国药典》2020 年版四部通则 2301）。

水分　不得过 9.0%（《中国药典》2020 年版四部通则 0832 第四法）。

总灰分　不得过 11.0%（《中国药典》2020 年版四部通则 2302）。

酸不溶性灰分　不得过 2.0%（《中国药典》2020 年版四部通则 2302）。

【性质】　二级干热。

【功能与主治】　生干生热，清除异常黏液质，清脑补脑，强筋健肌，消炎止痛，祛风散寒，养经安神。用于湿寒性或黏液质性疾病，瘫痪面瘫，颤抖症，癫痫，健忘，神经衰弱，抑郁症，坐骨神经痛，关节骨痛。

【用法与用量】　3～9g。

【注意】　热性气质的人群不宜使用。

【贮藏】　置阴凉干燥处。

【药材标准来源】　《卫生部药品标准》维吾尔药分册 112 页。

薰 鲁 香

Xunluxiang

مەستىكى

MASTICHE

本品为漆树科植物黏胶乳香树 *Pistacia lentiscus* L. 的树脂。将树皮纵长割伤，树脂流出凝固，收集。

【炮制】　取树脂，除去杂质。

【性状】　本品呈泪滴状或卵圆形，直径 3～8mm。新鲜品外表近于无色，有光泽，半透明，质脆，断面透明，玻璃样；陈旧者灰黄色而无光泽，质脆，破碎面呈贝壳状，有玻璃样光泽。气微芳香，味苦。

咀嚼时先碎成沙粒状，后软化成可塑性胶团。不粘牙齿。与水共研，不形成乳状液体。

【检查】　杂质　不得过 3%（《中国药典》2020 年版四部通则 2301）。

【性质】　二级末干热。

【功能与主治】　消散胃中寒气，清除机体污物，补脑养心，利肝益肾。用于寒性胃痛，感冒头痛，口咽炎肿，忧郁神乱，心慌腹胀，肾弱耳聋，小便不利，大便秘结，月经不调。

【用法与用量】　1～2g。

【贮藏】　密闭，置阴凉处。

【药材标准来源】　《卫生部药品标准》维吾尔药分册 113 页。

【饮片曾用名】　洋乳香。

鞣 漆 树 果

Rouqishuguo

تاتم

RHUS CORIARIAE FRUCTUS

本品为漆树科植物鞣漆树 *Rhus coriaria* L. 的干燥近成熟果实。秋季果实近成熟时采收，洗净，晒干。

【炮制】　除去杂质，洗净，干燥。

【性状】　本品为扁圆形，直径 3～5mm。表面棕色或暗红色，外果皮粗糙，质脆。果核扁圆形或肾形，直径 2～3mm。表面黄绿色或绿褐色，光滑，坚硬。断面黄白色，有油性。气微，味酸。

【鉴别】　本品粉末暗棕色或黄棕色。腺毛随处可见，椭圆形，多细胞头，单柄，长 40～100μm。另有小腺毛长约 20μm，由 1～4 个细胞组成，长狭卵圆形。非腺毛由 1～4 个细胞组成，多弯曲，长 100～200μm，直径 10～20μm。导管螺纹或网纹。种皮内表皮细胞棕色，表面观长方形、类方形或类多角形，垂周壁连珠状增厚，平周壁有细密网状纹理。

【检查】　杂质　不得过 3%（《中国药典》2020 年版四部通则 2301）。

【性质】　二级干寒。

【功能与主治】　生干生寒，燥湿止泻，寒补胃脘，清热降逆，凉血止血，固牙止痛，缩尿止咳。用于湿热性或血液质性疾病，湿热性腹泻，痢疾，恶心呕吐，血热性出血，牙齿疼痛，湿性多尿，热性口渴。

【用法与用量】　3～5g。

【贮藏】　置阴凉干燥处。

【药材标准来源】　《卫生部药品标准》维吾尔药分册 115 页。

【饮片曾用名】　鞣树果、苏马克。

鹰 嘴 豆
Yingzuidou

نوقۇت

CICERIS ARIETINI SEMEN

本品为豆科植物鹰嘴豆 *Cicer arietinum* L. 的干燥种子。秋季果实成熟时，割取地上部分，晒干，打下种子。

【炮制】　除去杂质，筛去灰屑。

【性状】　本品呈类球形或圆锥形，基部尖如鹰嘴。长 5～9mm，直径 4～7mm。表面白色、傲红色、淡灰白色、黄白色、棕黄色或红褐色。光滑或有蜂窝状的皱纹，微被短绒毛，种脐处密集。种脐微尖，点状，种孔在喙的腹面。由种脐向下经背部有明显的人字形分叉纹脉。质坚硬。子叶 2 枚，肥厚，黄白色或淡黄色。气微，味淡，嚼之有豆腥气。

【鉴别】　本品粉末淡黄色。栅状细胞成片或单个散在，壁厚无色或浅棕色，具光辉带。淀粉粒极多，单粒呈类球形或卵圆形，长 10～30μm，脐点点状、裂缝状或人字形，层纹明显。导管少见，主要为螺纹导管和网纹导管，直径 10～25μm。薄壁细胞中稀有草酸钙方晶，直径 2～10μm。

【检查】　杂质　不得过 3%（《中国药典》2020 年版四部通则 2301）。

水分　不得过 12.0%（《中国药典》2020 年版四部通则 0832 第二法）。

总灰分　不得过 4.0%（《中国药典》2020 年版四部通则 2302）。

【性质】　一级干热。

【功能与主治】　清除异常体液，开通体液闭阻，调补机体。补中益气，温肾壮阳，主消渴，解血毒，润肺止咳。用于身体瘦弱，性欲低下，食欲不振，皮肤瘙痒及糖尿病。

【用法与用量】　10～30g。

【注意】　本品不易消化，可在胃内产气引起胃痛。

【贮藏】　置干燥通风处。

【药材标准来源】　《卫生部药品标准》维吾尔药分册114页。

醋制鹰嘴豆
Cuzhiyingzuidou
سرکدە لايىقلانغان نوقۇت
CICERIS ARIETINI SEMEN

本品为豆科植物鹰嘴豆 *Cicer arietinum* L. 的干燥种子的炮制加工品。秋季果实成熟时，割取地上部分，晒干，打下种子。

【炮制】　取鹰嘴豆100g，浸于适量的葡萄醋中3小时，取出，置锅中用微火炒至黄色为度。

【性状】　本品形似鹰头，长5～9mm，直径4～7mm。质坚硬，表面微黄色。有蜂窝状的皱纹，微被短绒毛，种脐处密集。种脐傲尖，点状，珠孔在喙的腹面。由种脐向下经背部至珠孔有一明显的种脊维管束。质坚硬。气香，味酸。

【鉴别】　本品横切面：表皮为1列栅状细胞，种脐部为2列，长52～105μm，宽5～10μm，螺纹导管，直径40～52μm。表皮下有1～3层厚壁的支柱细胞，呈哑铃形，长31～63μm。种皮下为数列薄壁细胞。子叶细胞多角形，内含众多淀粉粒，少数内含方晶。

【性质】　一级干热。

【功能与主治】　生干生热，补肾壮阳，利尿止痛，祛风止痒，去垢生辉，生发乌发。用于湿寒性或黏液质性疾病，身弱阳痿，尿闭尿痛，淋病不愈，皮肤瘙痒，毛发脱落，毛发早白。

【用法与用量】　10～30g。

【注意】　不易消化，并易引起气瘀不畅。

【贮藏】　置干燥通风处。

【药材标准来源】　《卫生部药品标准》维吾尔药分册 114 页。

附录Ⅰ　炮 制 通 则

中药炮制是按照中医药理论，根据药材自身性质，以及调剂、制剂和临床应用的需要，所采取的一项独特的制药技术。

药材凡经净制、切制或炮炙等处理后，均称为"饮片"；药材必须净制后方可进行切制或炮炙等处理。

本版规范规定的各饮片规格，系指临床配方使用的饮片规格。制剂中使用的饮片规格，应符合相应制剂品种实际工艺的要求。

炮制用水，应为饮用水。

除另有规定外，应符合下列有关要求。

一、净制　即净选加工。可根据具体情况，分别使用挑选、筛选、风选、水洗、剪、切、刮、削、剔除、酶法、剥离、挤压、𢫦、刷、擦、火燎、烫、撞、碾串等方法，以达到净度要求。

二、切制　切制时，除鲜切、干切外，均须进行软化处理，其方法有：喷淋、抢水洗、浸泡、润、漂、蒸、煮等。亦可使用回转式减压浸润罐，气相置换式润药箱等软化设备。软化处理应按药材的大小、粗细、质地等分别处理。分别规定温度、水量、时间等条件，应少泡多润，防止有效成分流失。切后应及时干燥，以保证质量。

切制品有片、段、块、丝等。其规格厚度通常为：

片：极薄片 0.5mm 以下，薄片 1～2mm，厚片 2～4mm；

段：短段 5～10mm，长段 10～15mm；

块：8～12mm 的方块；

丝：细丝 2～3mm，宽丝 5～10mm。

其他不宜切制者，一般应捣碎或碾碎使用。

三、炮炙　除另有规定外，常用的炮炙方法和要求如下：

1. 炒　炒制分单炒（清炒）和加辅料炒。需炒制者应为干燥品，且大小分档；炒时火力应均匀，不断翻动。应掌握加热温度、炒制时间及程度要求。

　　单炒（清炒）　取待炮炙品，置炒制容器内，用文火加热至规定程度时，取出，放凉。需炒焦者，一般用中火炒至表面焦褐色，断面焦黄色为度，取出，放凉；炒焦时易燃者，可喷淋清水少许，再炒干。

　　麸炒　先将炒制容器加热，至撒入麸皮即刻烟起，随即投入待炮炙品，迅速翻动，炒至表面呈黄色或深黄色时，取出，筛去麸皮，放凉。

　　除另有规定外，每 100kg 待炮炙品，用麸皮 10～15kg。

　　砂炒　取洁净河砂置炒制容器内，用武火加热至滑利状态时，投入待炮炙品，不断翻动，炒至表面鼓起、酥脆或至规定的程度时，取出，筛去河砂，放凉。

　　除另有规定外，河砂以掩埋待炮炙品为度。

　　如需醋淬时，筛去辅料后，趁热投入醋液中淬酥。

　　蛤粉炒　取碾细过筛后的净蛤粉，置锅内，用中火加热至翻动较滑利时，投入待炮炙品，翻炒至鼓起或成珠、内部疏松、外表呈黄色时，迅速取出，筛去蛤粉，放凉。

　　除另有规定外，每 100kg 待炮炙品，用蛤粉 30～50kg。

　　滑石粉炒　取滑石粉置炒制容器内，用中火加热至灵活状态时，投入待炮炙品，翻炒至鼓起、酥脆、表面黄色或至规定程度时，迅速取出，筛去滑石粉，放凉。

　　除另有规定外，每 100kg 待炮炙品，用滑石粉 40～50kg。

　　2. 炙法　是待炮炙品与液体辅料共同拌润，并炒至一定程度的方法。

　　酒炙　取待炮炙品，加黄酒拌匀，闷透，置炒制容器内，用文火炒至规定的程度时，取出，放凉。

　　酒炙时，除另有规定外，一般用黄酒。除另有规定外，每 100kg 待炮炙品用黄酒 10～20kg。

　　醋炙　取待炮炙品，加醋拌匀，闷透，置炒制容器内，炒至规定的程度时，取出，放凉。

　　醋炙时，用米醋。除另有规定外，每 100kg 待炮炙品，用米醋 20kg。

　　盐炙　取待炮炙品，加盐水拌匀，闷透，置炒制容器内，以文火加热，炒至规定的程度时，取出，放凉。

　　盐炙时，用食盐，应先加适量水溶解后，滤过，备用。除另有规定外，每 100kg 待炮炙品用食盐 2kg。

姜炙 姜炙时，应先将生姜洗净，捣烂，加水适量，压榨取汁，姜渣再加水适量重复压榨一次，合并汁液，即为姜汁。姜汁与生姜的比例为 1∶1。

取待炮炙品，加姜汁拌匀，置锅内，用文火炒至姜汁被吸尽，或至规定的程度时，取出，晾干。

除另有规定外，每 100kg 待炮炙品用生姜 10kg。

蜜炙 蜜炙时，应先将炼蜜加适量沸水稀释后，加入待炮炙品中拌匀，闷透，置炒制容器内，用文火炒至规定程度时，取出，放凉。

蜜炙时，用炼蜜。除另有规定外，每 100kg 待炮炙品用炼蜜 25kg。

油炙 羊脂油炙时，先将羊脂油置锅内加热溶化后去渣，加入待炮炙品拌匀，用文火炒至油被吸尽，表面光亮时，摊开，放凉。

3. 制炭 制炭时应"存性"，并防止灰化，更要避免复燃。

炒炭 取待炮炙品，置热锅内，用武火炒至表面焦黑色、内部焦褐色或至规定程度时，喷淋清水少许，熄灭火星，取出，晾干。

煅炭 取待炮炙品，置煅锅内，密封，加热至所需程度，放凉，取出。

4. 煅 煅制时应注意煅透，使酥脆易碎。

明煅 取待炮炙品，砸成小块，置适宜的容器内，煅至酥脆或红透时，取出，放凉，碾碎。

含有结晶水的盐类药材，不要求煅红，但需使结晶水蒸发至尽，或全部形成蜂窝状的块状固体。

煅淬 将待炮炙品煅至红透时，立即投入规定的液体辅料中，淬酥（若不酥，可反复煅淬至酥），取出，干燥，打碎或研粉。

闷煅（扣锅煅） 取药材置锅内，上盖一较小的锅，两锅结合处用盐泥封严，扣锅上压一重物，防止锅内气体膨胀而冲开扣锅。扣锅底部贴一白纸条或放几粒大米，用武火加热，煅至白纸或大米呈深黄色，药材全部炭化为度。亦有在两锅盐泥封闭处留一小孔，用筷子塞住，时时观察小孔处的烟雾，当烟雾由白变黄并转呈青烟，之后逐渐减少时，降低火力，煅至基本无烟时，离火，待完全冷却后，取出药物。

库西提（炼）法　指用一定的器具和辅料或配料，将药材加热以炼药的方法。

"各立衣克买提"泥封闭炼法　该法也称装瓶炼法，将药材装入瓶内，瓶口盖好，瓶口、瓶外均用红赤土、小麦或大麦粉、动物毛、布条、纸条、蛋清等做的"各立衣克买提"泥封闭，温火加热炼药的方法。此法多用于炼黄金、朱砂、水银、蛋壳、贝壳、宝石、信石、硇砂、吉多果化石、生铁等。

"各立衣克买提"泥包药炼法　将药材直接用"各立衣克买提"泥包好后，温火加热炼药的方法。此法多用于炼巴豆、蓖麻子、肉豆蔻、芦荟、轻粉等。

用锅炼法　将药材直接放入锅内，温火加热炼药的方法。多用于炼明矾、硼砂、珊瑚、珍珠、铜、石膏、信石、硫黄、硝石等。

烟化炼法　将药材加热，产生烟汽，并将固体化的烟汽刮下来备用的方法。将药物研磨细粉，置于锅内，加热发黄后盖上一个碗，锅与碗接触处放3层浸盐纸条，并用黏土泥封闭；再用沙子填至锅口为止，碗底放两粒大米，并用两块土块压上；先用温火加热1小时，并逐步增加火力，碗底大米发黄时，减低火力，继续用温火加热至大米发黑时停止加热，将沙子、黏土泥取下后把碗内药粉用刀刮下来备用。多用于炼水银、朱砂、雄黄等。

加热滴馏法　将药物置于锅内，加热，使药物有效成分滴馏的方法。将药物放在有小洞的瓶内，下面对准馏药罐，药瓶周围加热，使药熔化馏到馏罐内。多用于炼轻盐、食盐、硇砂等。

5. 蒸　蒸取待炮炙品，大小分档，按各品种炮制项下的规定，加清水或液体辅料拌匀、润透，置适宜的蒸制容器内，用蒸汽加热至规定程度，取出，稍晾，拌回蒸液，再晾至六成干，切片或段，干燥。

6. 煮　取待炮炙品大小分档，按各品种炮制项下的规定，加清水或规定的辅料共煮透，至切开内无白心时，取出，晾至六成干，切片，干燥。

7. 炖　取待炮炙品按各品种炮制项下的规定，加入液体辅料，置适宜的容器内，密闭，隔水或用蒸汽加热炖透，或炖至辅料完全被吸尽时，放凉，取出，晾至六成干，切片，干燥。

蒸、煮、炖时，除另有规定外，一般每100kg待炮炙品，用水或规定的辅料20～30kg。

8. 煨　取待炮炙品用面皮或湿纸包裹，或用吸油纸均匀地隔层分放，进行加热处理；

或将其与麸皮同置炒制容器内，用文火炒至规定程度取出，放凉。

除另有规定外，每 100kg 待炮炙品用麸皮 50kg。

四、其他

1. 燀　取待炮制品投入沸水中，翻动片刻，捞出，有的种子类药材，燀至种皮由皱缩至舒展、易搓去时，捞出，放入冷水中，除去种皮，晒干。

2. 制霜（去油成霜）　除另有规定外，取待炮制品碾碎如泥，经微热，压榨除去大部分油脂，含油量符合要求后，取残渣研制成符合规定的松散粉末。

3. 水飞　取待炮制品，置容器内，加适量水共研成糊状，再加水，搅拌，倾出混悬液。残渣再照上法反复操作数次，合并混悬液，静置．分取沉淀，干燥，研散。

4. 发芽　取待炮制品，置容器内，加适量水浸泡后，取出，在适宜的湿度和温度下使其发芽至规定程度，晒干或低温干燥。注意避免带入油腻，以防烂芽。一般芽长不超过 1cm。

5. 发酵　取待炮制品加规定的辅料拌匀后，制成一定形状，置适宜的湿度和温度下，使微生物生长至其中酶含量达到规定程度，晒干或低温干燥。注意发酵过程中，发现有黄曲霉菌，应禁用。

6. 取汁法　系指药材用专门的工具挤压取油汁或浸于液体中溶取油汁或加热后挤取油汁的方法。它分为挤压取油法、浸液取油法、加热取油法等。挤压取油多用于取芝麻油、黑种草子油、茴香油、肉豆蔻油等；浸液取油法多用于取玫瑰花油、木香油、丁香油、马钱子油、余甘子油、大青叶油等；加热取油法多用于巴豆油、蛋黄油等。

附录Ⅱ　炮 制 辅 料

中药炮制辅料是指具有辅助作用的附加物料，它对主药可起到或增强疗效，或降低毒性，或减轻副作用，或影响主药的理化性质等作用。根据它们存在的形态不同，中药炮制辅料分为液体辅料和固体辅料两大类。

一、液体辅料

1. 酒（黄酒或白酒）　为酒制法所用辅料。由米、麦、黍等用曲酿制而成，黄酒一般为棕黄色透明液体，气味醇香特异，不应有发酵、酸败等异味，含乙醇 15%～20%，相对密度约 0.98，尚含糖类、酯类、氨基酸、矿物质等。白酒为米、麦、黍等用曲酿制后经蒸馏而成，含乙醇 50%～60%，相对密度 0.82～0.92。

酒应透明，无沉淀或杂质，具有酒特有的芳香气味，不应有发酵、酸败或异味出现。炮制所用酒一般均应用黄酒。

酒性味甘、辛，大热。能活血通络，祛风散寒，行药势，矫臭矫味。多用作炙、蒸、煮的辅料。

2. 醋　为醋制法所用辅料。以米、麦、高粱以及酒精等酿制而成。主要成分为醋酸，约占 4%～6%，尚有维生素、灰分、琥珀酸、草酸、山梨糖等。

葡萄醋　取半成熟的葡萄，榨汁，置密闭容器中，发酵 10 天（20℃左右），过滤，即得。

米醋　淡黄色至深棕色澄明液体，不浑浊，无悬浮物及沉淀物，具特异气味。米醋味酸，性温、苦，具有引药入肝，理气，止血，散瘀止痛，行水，消肿，解毒，矫味矫臭等作用。多用作炙、蒸、煮的辅料。

醋应澄明，不浑浊，无悬浮物及沉淀物，无霉花浮膜，无"醋鳗""醋虱"，具醋特异气味，无其他不良气味与异味。炮制用食用醋（米醋或其他发酵醋）。

3. 羊脂油　为常用的中药炮制辅料，常温为白色的固体，加热则熔化为澄明的液体。羊脂油性味甘热，有温散寒邪，补肾助阳，补虚润燥的功效。

4. 蜂蜜　为蜜蜂采集花粉酿制而成。蜂蜜应是半透明、带光泽、浓稠的液体，气芳香，味极甜，不得有不良的异味，应符合《中国药典》项下的各项规定。炮制用蜂蜜常为炼蜜，即将生蜜须经加水适量煮沸，滤过，去沫及杂质，稍浓缩而成。炼蜜味甘，性温，能补中润燥、解毒止痛、矫臭矫味。

5. 食盐水　为食盐经水溶解而得到的澄明液体。主含氯化钠，尚含少量的氯化镁、硫酸镁、硫酸钙等。食盐味咸，性寒，入肾经，有强筋骨，软坚散结，清热凉血，解毒防腐、矫臭矫味的作用。

食盐应为白色，味咸，无可见的外来杂物，无苦味、涩味，无异臭。应符合《中国药典》2020年版四部通则项下的各项规定。

二、固体辅料

1. 麸皮　为禾本科植物小麦的种皮，呈褐黄色片状。主含淀粉、蛋白质及维生素等。麸皮味甘、淡，性平，能和中益脾。既能缓和药物的辛燥之性，去除不快之气味，又可以增强疗效。麸皮还能吸附油质，亦可作为煨制的辅料。凡虫蛀、霉烂的麸皮不能用。

2. 稻米　为禾本科植物稻的种仁，乳白色。主含淀粉、蛋白质、脂肪、B族维生素和矿物质等。稻米味甘，性平，具补中益气，健脾和胃，除烦止渴，止泻痢等功效。中药炮制用米多选大米或糯米。

3. 灶心土　炮制中所用土常为灶心土（伏龙肝），也可用黄土、赤石脂等。灶心土呈焦土状，黑褐色，有烟熏气味。主含硅酸盐、钙盐及多种碱性氧化物。灶心土味辛，性温，具温中和胃、止血、止呕、涩肠止泻等功效。与药物共制后可降低药材的刺激性，增强疗效。

4. 河砂　筛取粒度均匀适中的河砂，洗净泥土，除去杂质，干燥；用1%～2%食用植物油拌炒后备用。河砂作为中间传热体拌炒药物，主要取其温度高，传热快的特点，经砂烫后使药物酥脆，起到减毒、增效的作用。

5. 滑石粉　为单斜晶系鳞片状或斜方柱状硅酸盐类矿物。经净化、水飞或碾细过筛而得的白色或类白色细粉，手摸有滑腻感。滑石粉味甘，性寒，具清热、利尿、解暑等功效。中药炮制常用滑石粉作中间传热体拌炒药物，使药物受热均匀。

6. 蛤粉　为帘蛤科动物文蛤或青蛤的贝壳，经煅制粉碎后的灰白色粉末，主含氧化钙等。蛤粉味咸，性寒，具清利湿热、化痰软坚等功效。主要用于烫制胶质类药材，可除去腥味，增强疗效。

附录Ⅲ　仅有炮制方法描述的炮制品

1. 无花果糖浆　【炮制】　取鲜无花果适量，置锅内，加 60%白糖水，用文火慢煮，熬成浆状，放凉，取出，分装，密封。

2. 豆蔻皮　【炮制】　取净豆蔻，剥取果皮，除去杂质，筛去灰屑。

3. 阿魏油　【炮制】　除去杂质。

4. 香茅油　【炮制】　将本品加 2 倍量橄榄油浸泡，盖紧瓶盖，置阳光下 30 日，然后取出青香茅，再放入新的青香茅，反复 3～4 次，至油达到饱和为止，精滤即得。

5. 酒制骆驼蓬草　【炮制】　取本品 500g，加红酒 500ml，文火煮沸至酒干，取出，放凉。

6. 蜜制琐琐葡萄　【炮制】　取鲜品捣烂取汁，用瓦罐熬稠，加入蜂蜜少许，即得。

7. 醋制琐琐葡萄　【炮制】　取本品 100g，加葡萄醋 500ml 浸泡 7 日，即得。

8. 煎制菠菜子　【炮制】　取菠菜子煮熟，捣烂外用。

9. 制鹰嘴豆糊　【炮制】　取鹰嘴豆 1000g，粉碎后，制成糊状，加葡萄醋 500ml 服。

10. 盐制鹰嘴豆　【炮制】　取净鹰嘴豆适量加食盐煮服（每 100g 加盐 5g）。

图

片

原植物图片

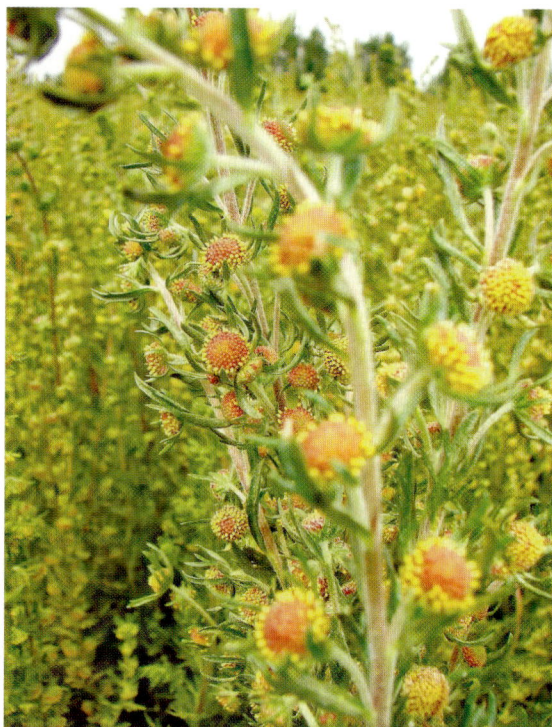

一枝蒿

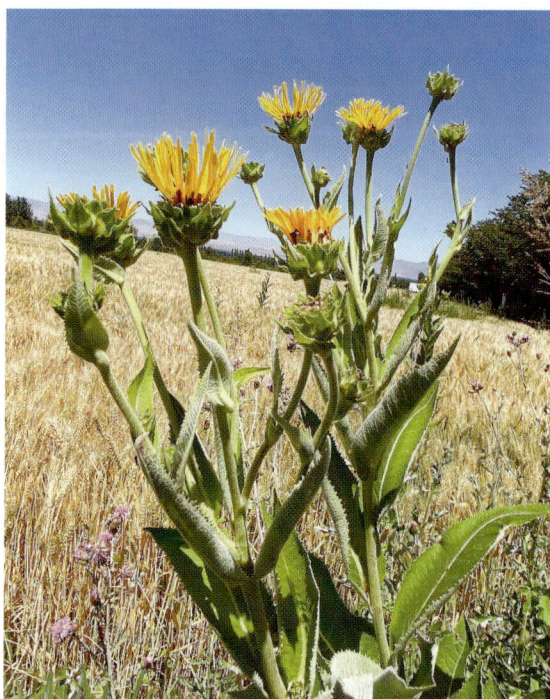

土木香

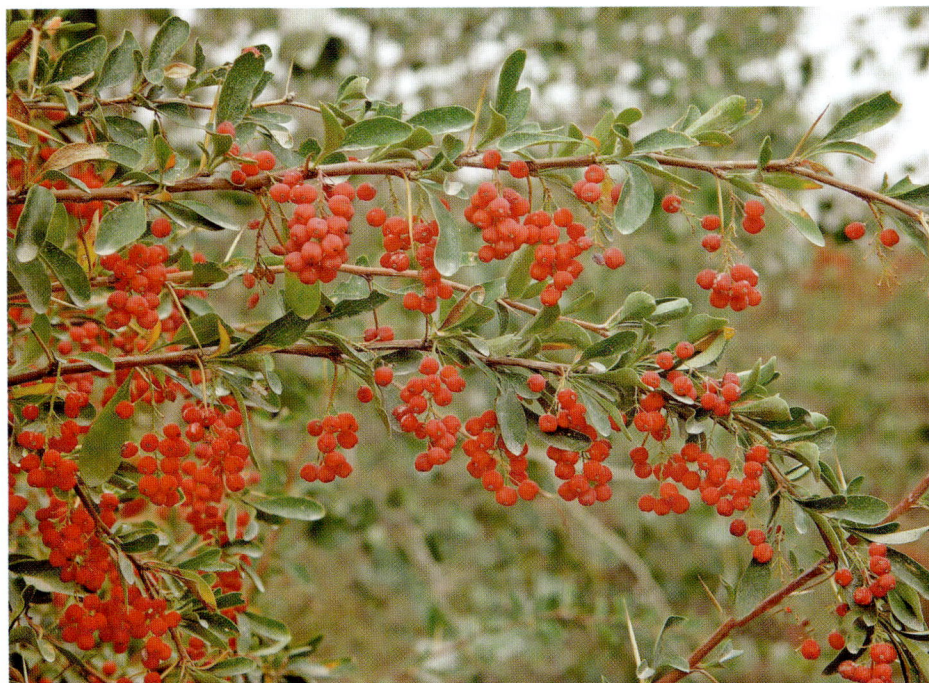

红果小檗

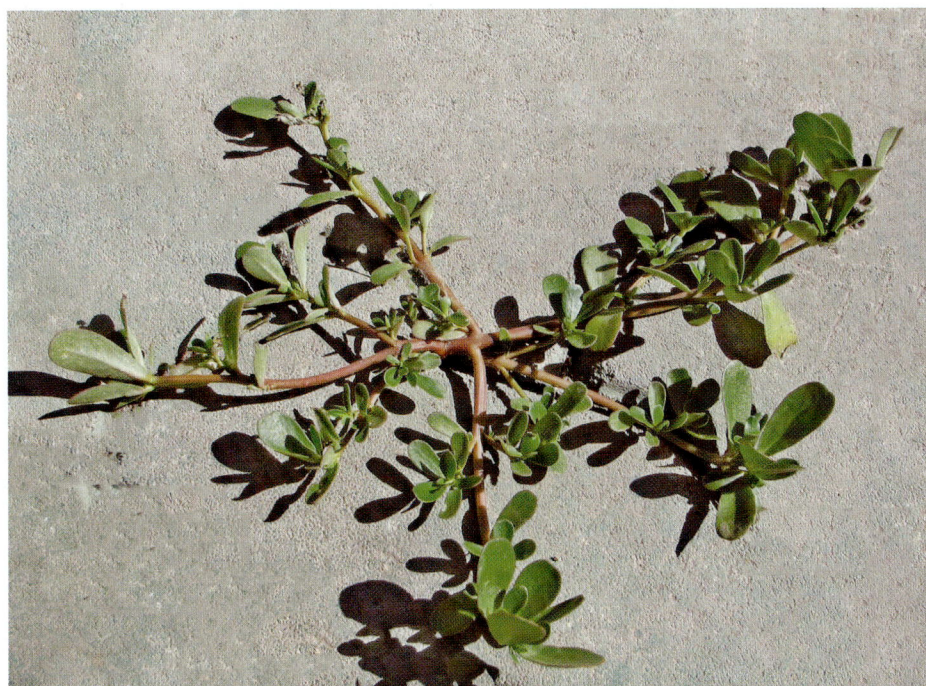

马齿苋

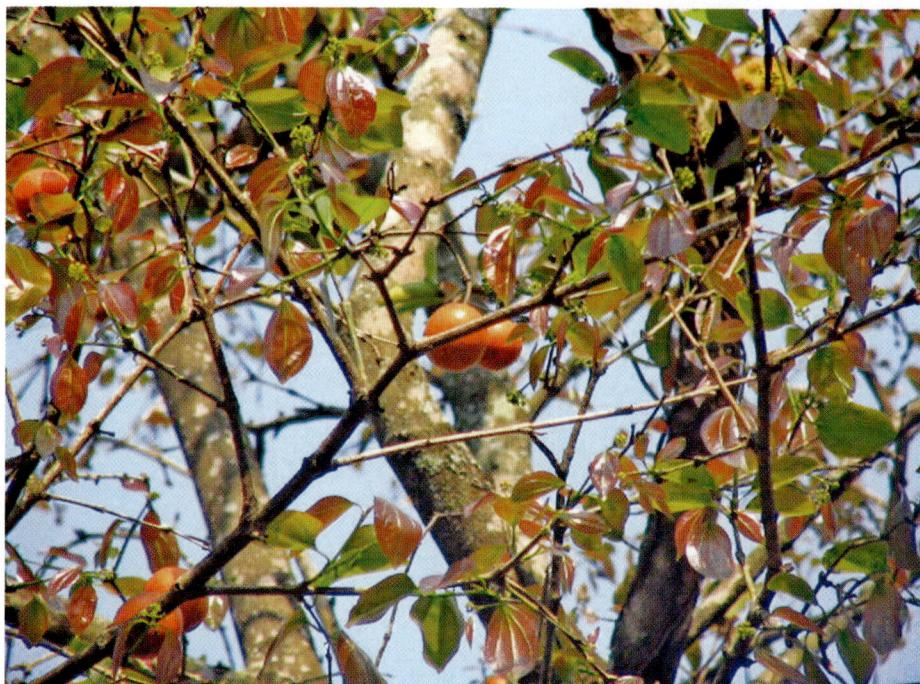

马钱

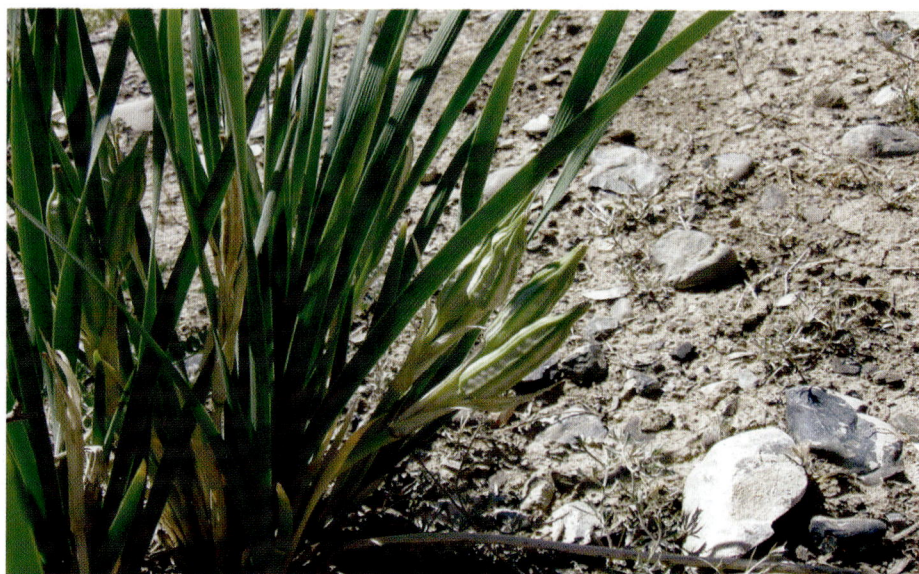

马蔺

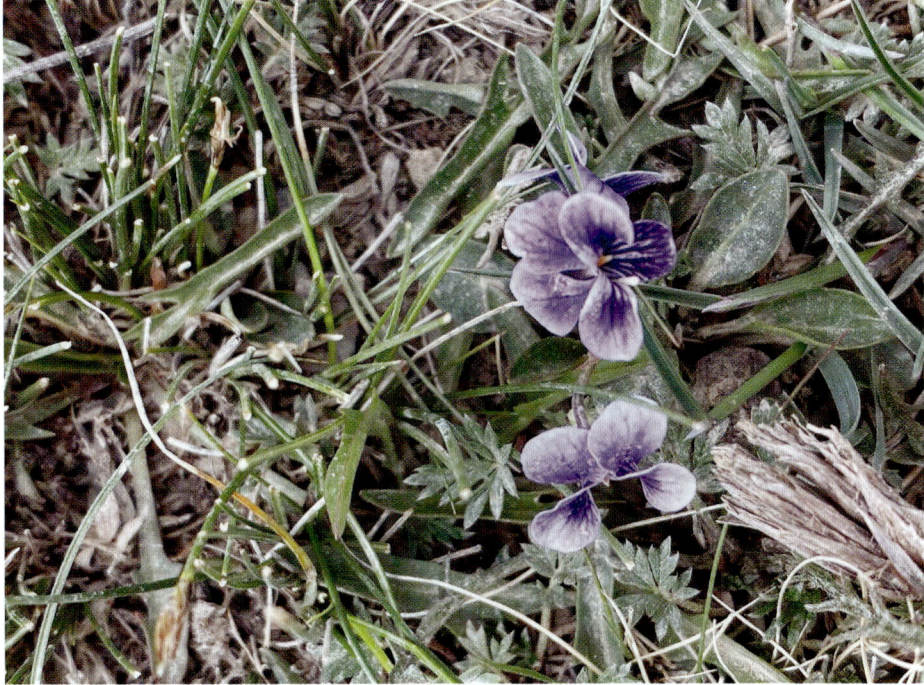

西藏堇菜

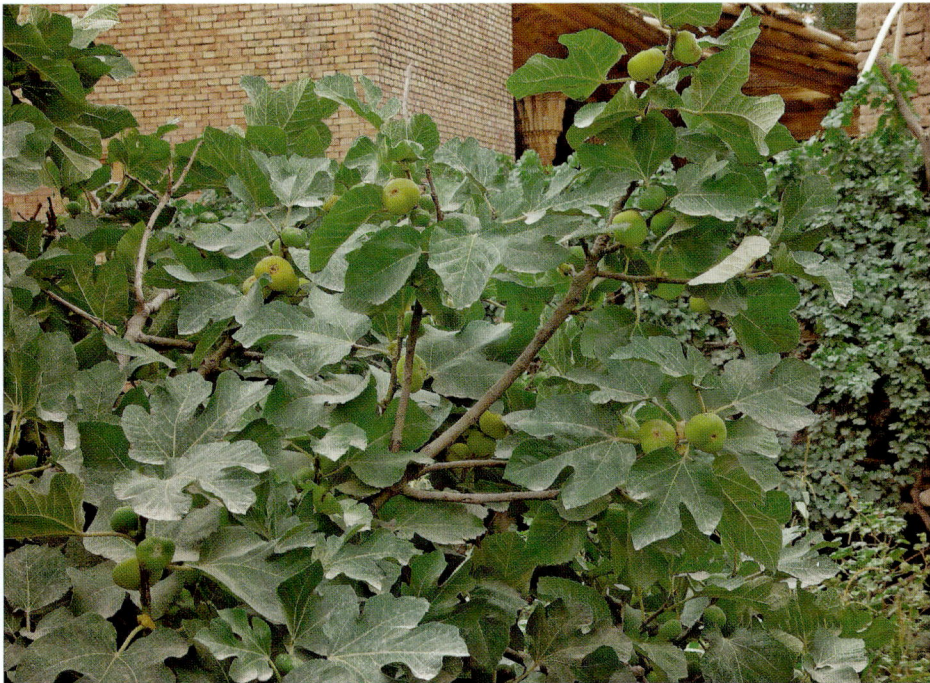

无花果

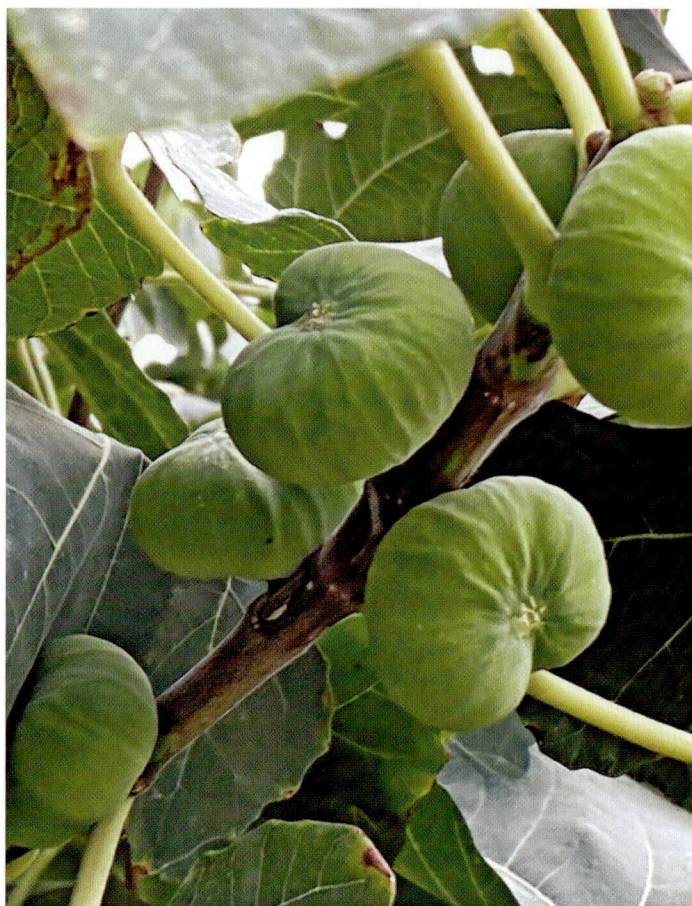

无花果

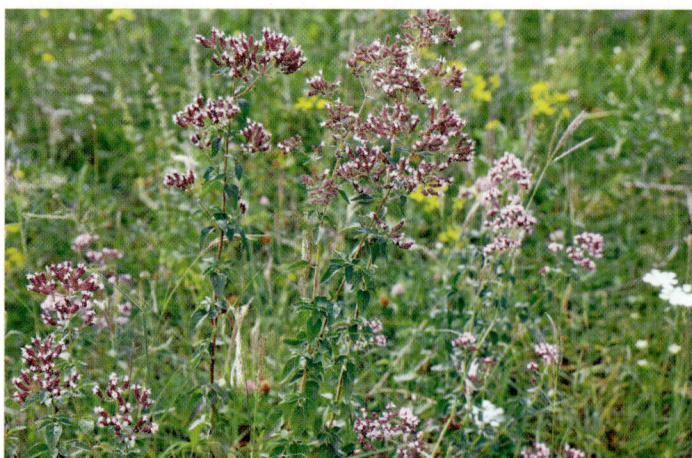

牛至

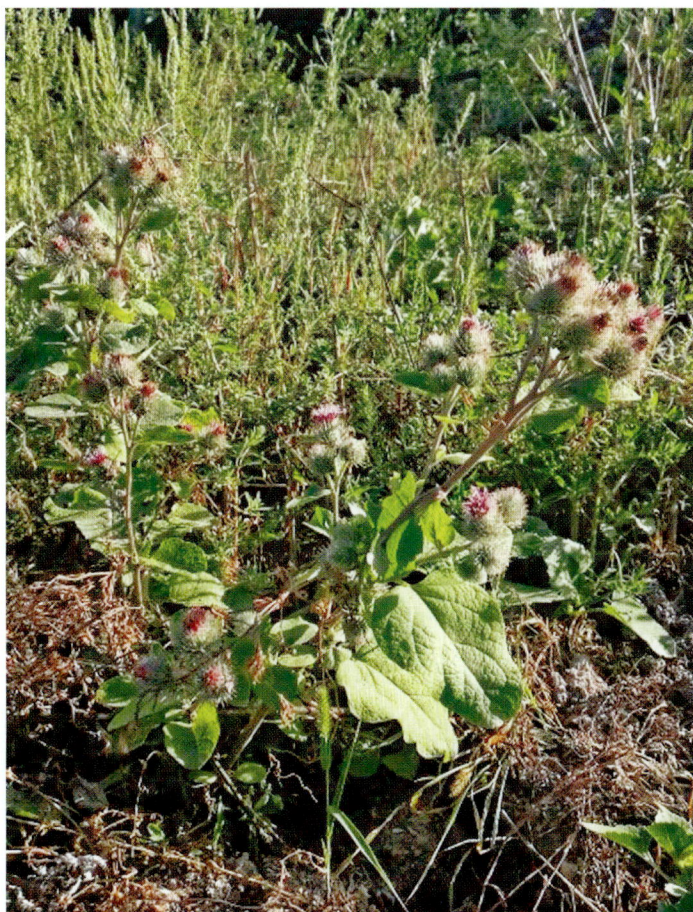

牛蒡

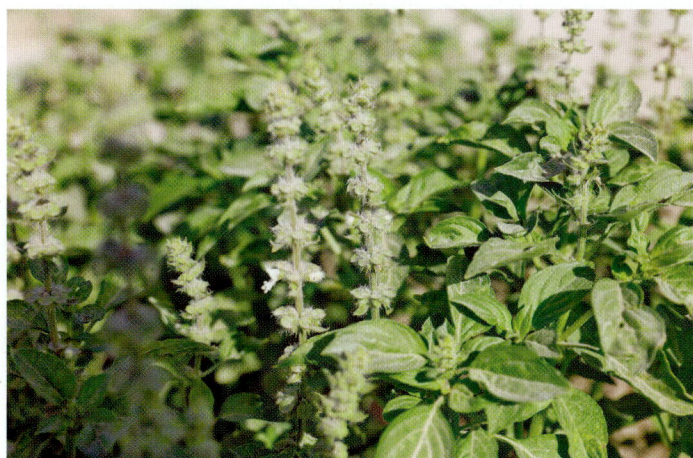

毛罗勒

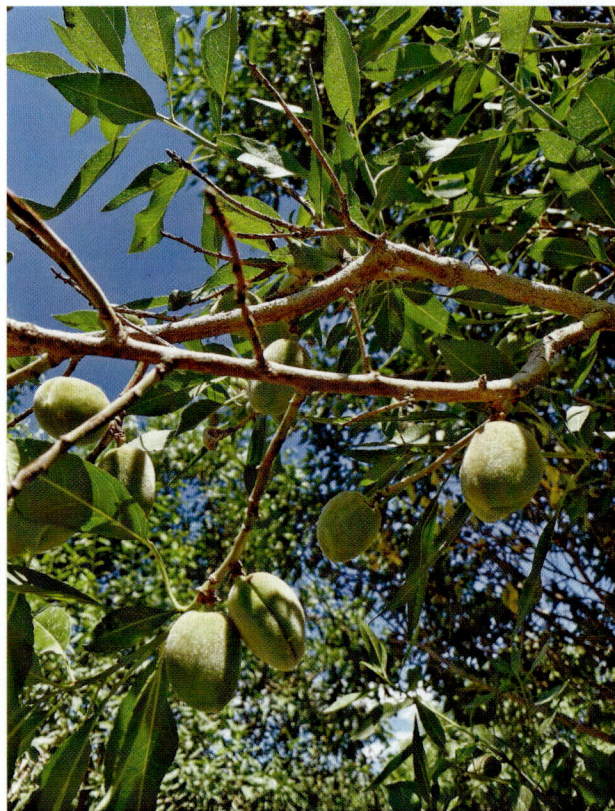

扁桃

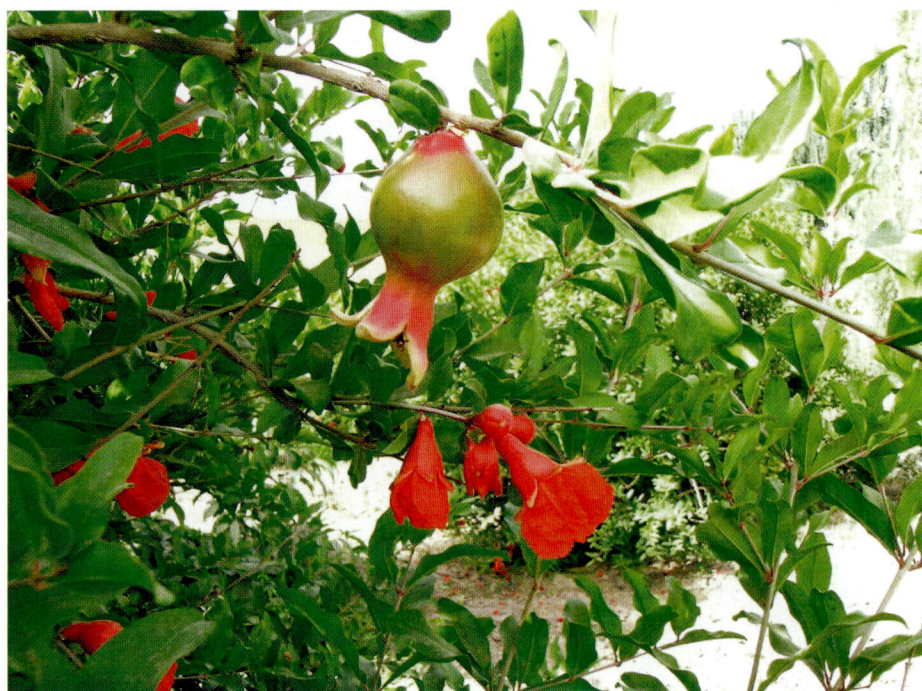

石榴

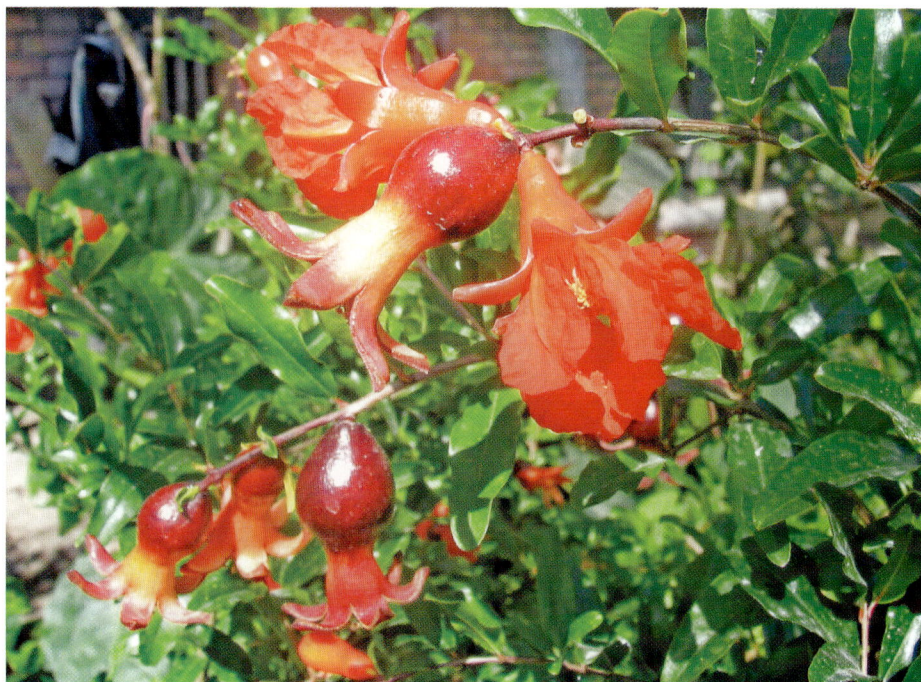

石榴

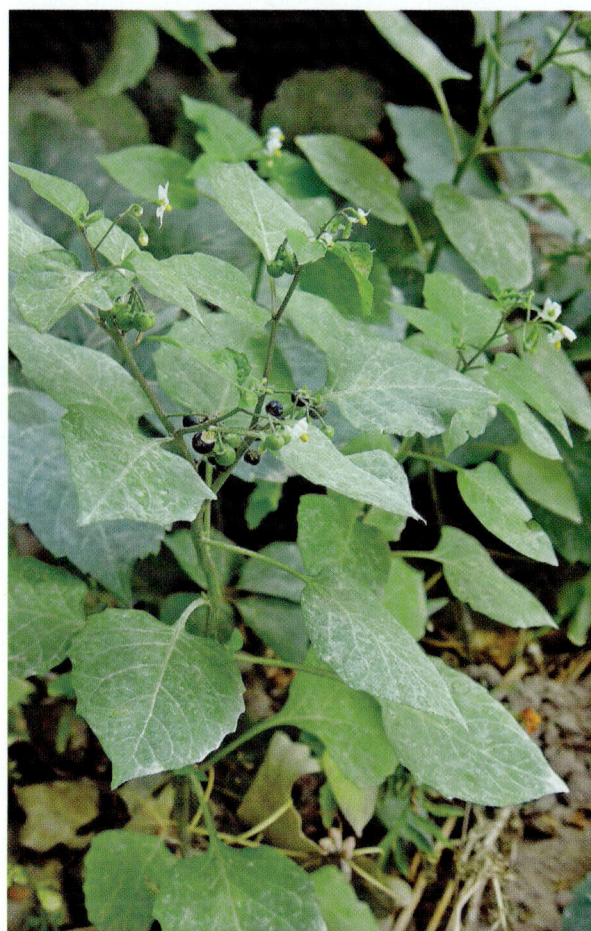

龙葵

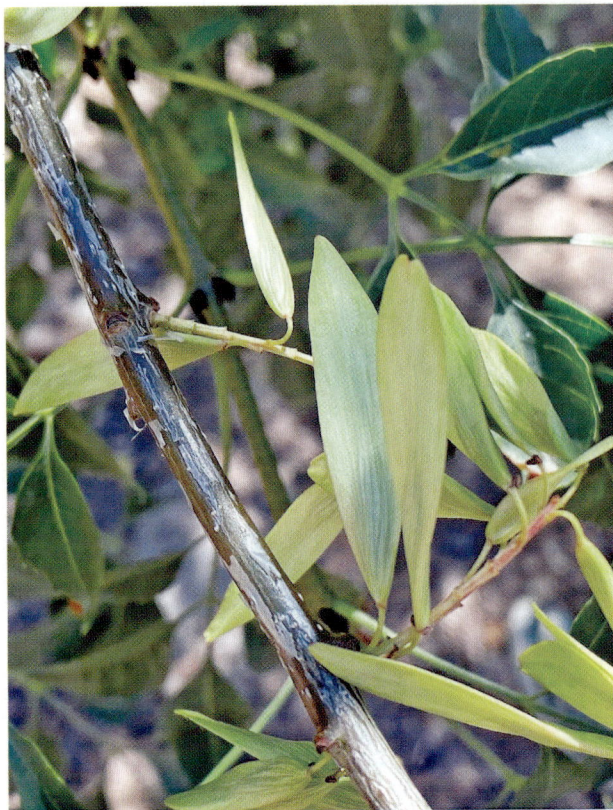

白蜡树

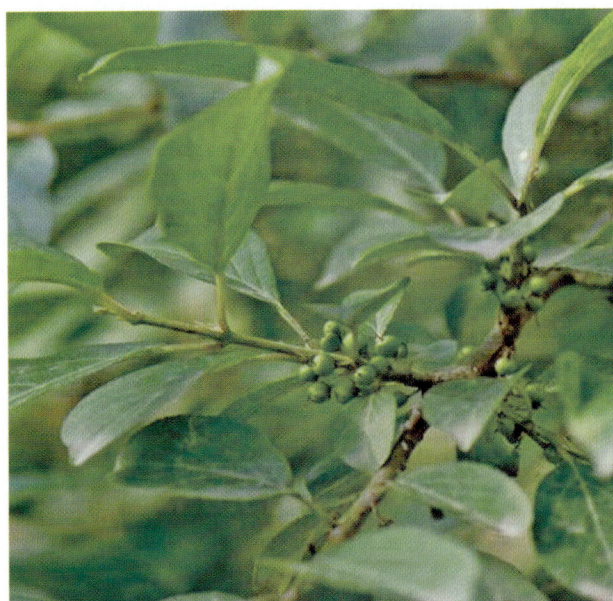

新疆鼠李

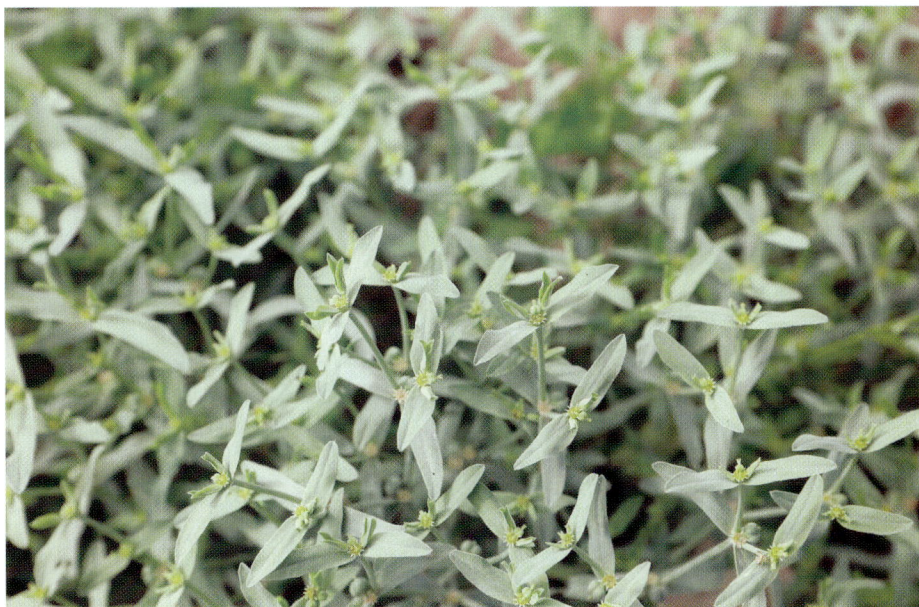

对叶大戟

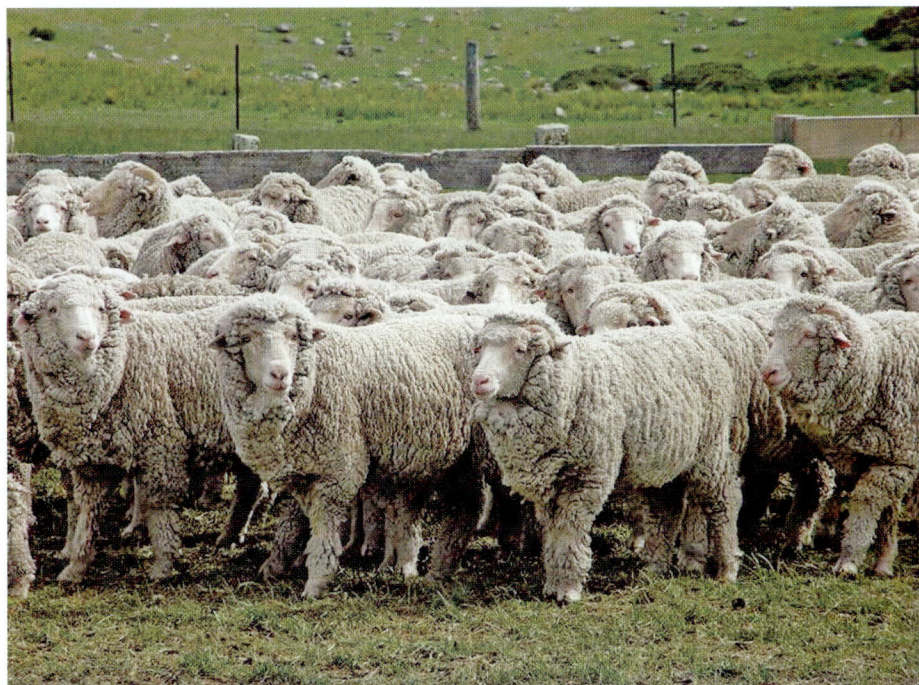

绵羊

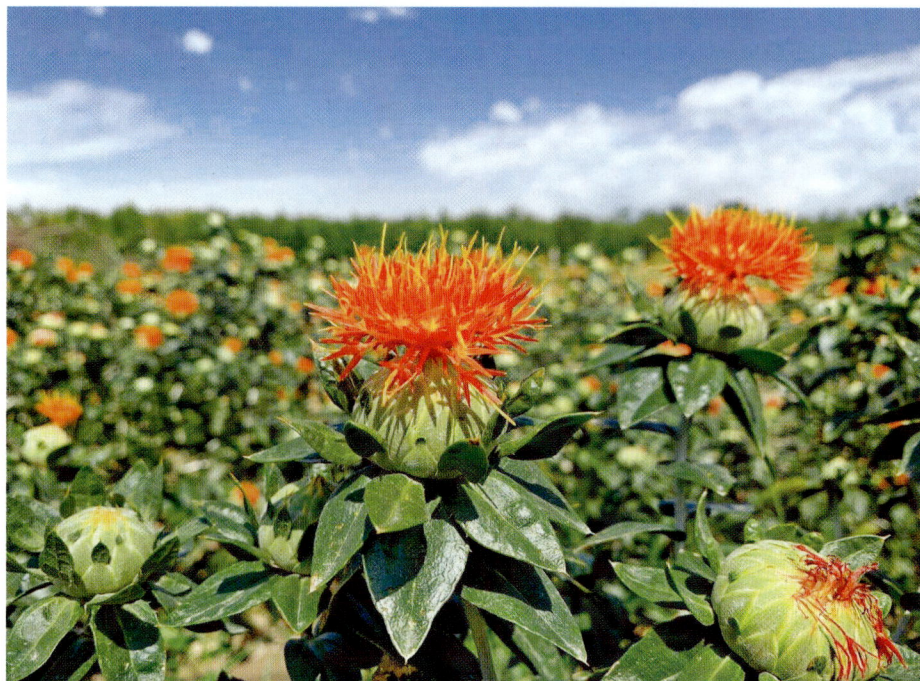

红花

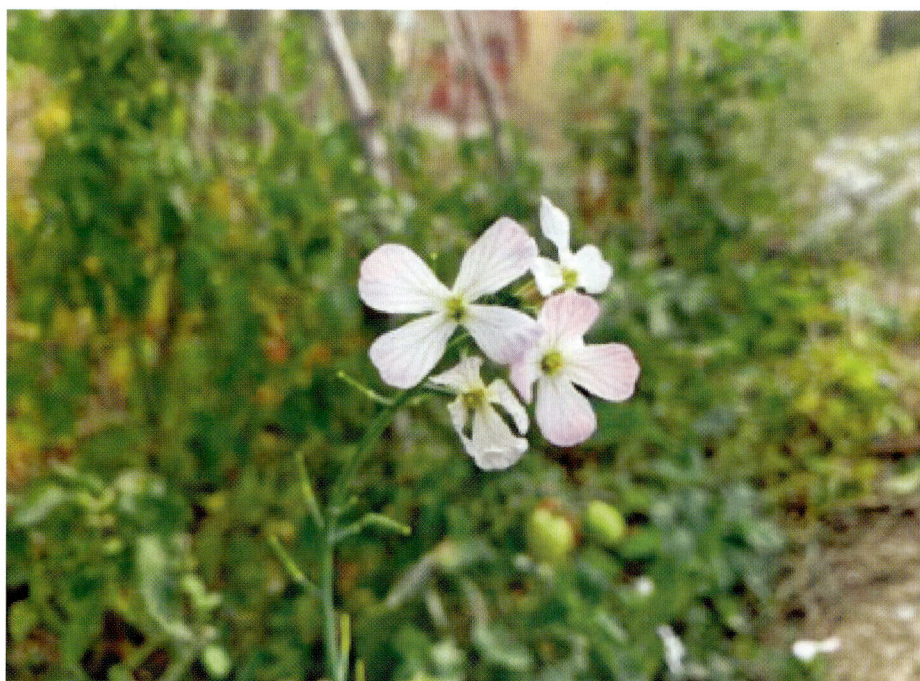

芜菁

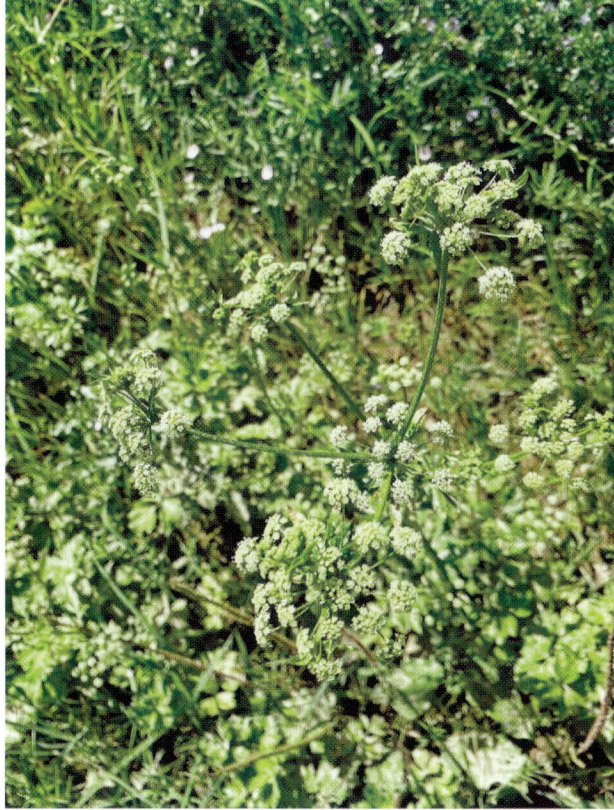

旱芹

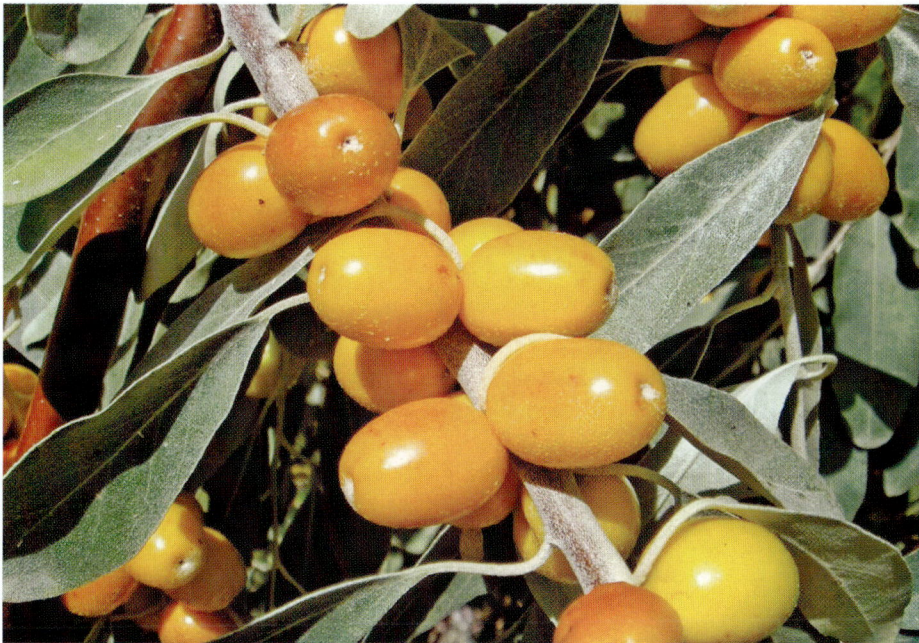

沙枣

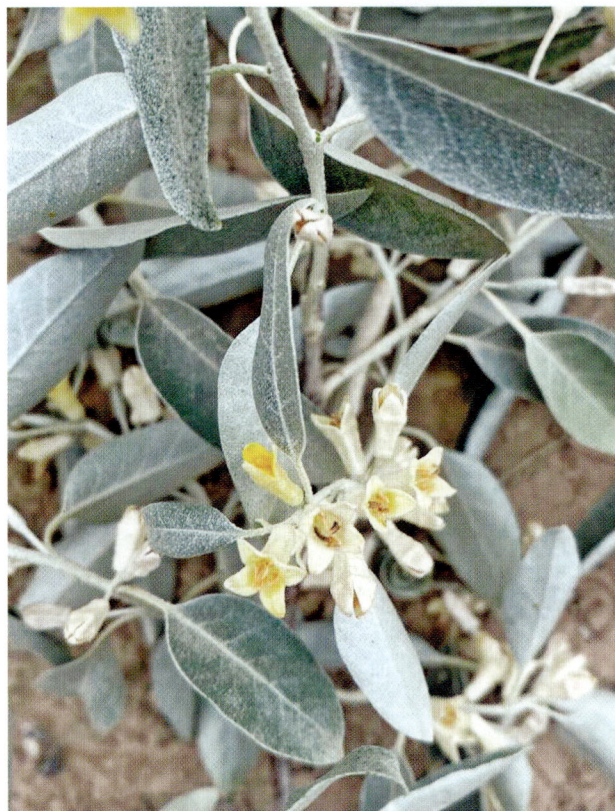

沙枣

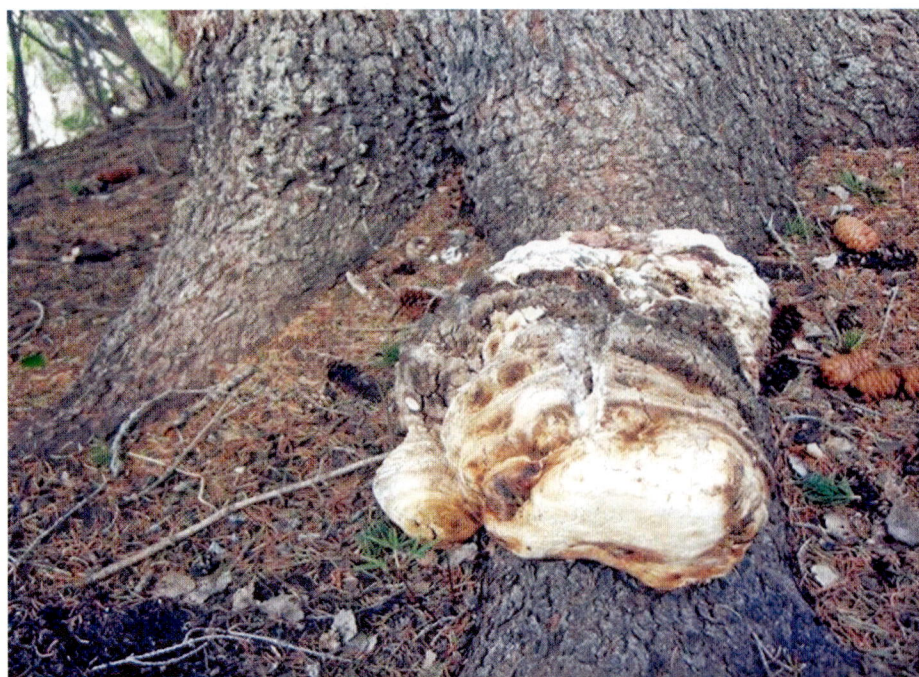

药用层孔菌

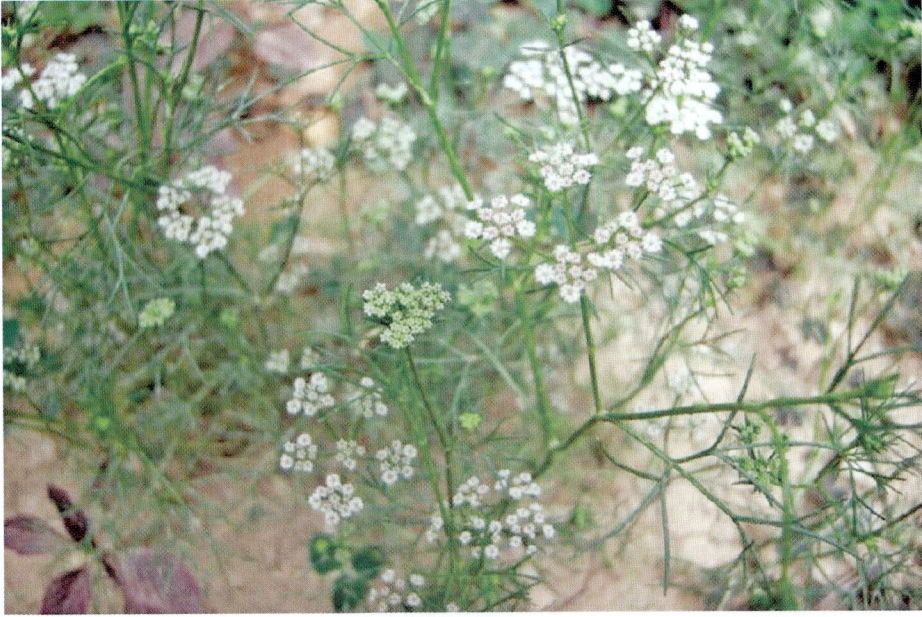

细叶糙果芹

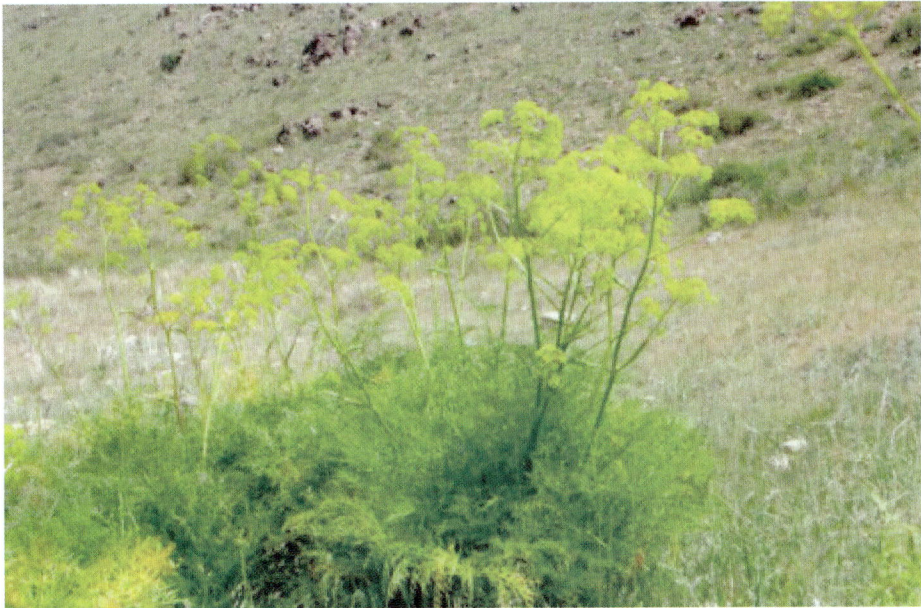

阿魏

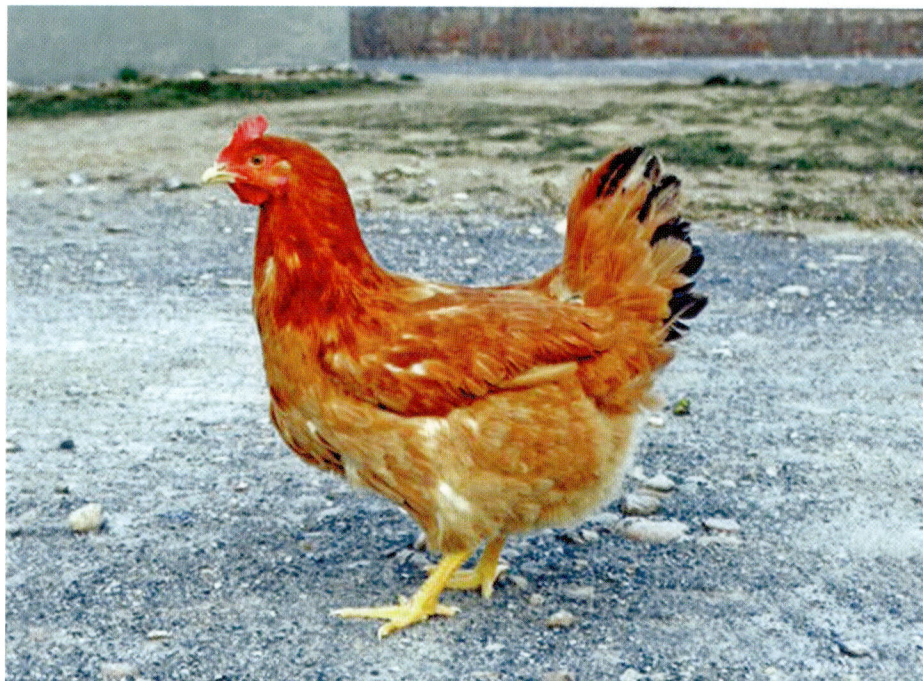

家鸡

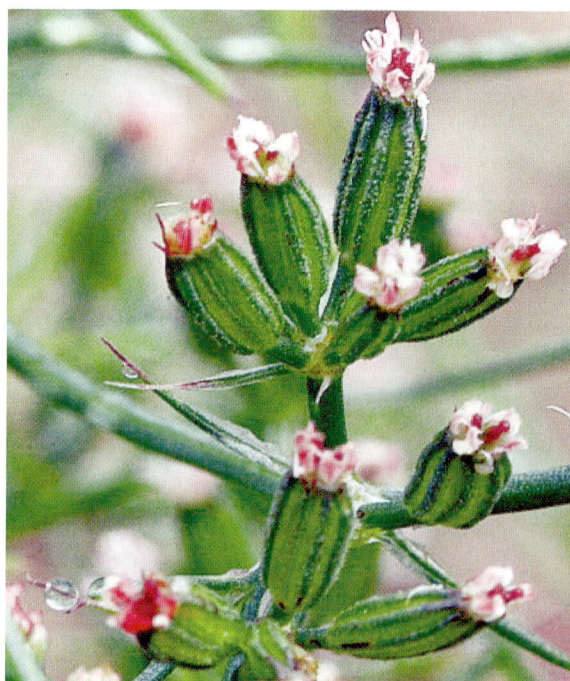

孜然芹

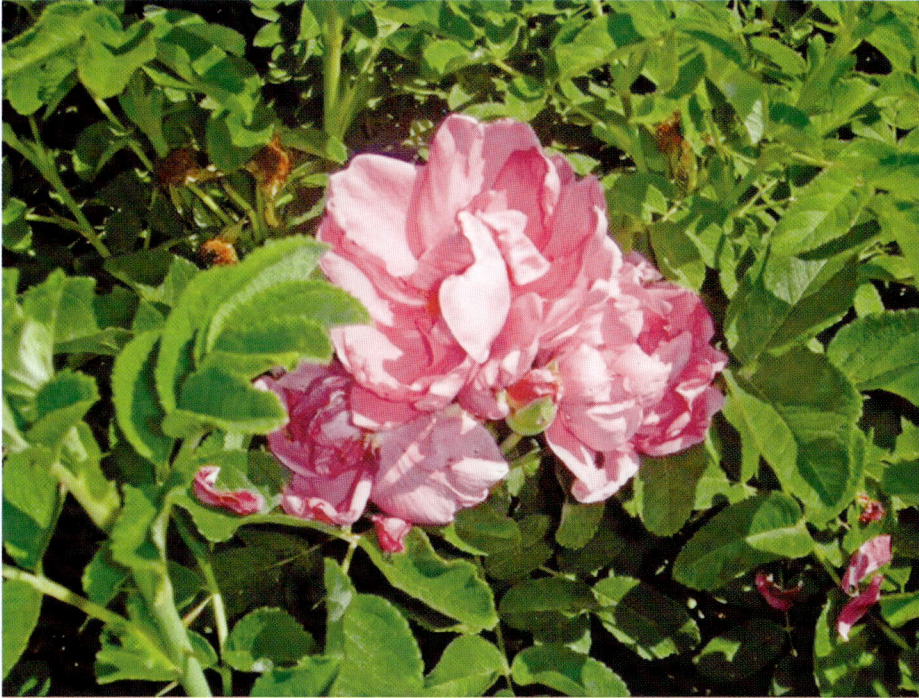

玫瑰花

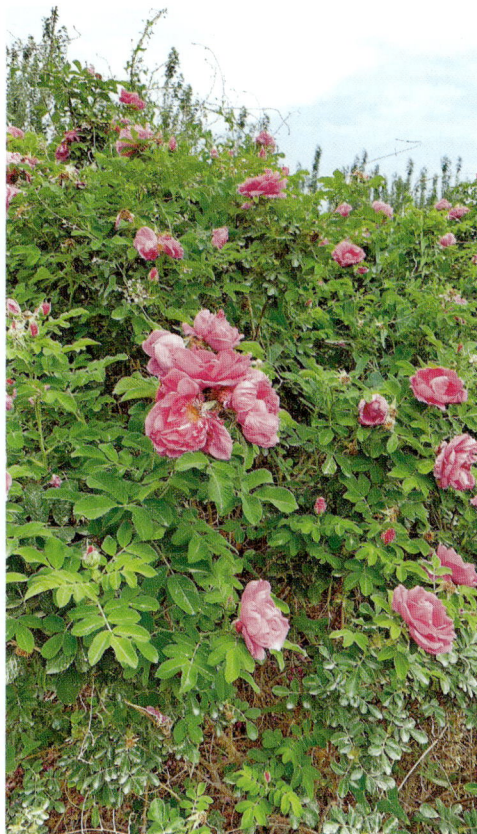

玫瑰花

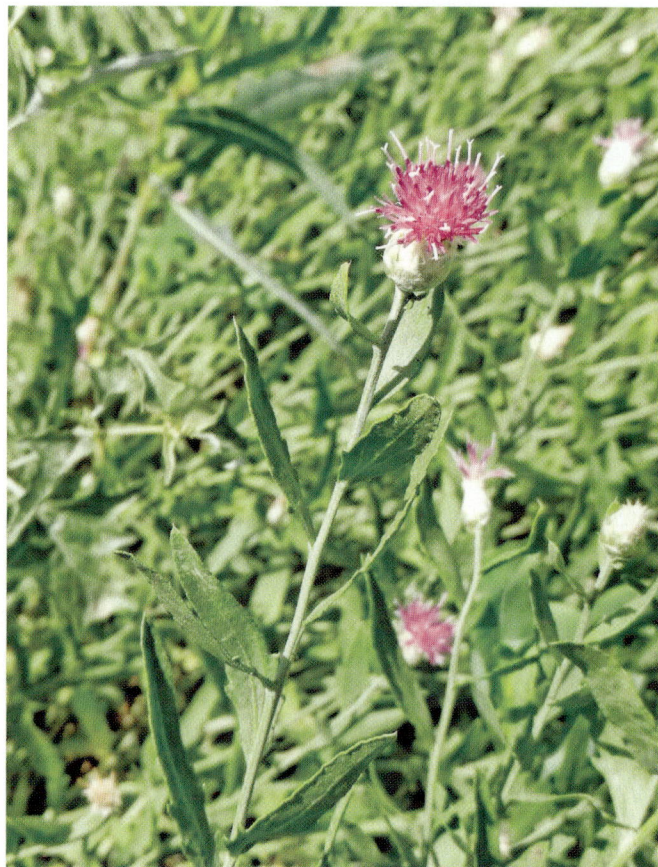

项羽菊

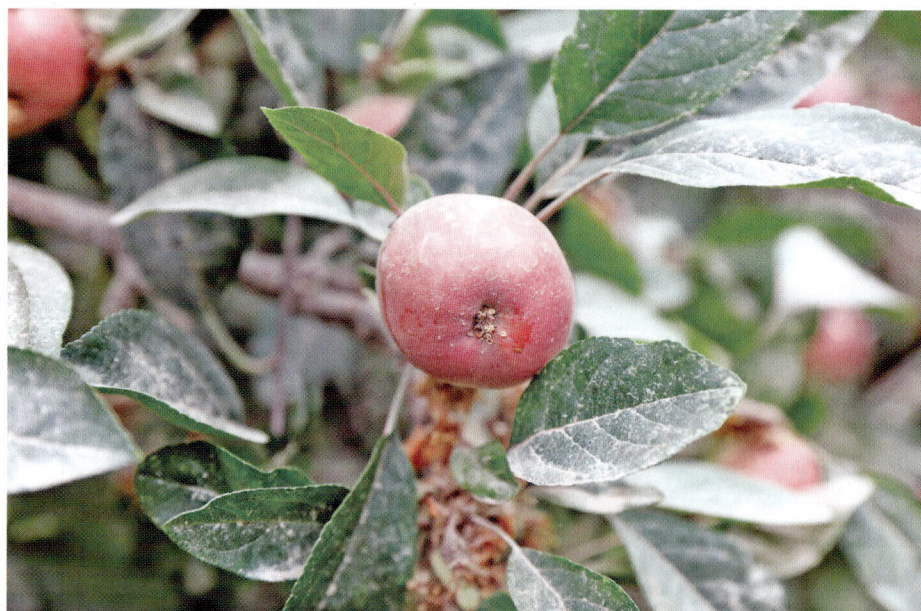

苹果

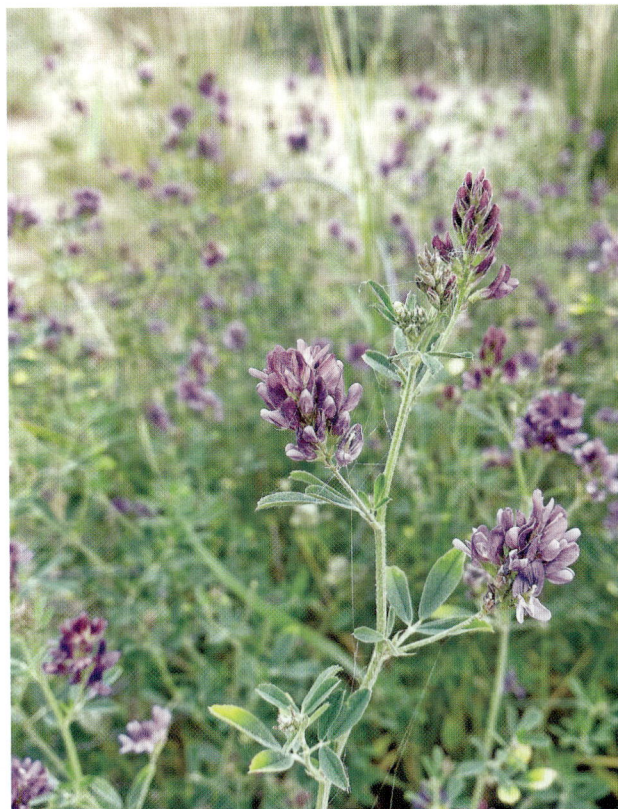

紫花苜蓿

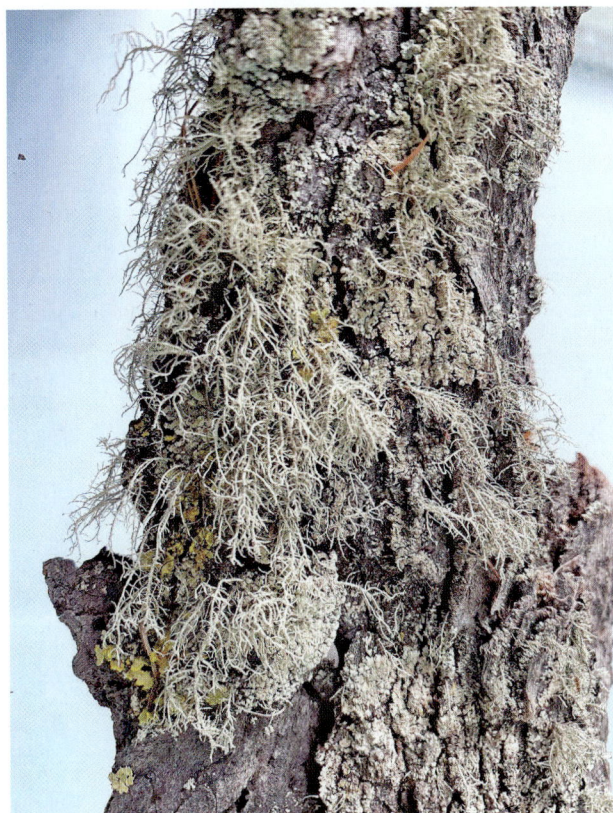

环裂丝萝

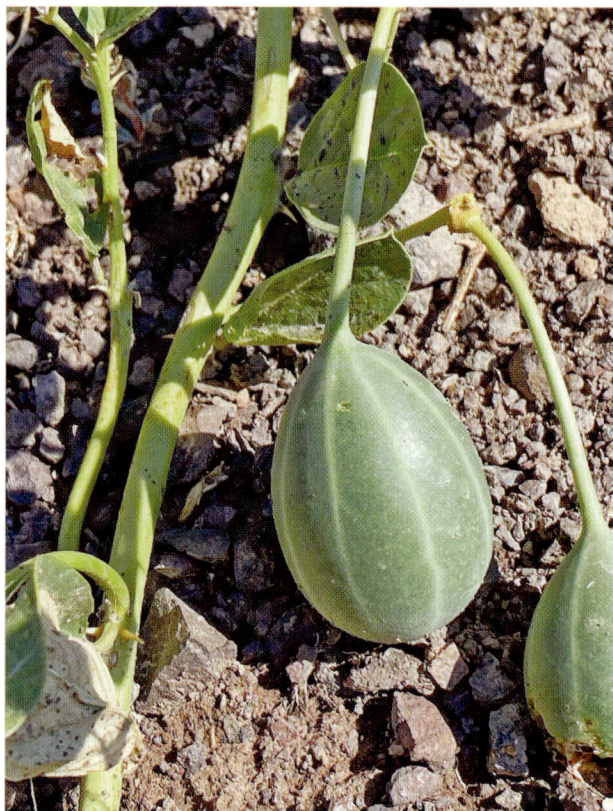

山柑

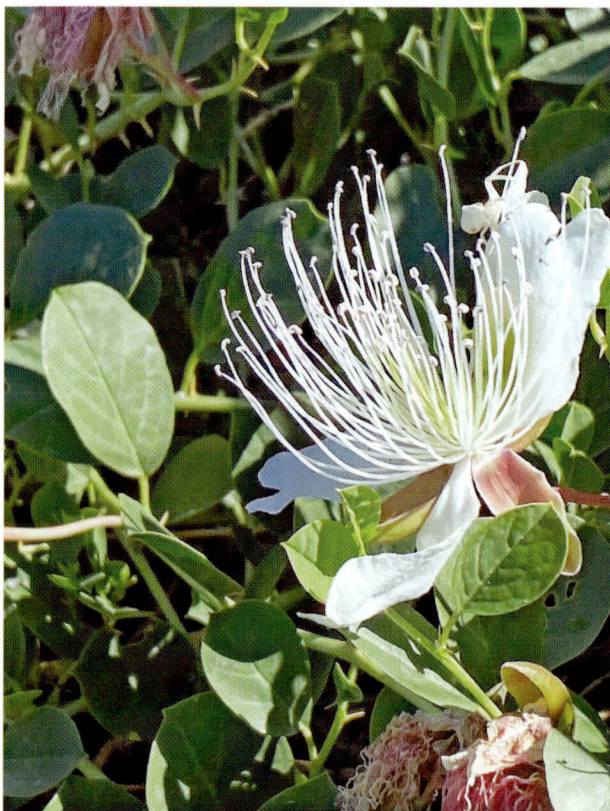

山柑

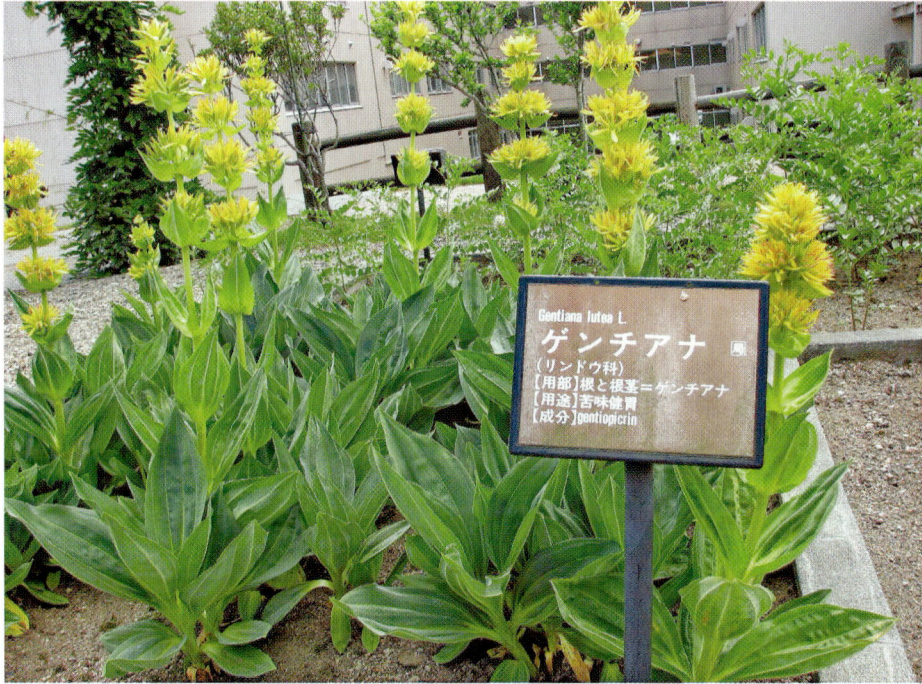

欧龙胆

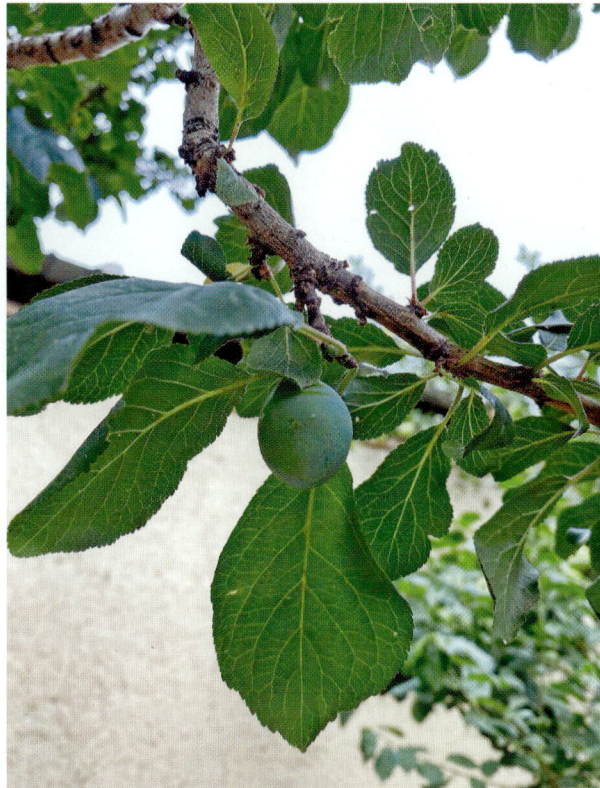

欧洲李

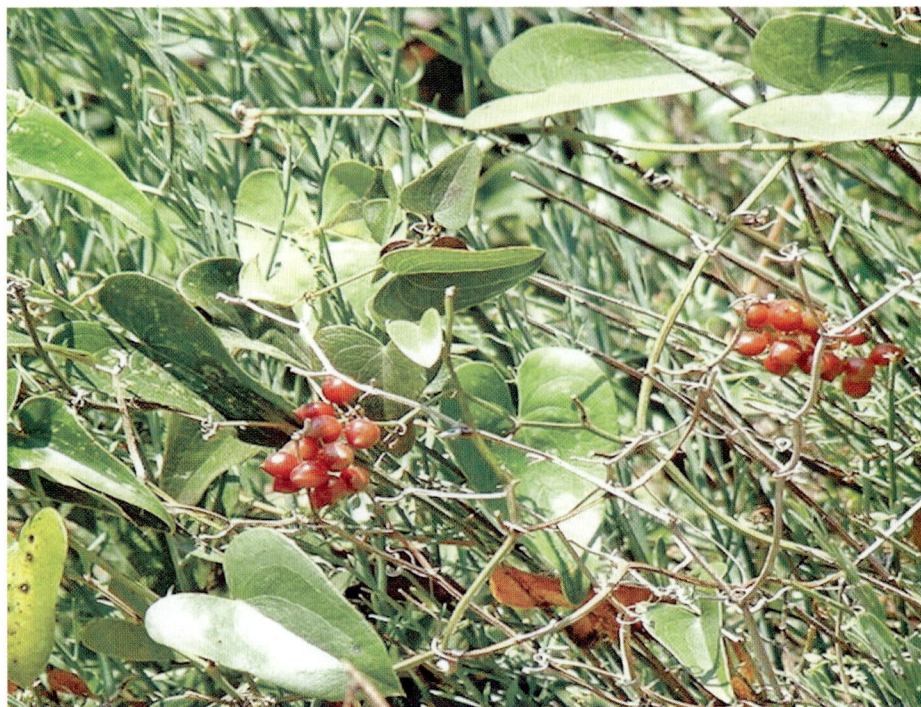

马兜铃叶菝葜

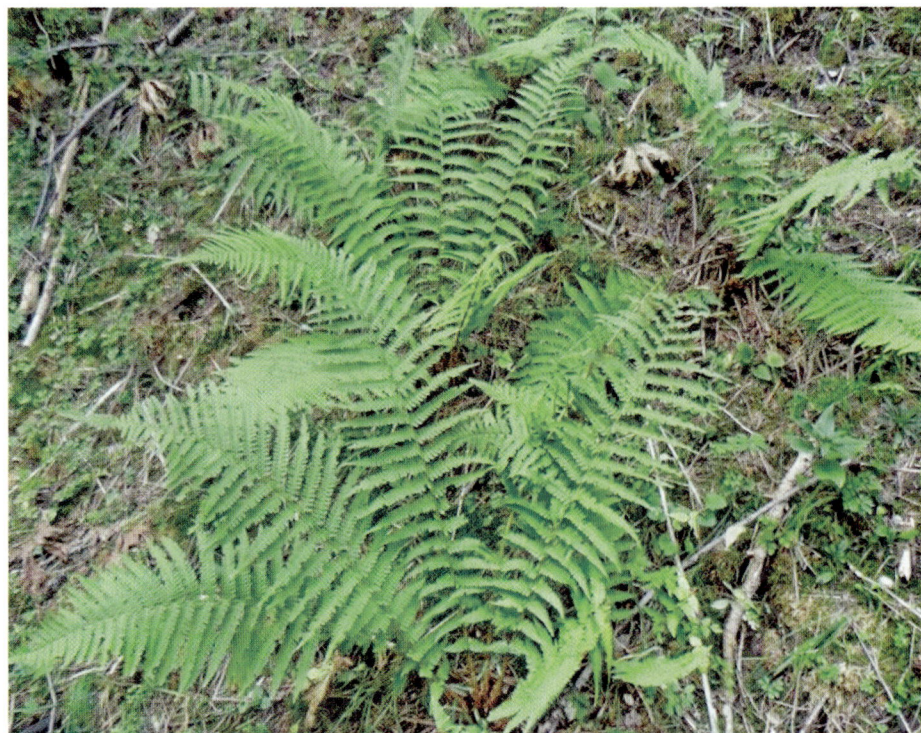

欧洲鳞毛蕨

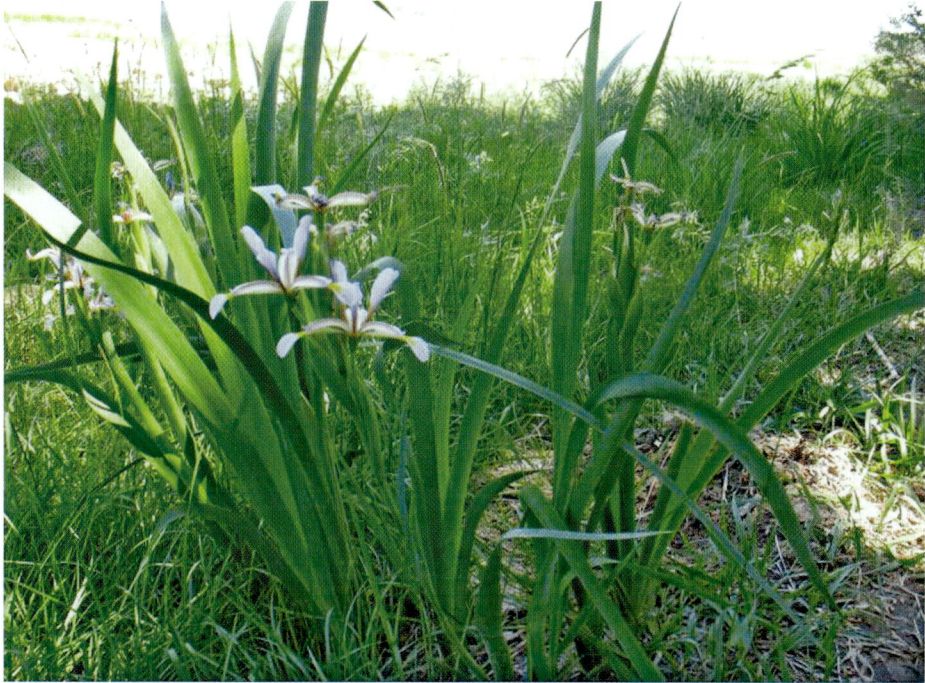

喜盐鸢尾

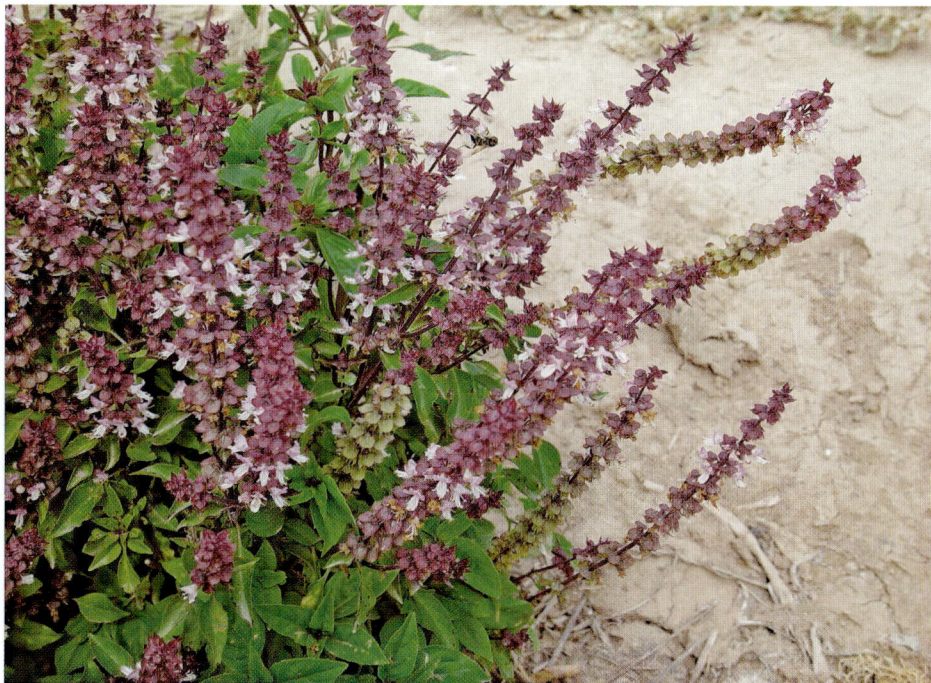

罗勒

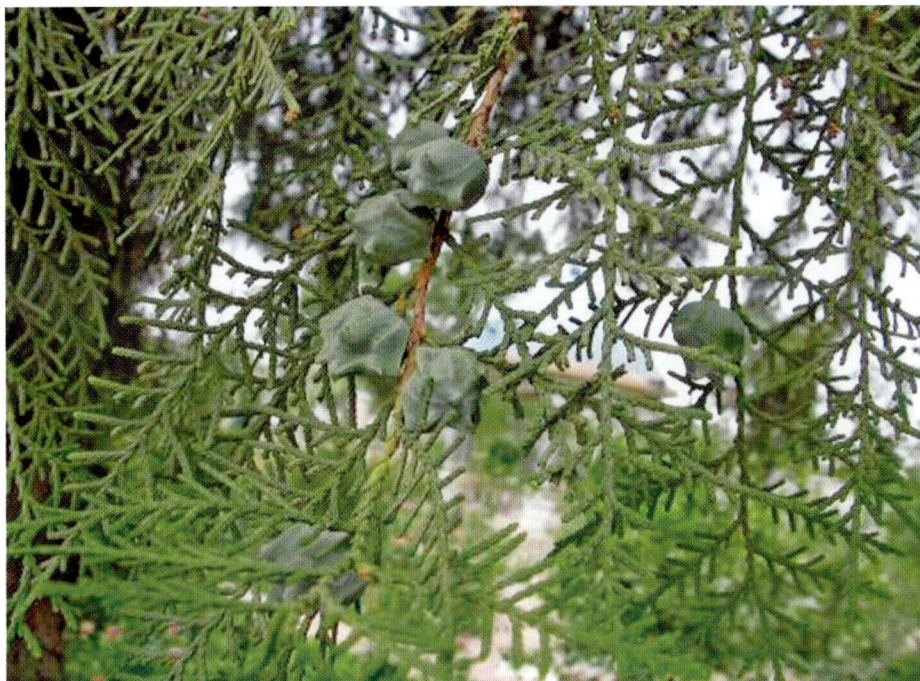

侧柏

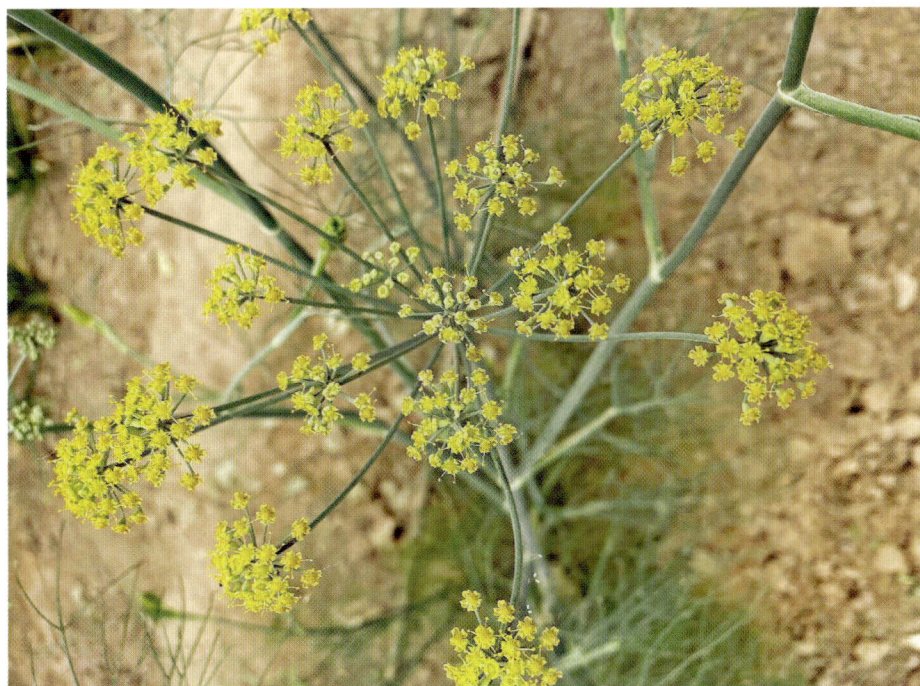

茴香

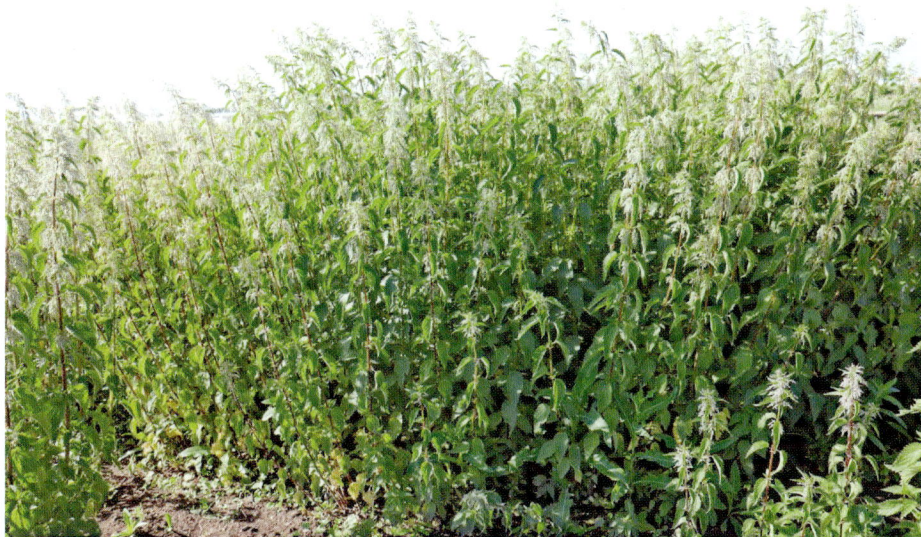

荨麻

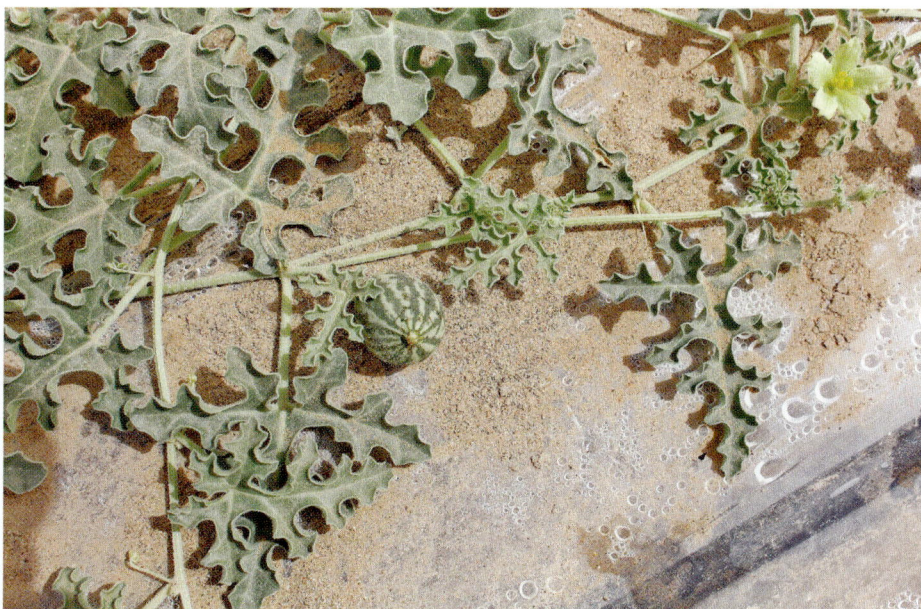

药西瓜

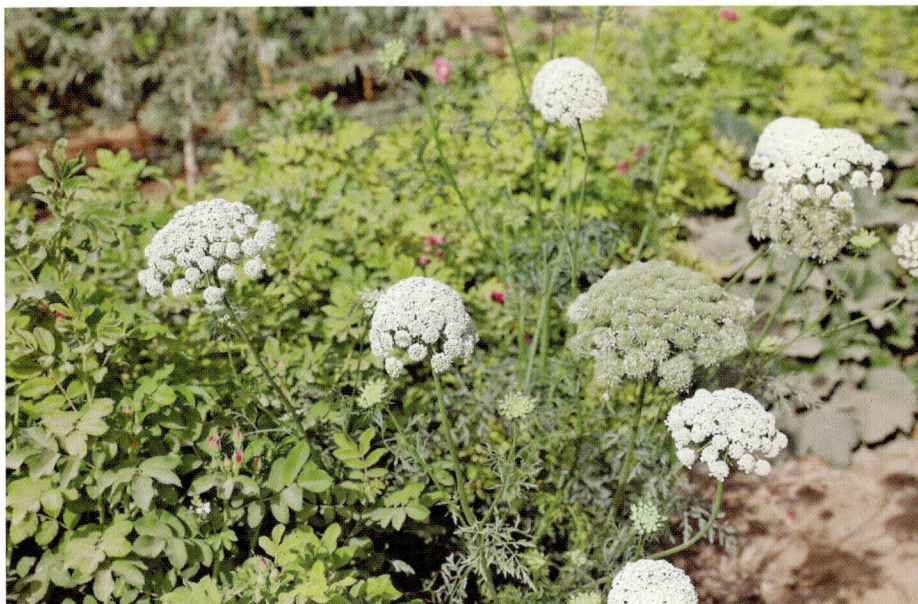

胡萝卜

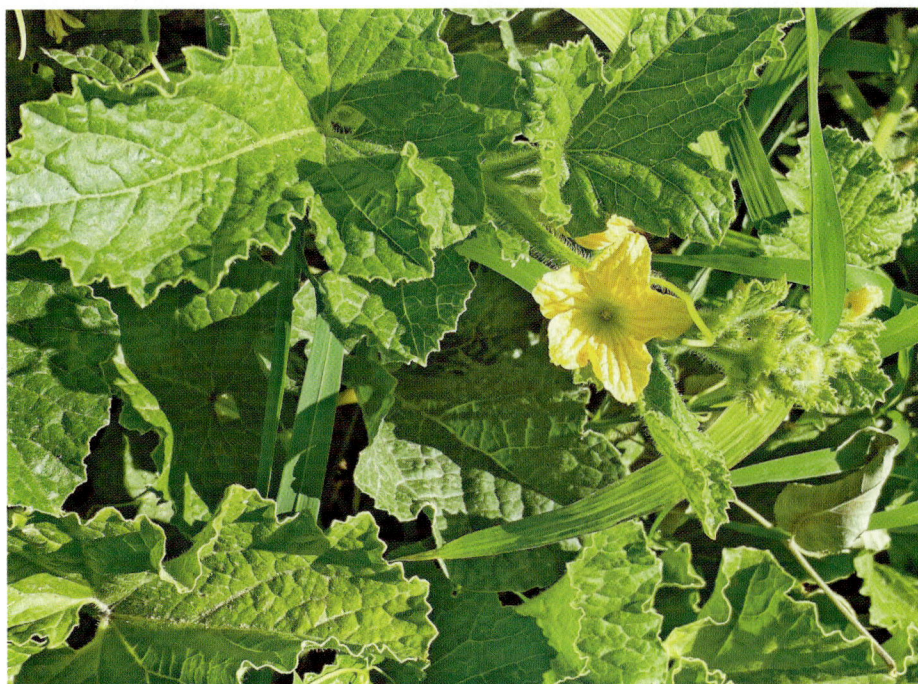

南瓜

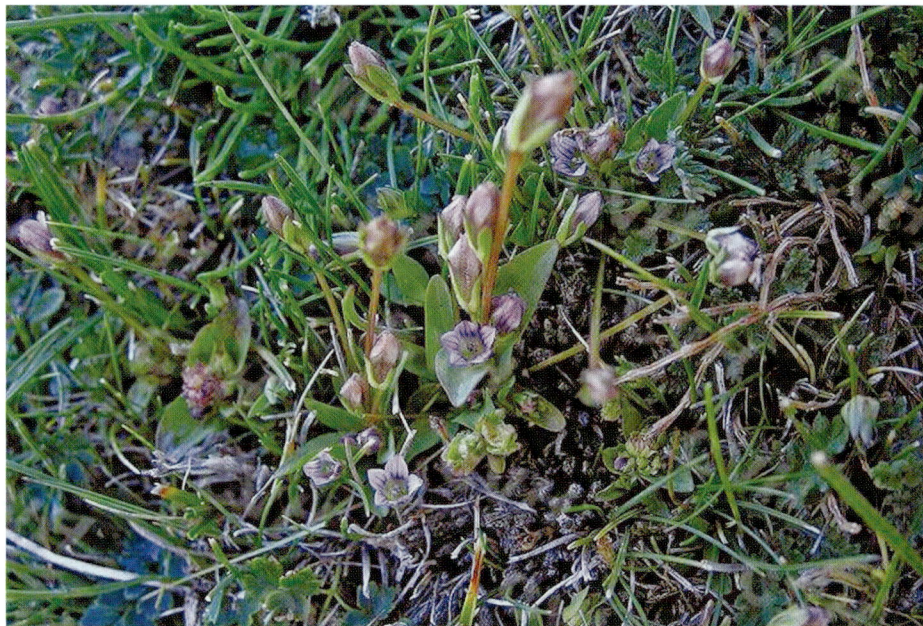

楔湾缺秦艽

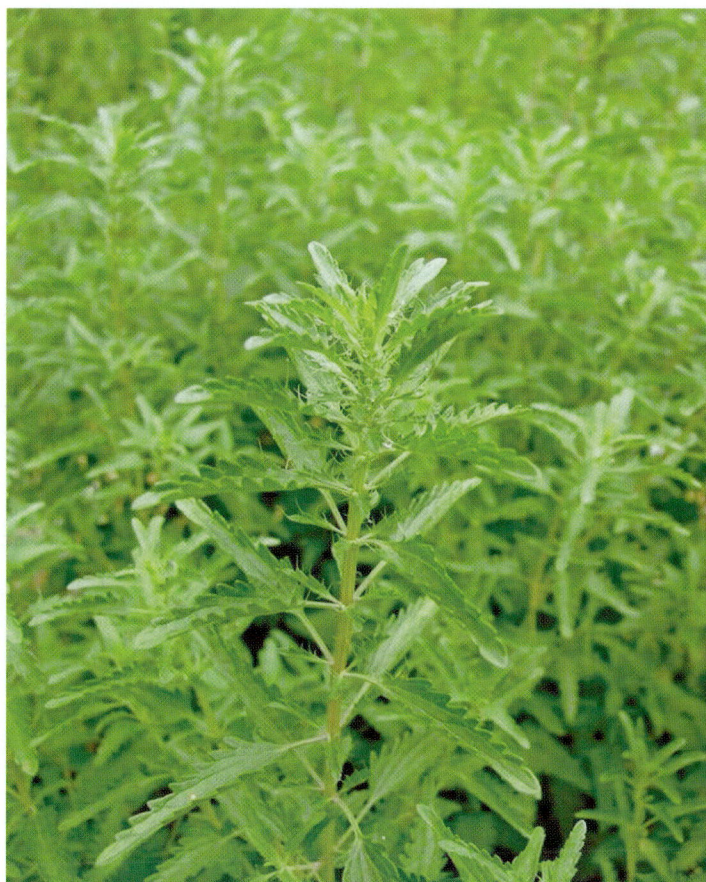

香青兰

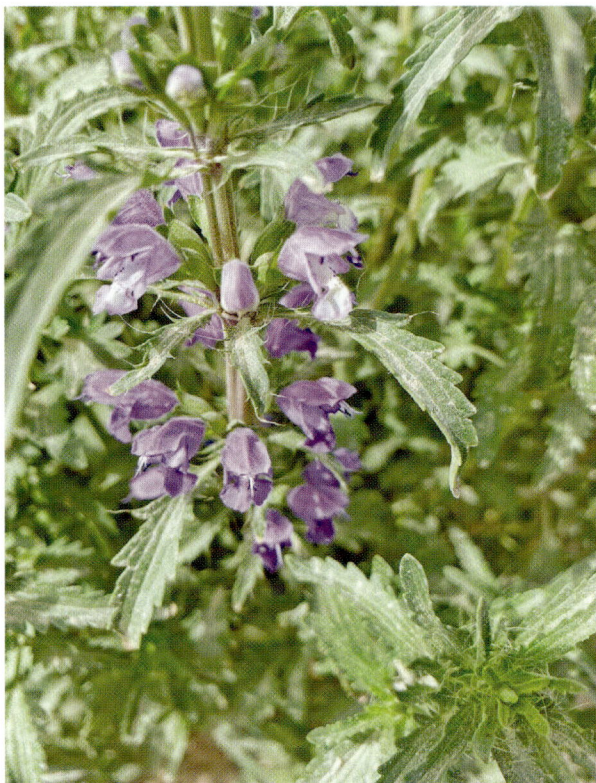

香青兰

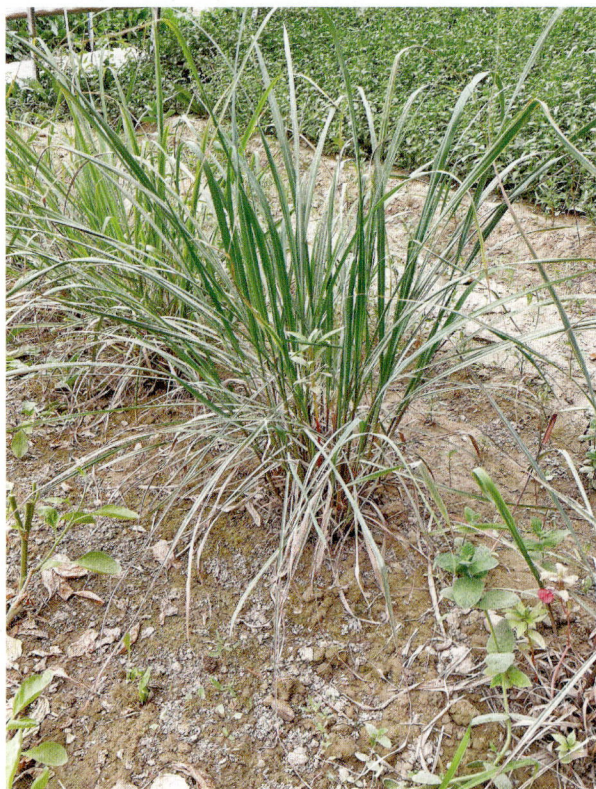

青香茅

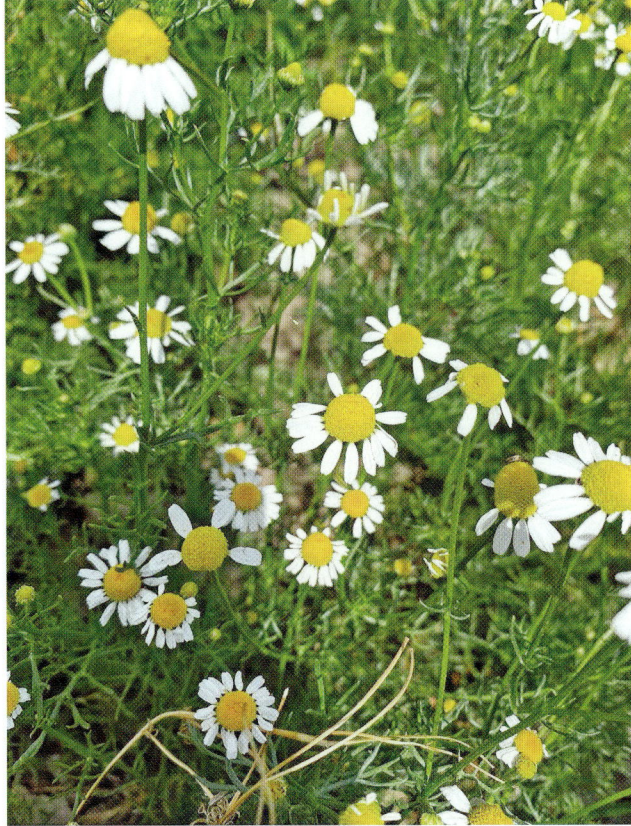

洋甘菊

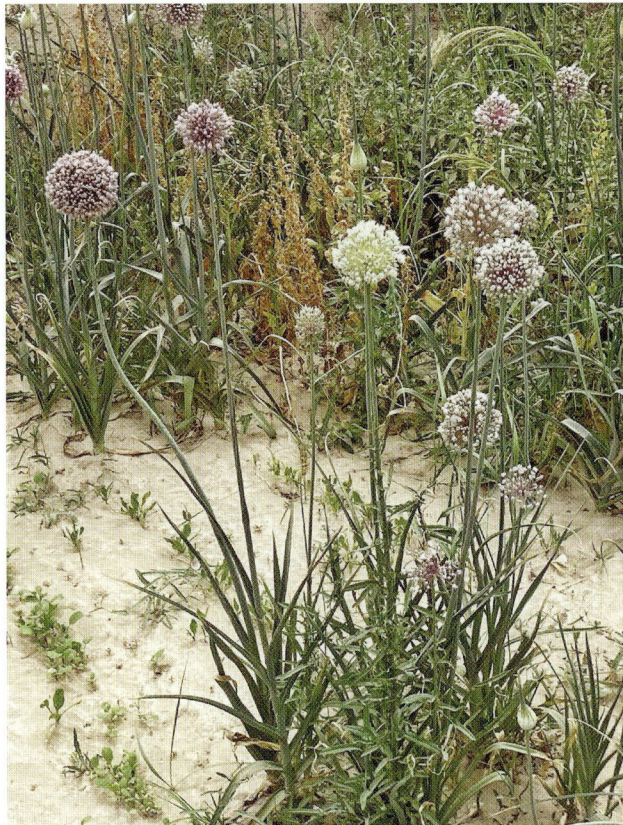

洋葱

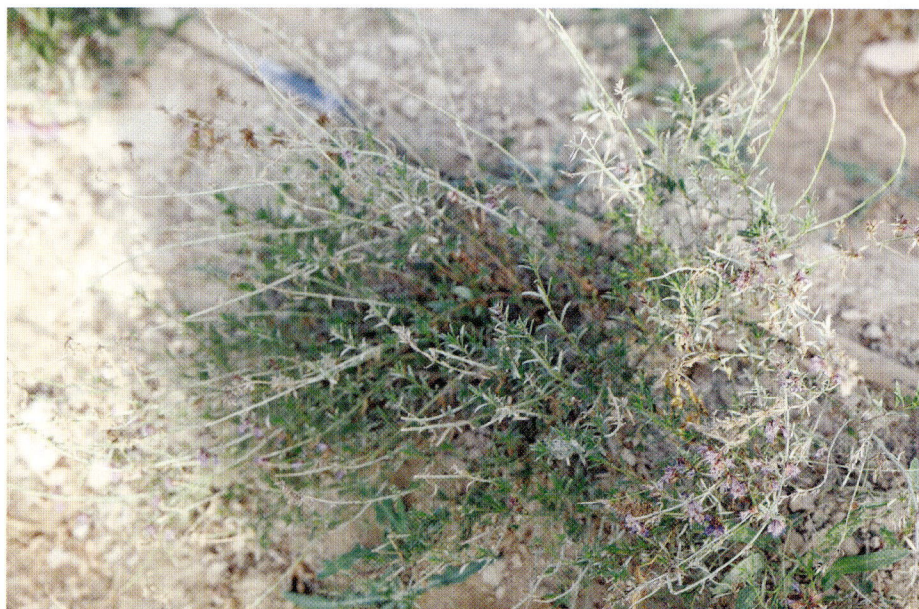

硬尖神香草

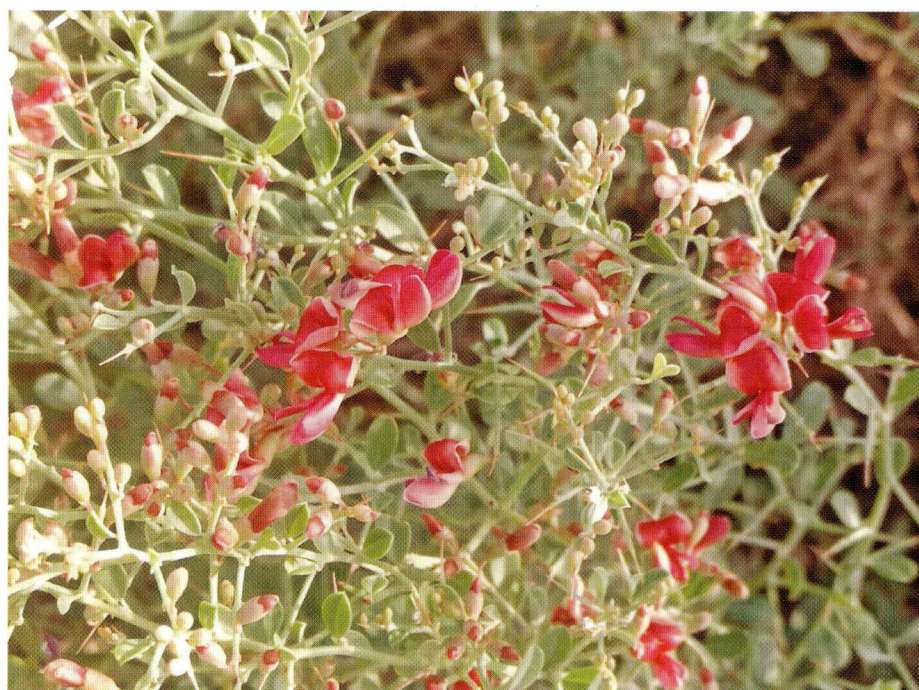

骆驼刺

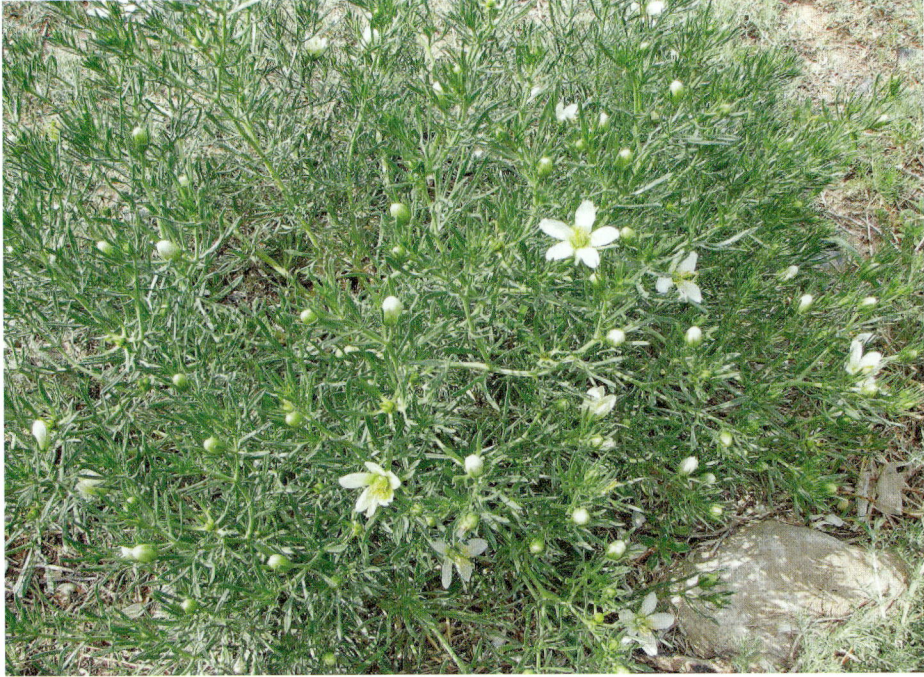

骆驼蓬

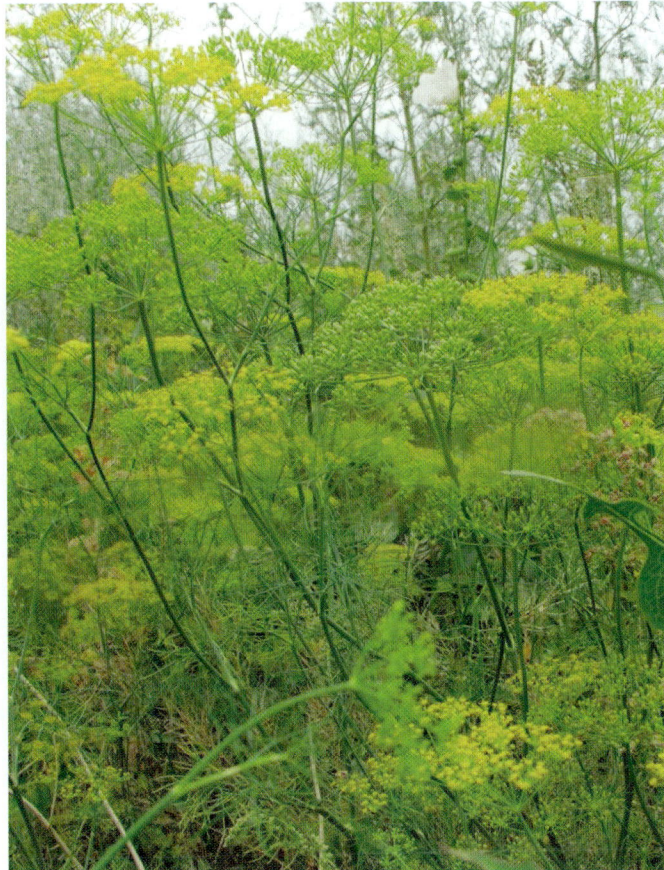

莳萝

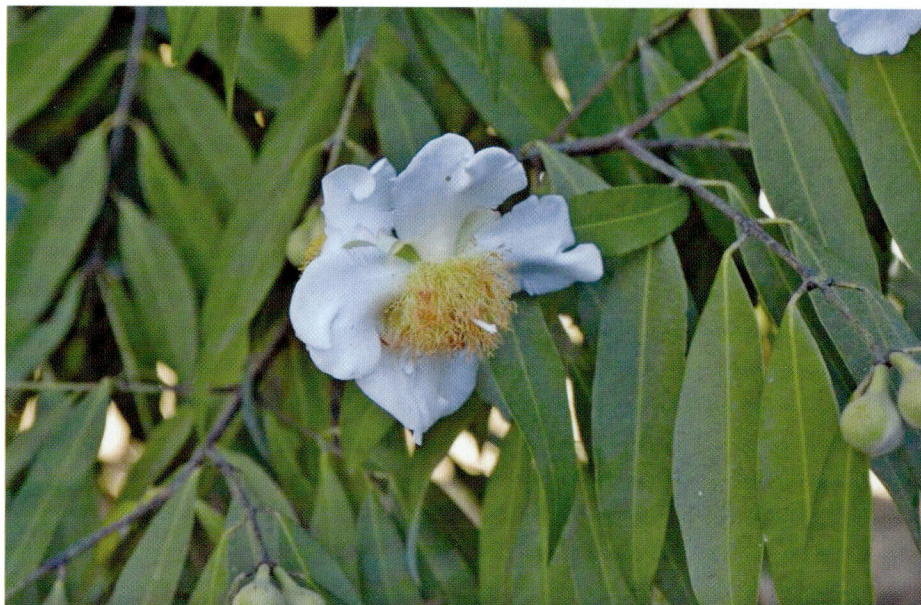

铁力木

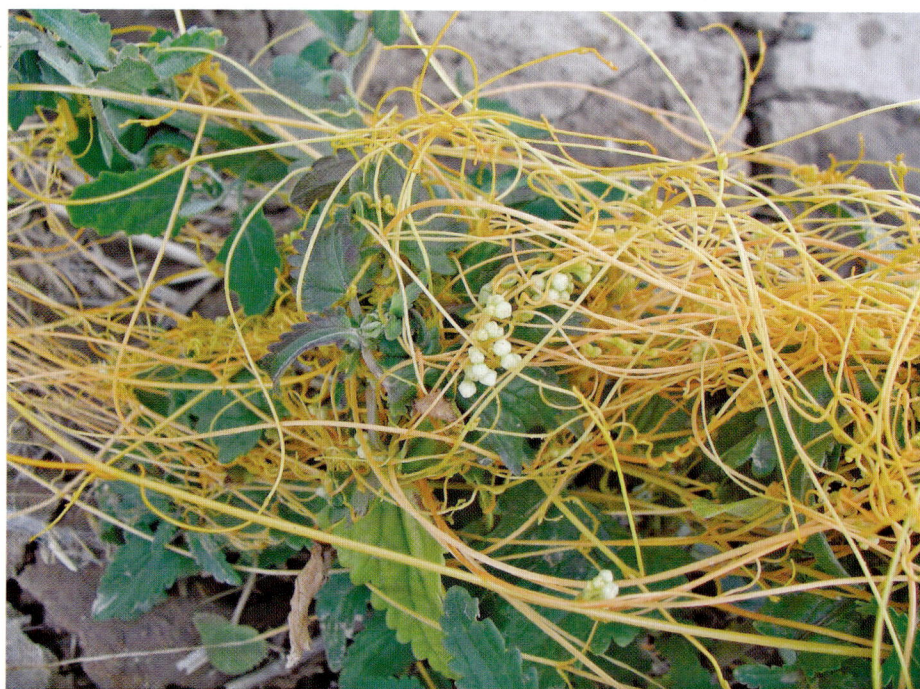

菟丝子

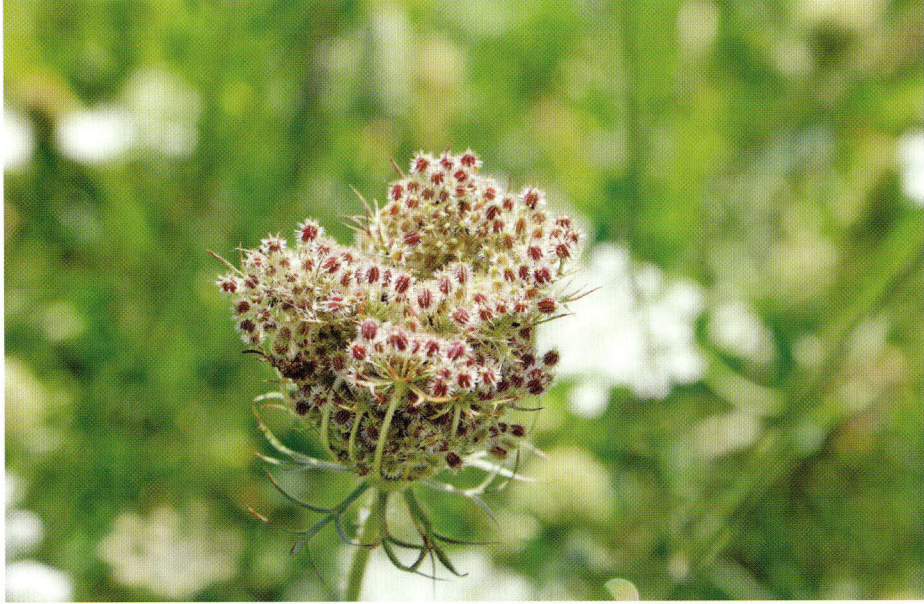

野胡萝卜

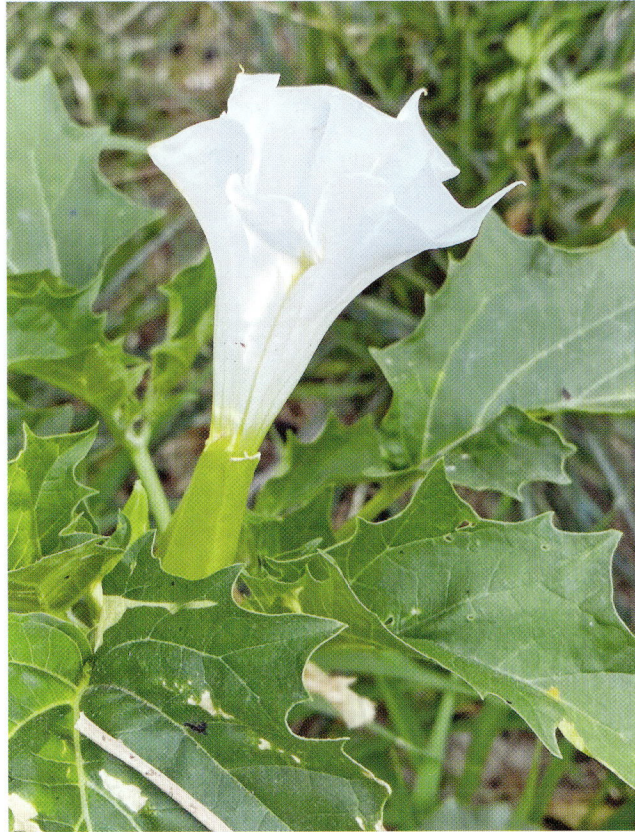

曼陀罗

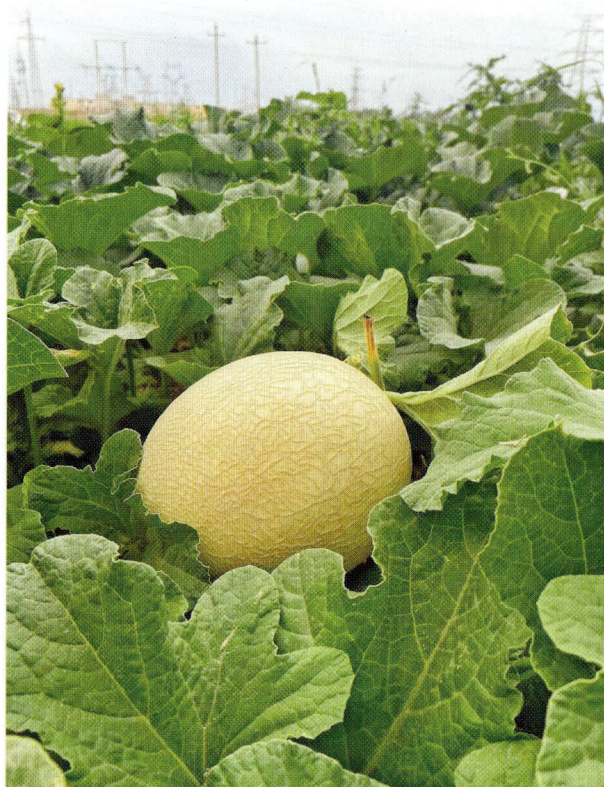

甜瓜

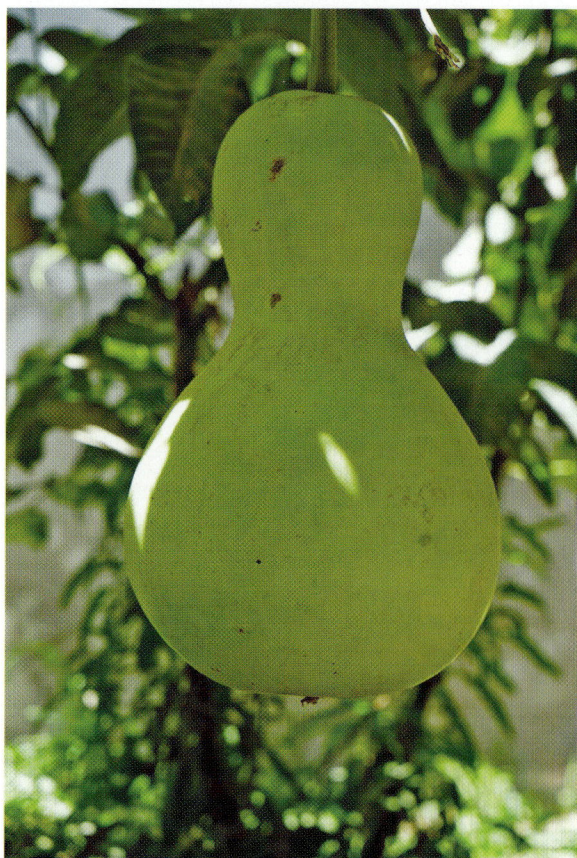

葫芦

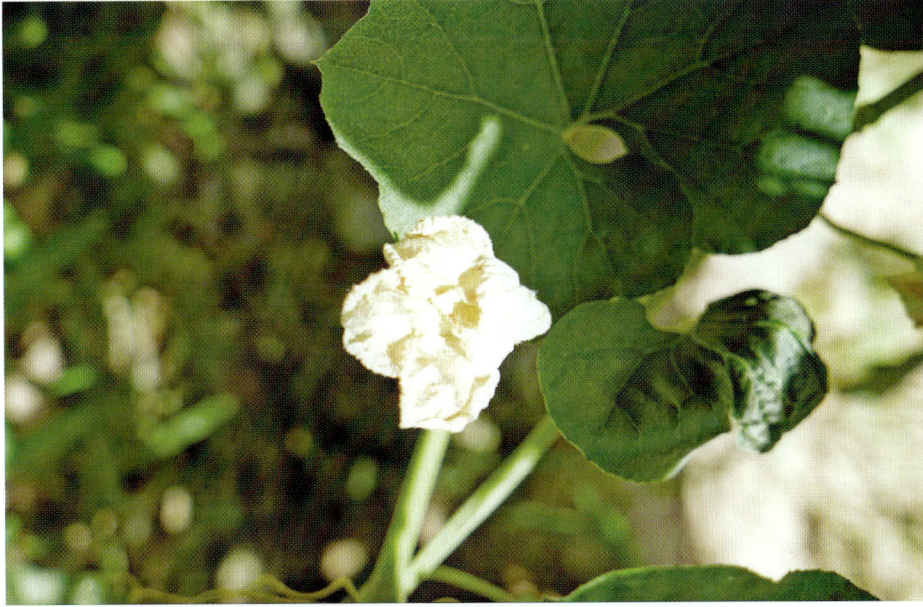

葫芦

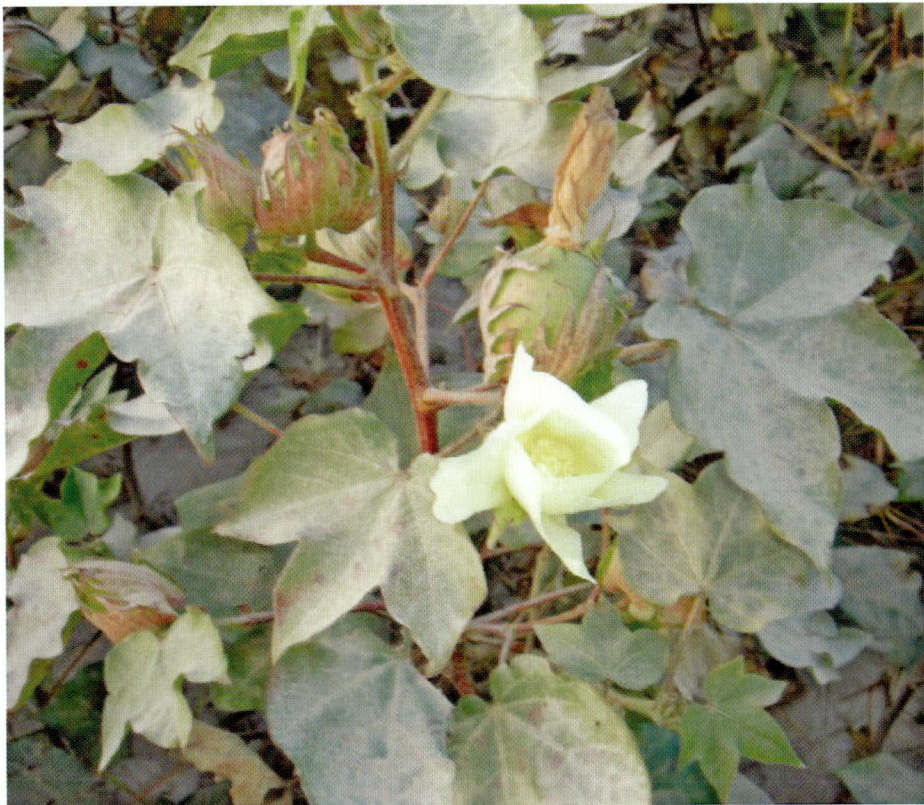

陆地棉

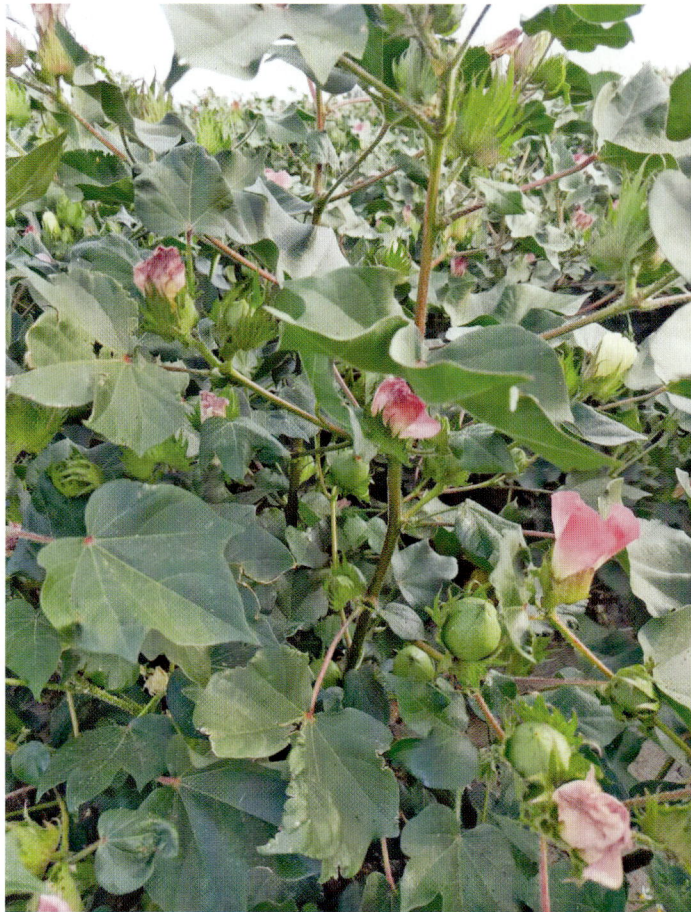

陆地棉

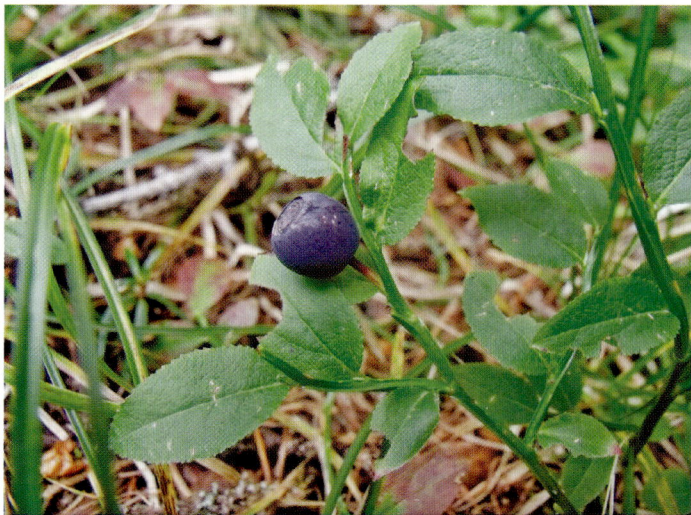

黑果越桔

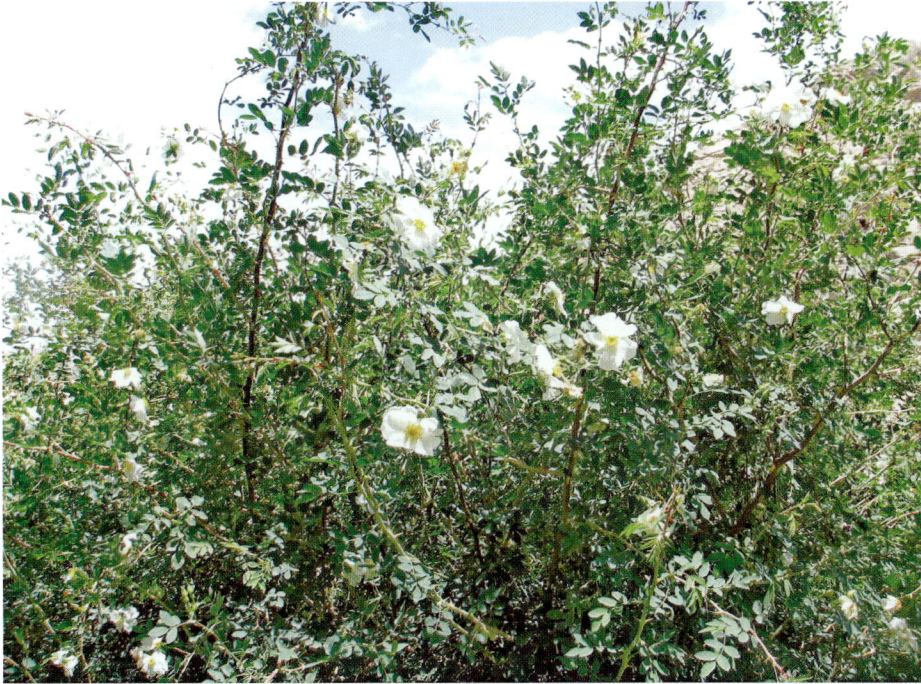

疏花蔷薇

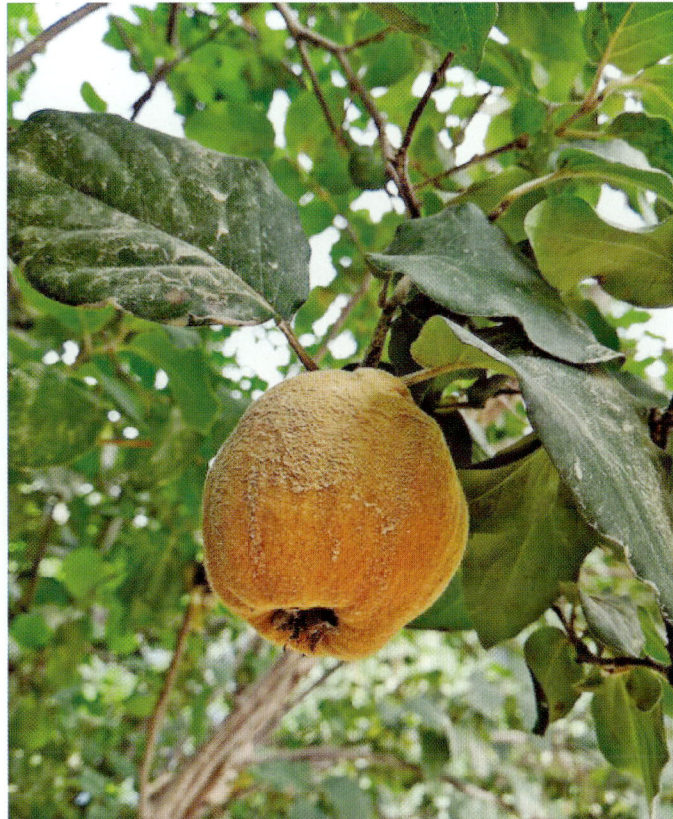

榅桲

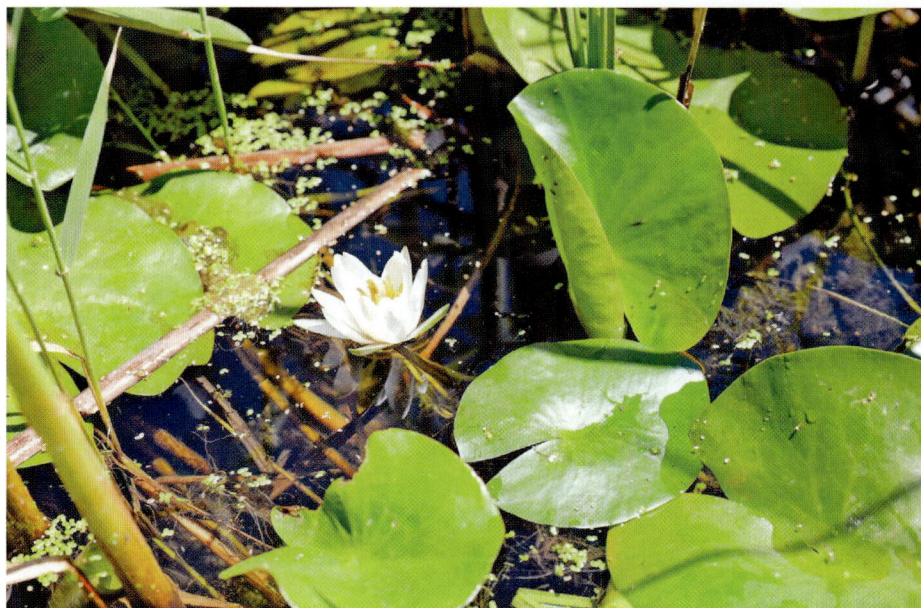

睡莲

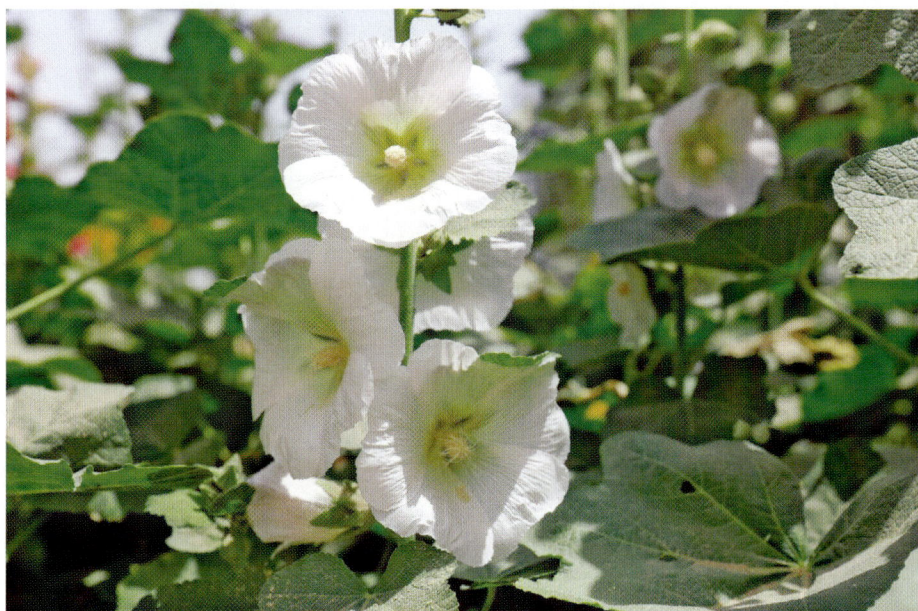

蜀葵花

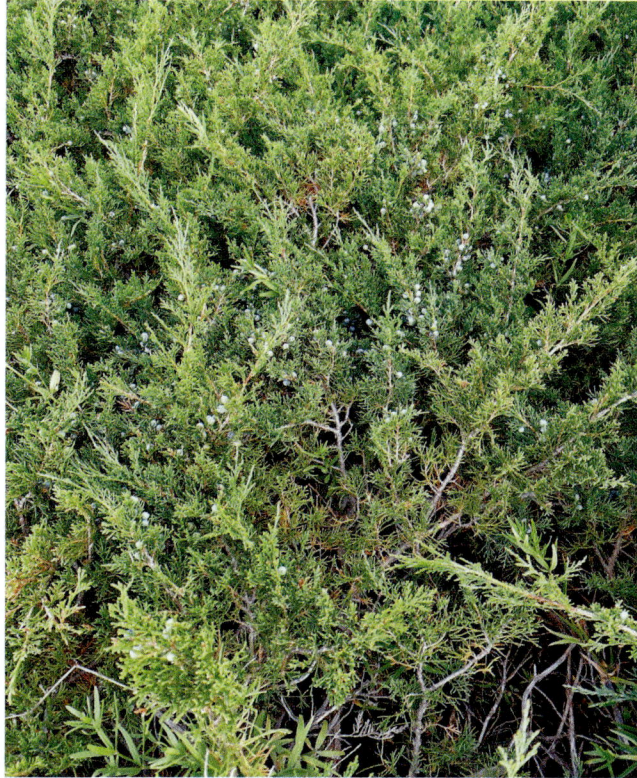

叉子圆柏

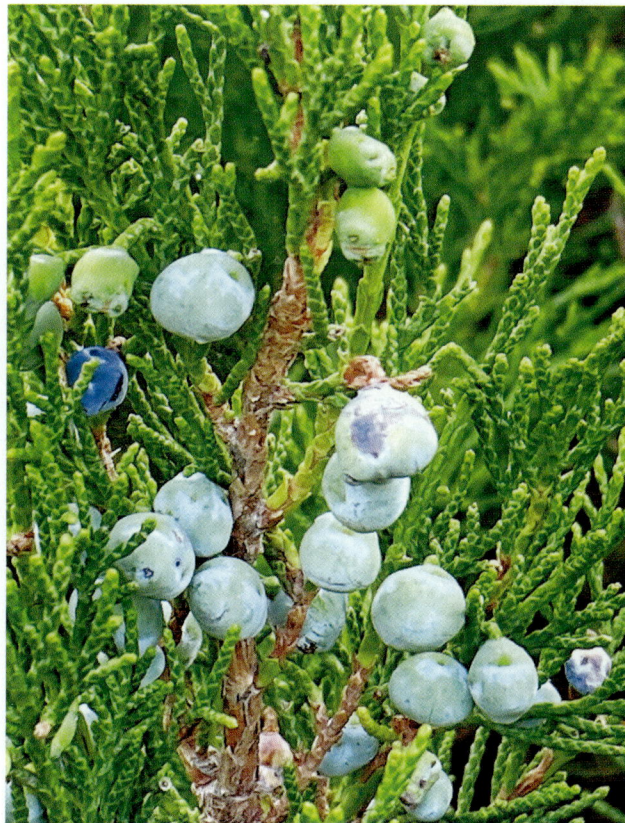

叉子圆柏

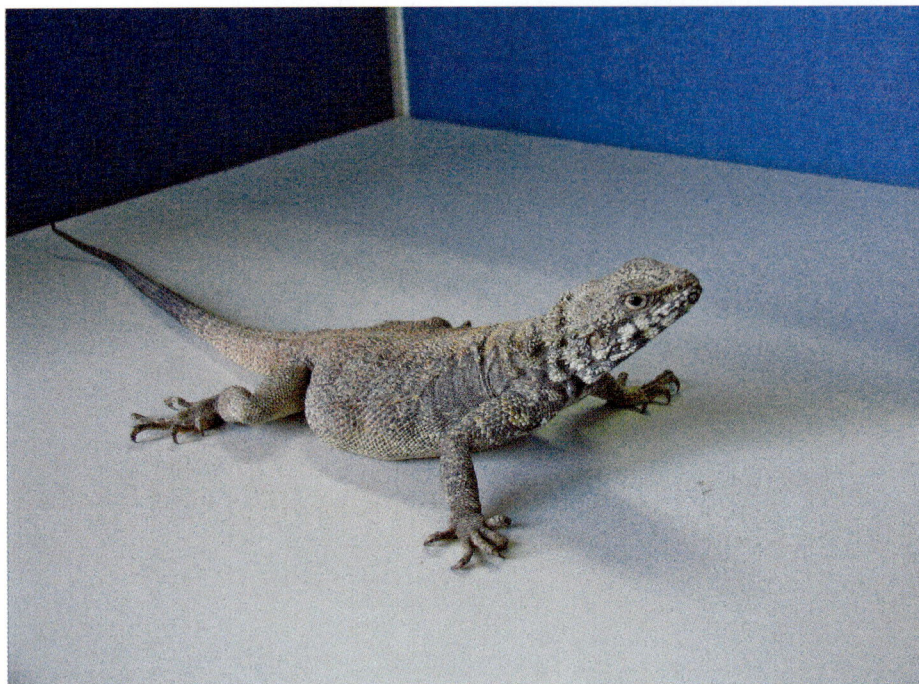

新疆鬣蜥

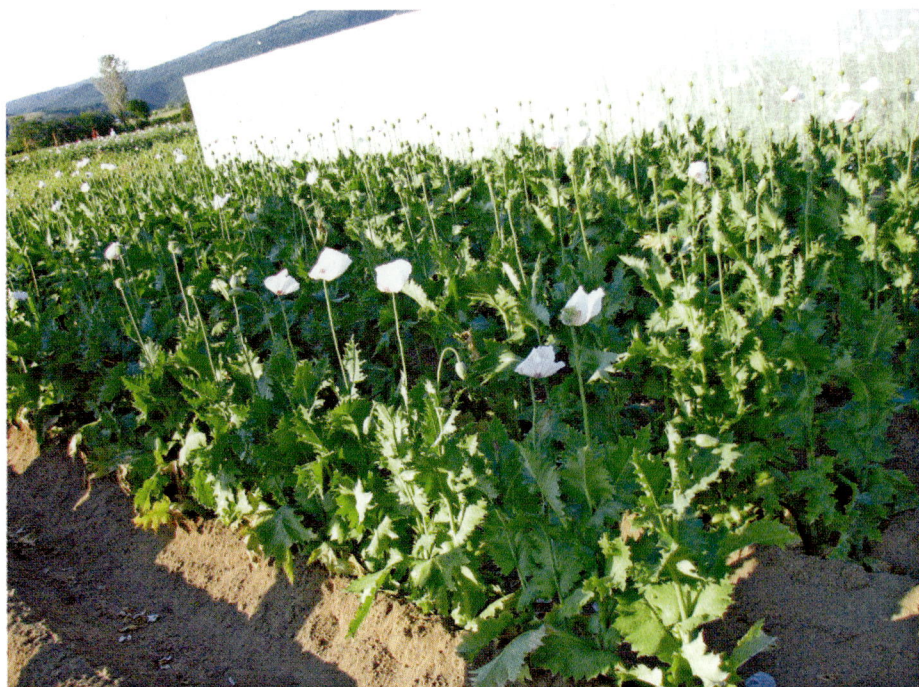

罂粟

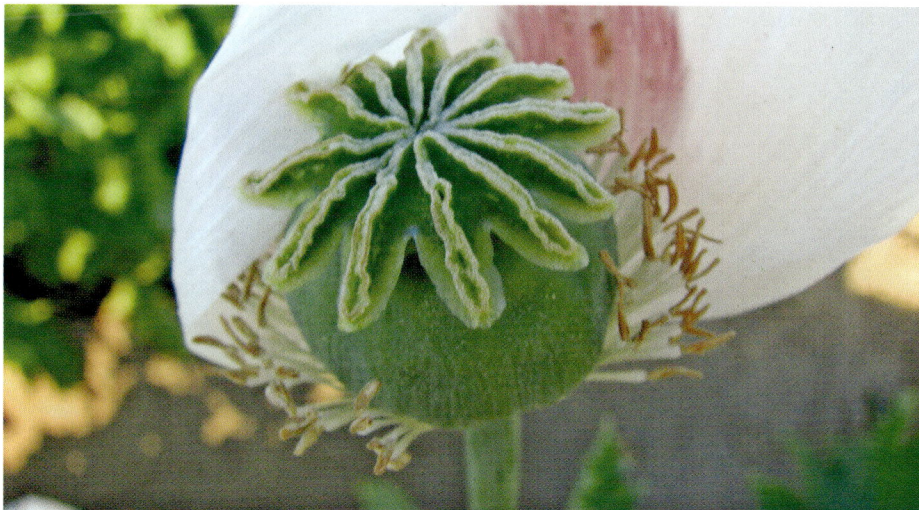

罂粟

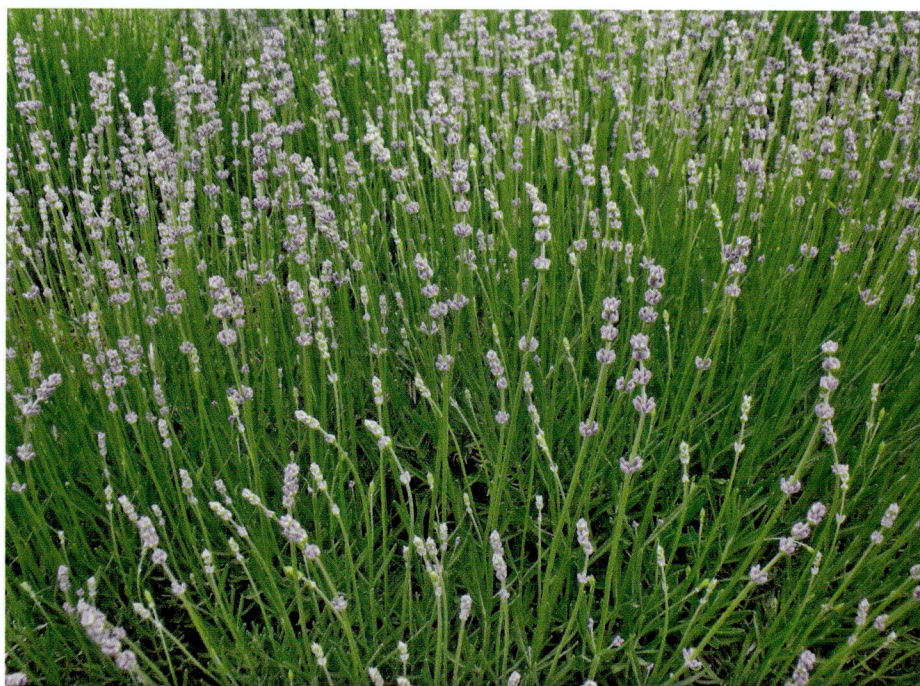

狭叶薰衣草

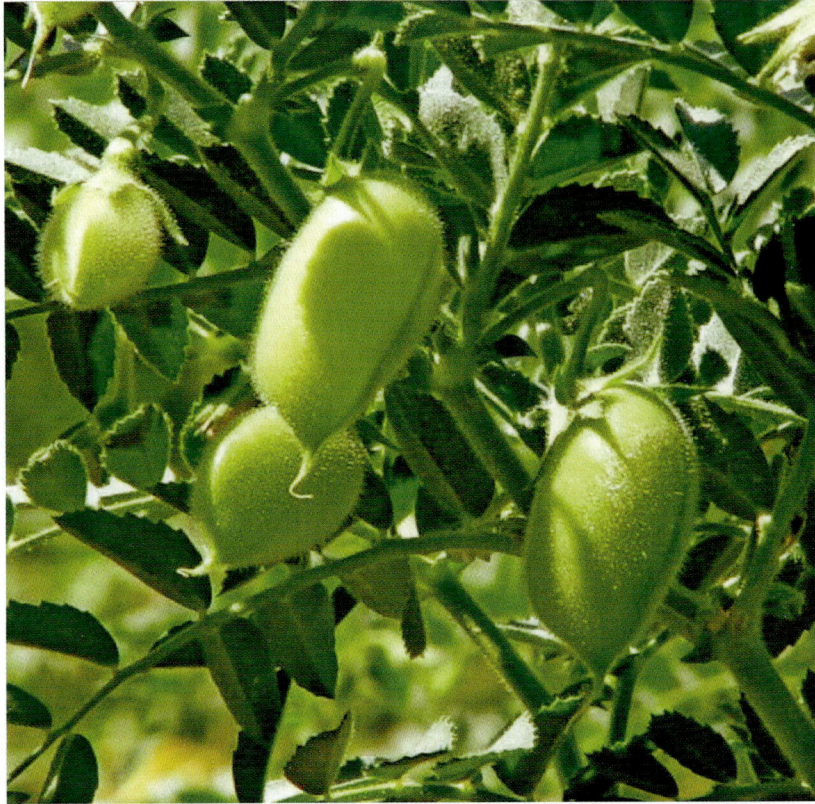

鹰嘴豆

饮 片 图 片

（无比例尺图片为示意图，不作为规范参考）

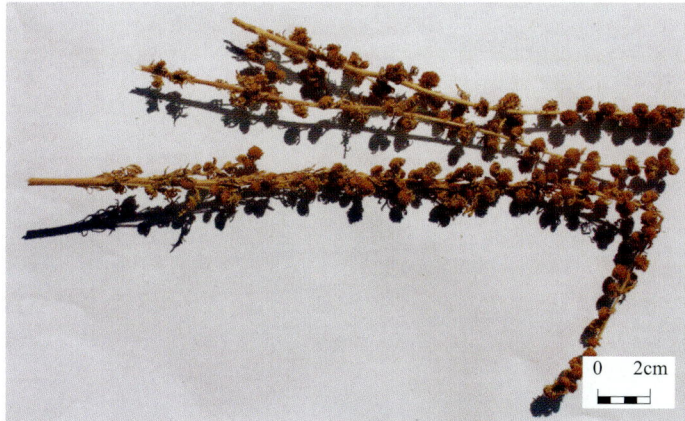

一枝蒿

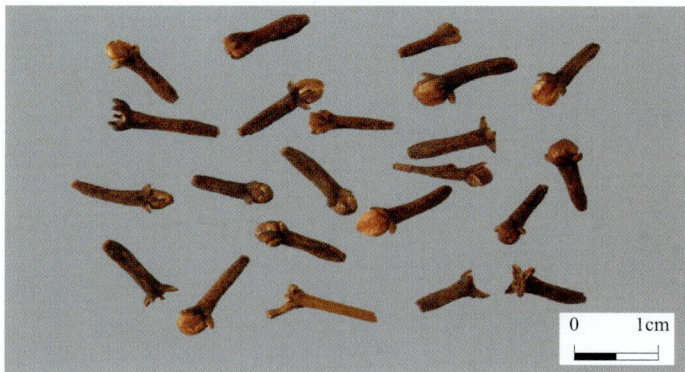

丁香

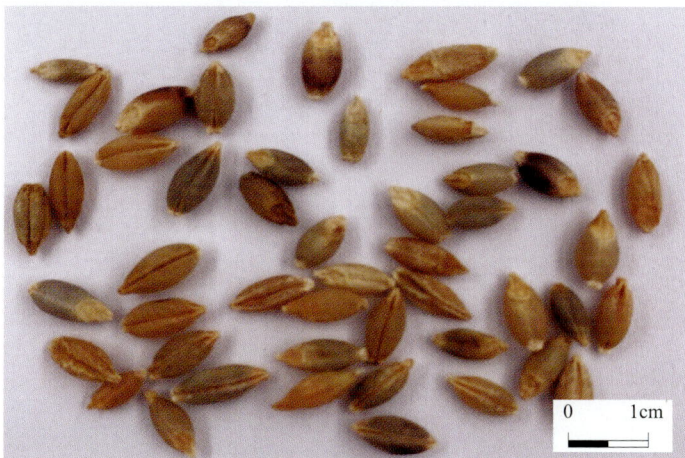

大麦

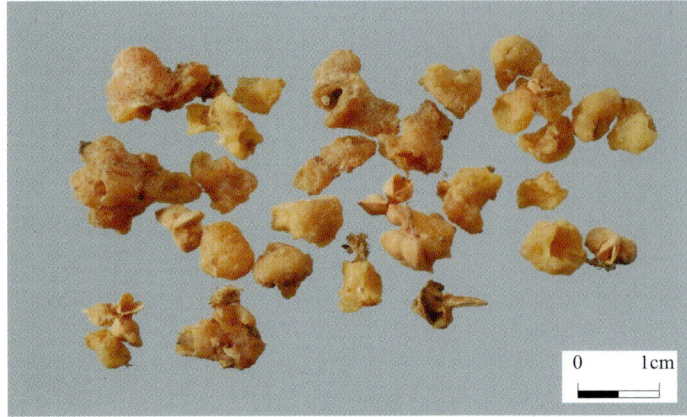

大戟脂

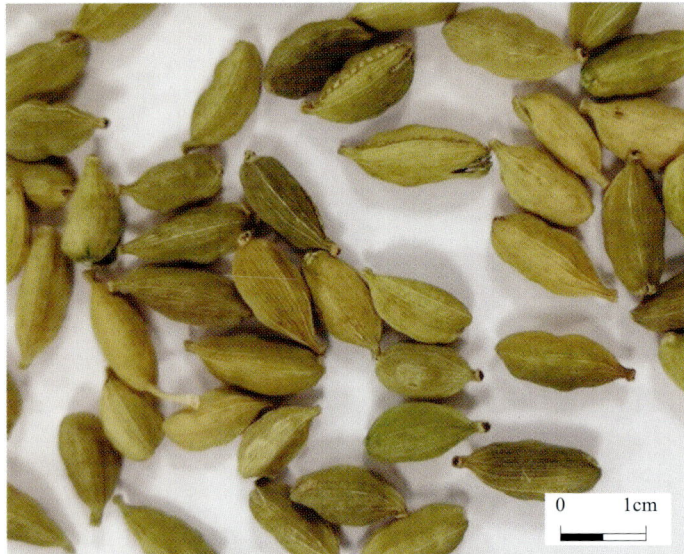

小豆蔻

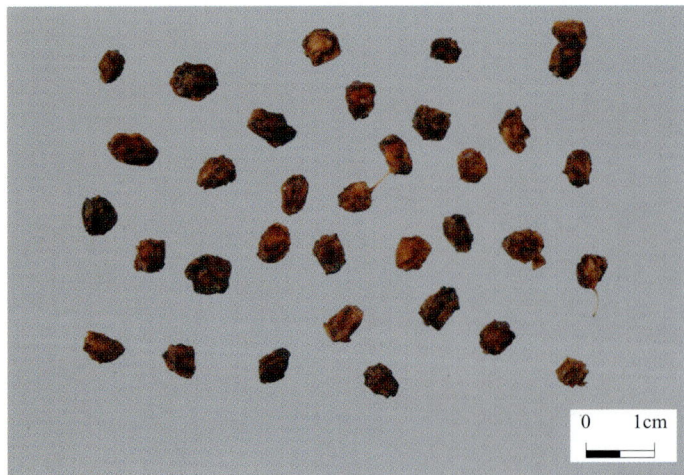

小檗果

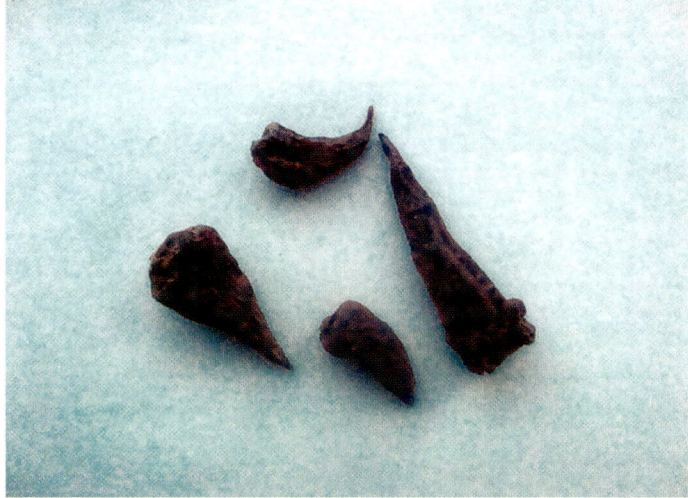

飞燕草

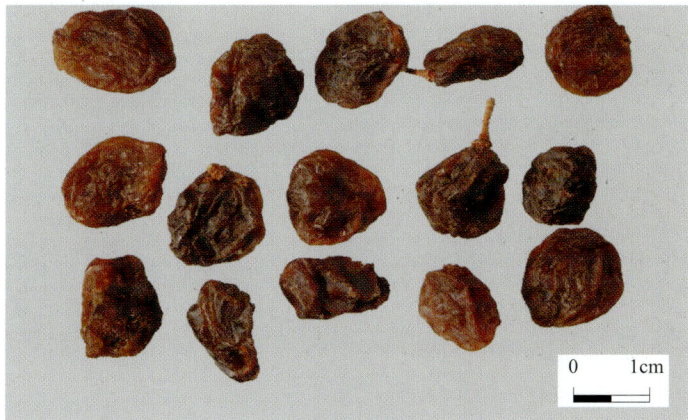

马奶子葡萄干

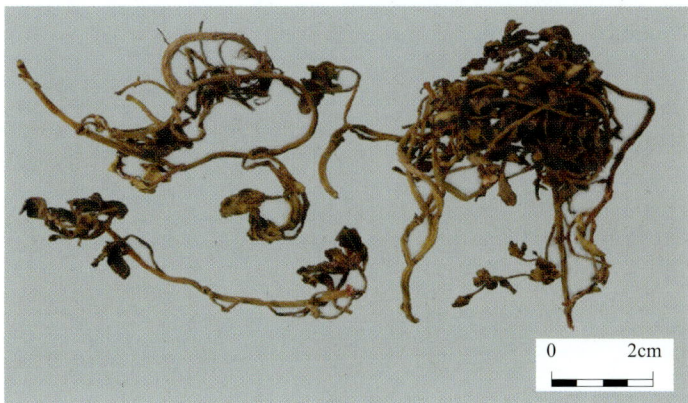

马齿苋

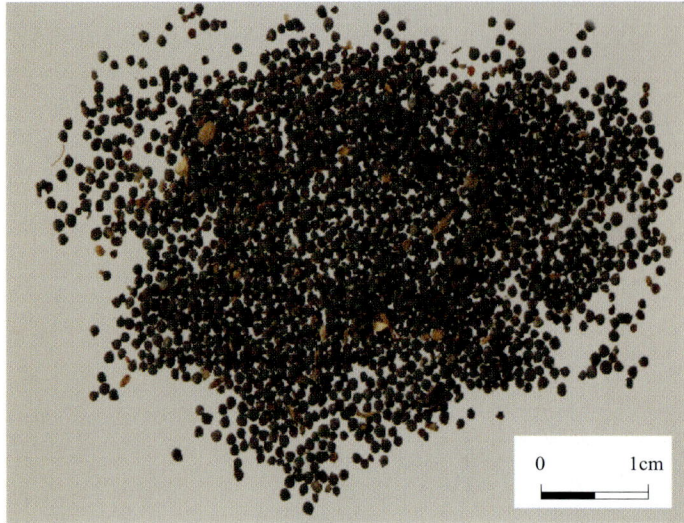

马齿苋子

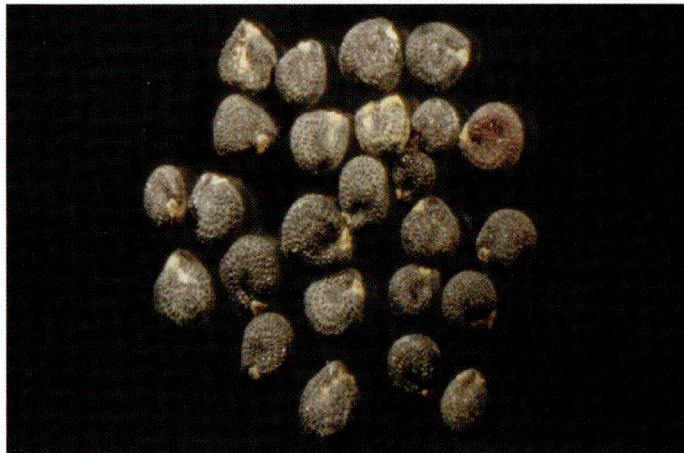

马齿苋子（体视镜）

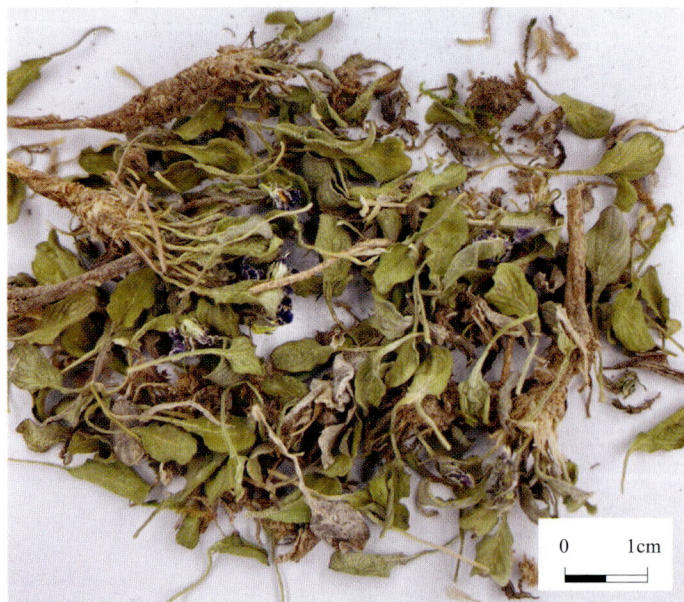

天山堇菜

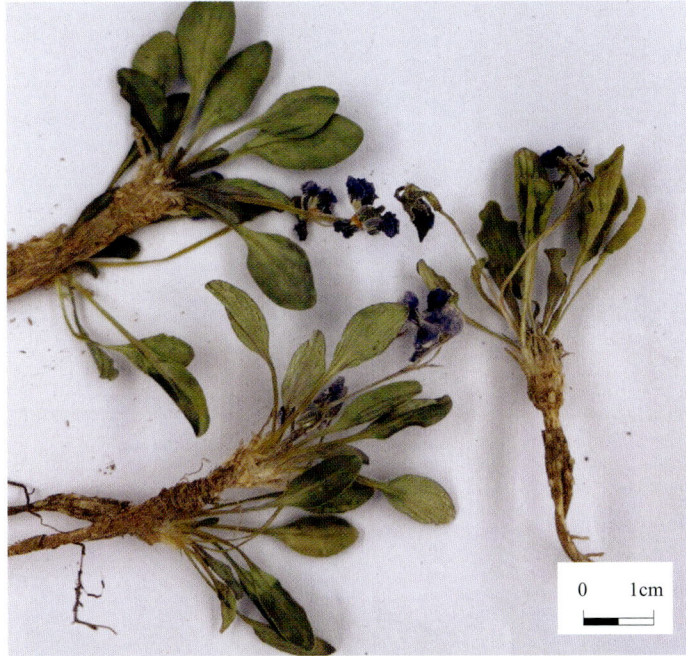

天山堇菜花

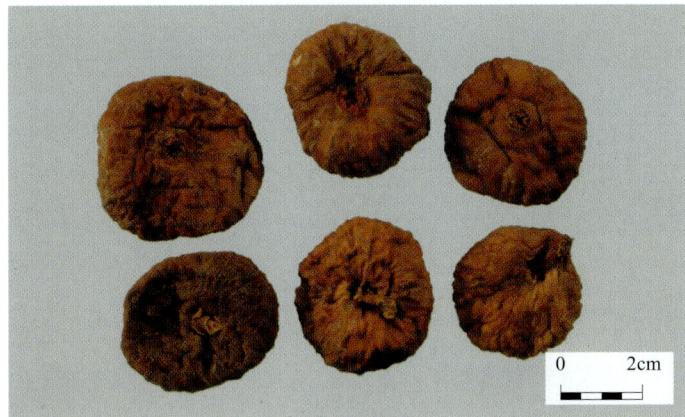

无花果

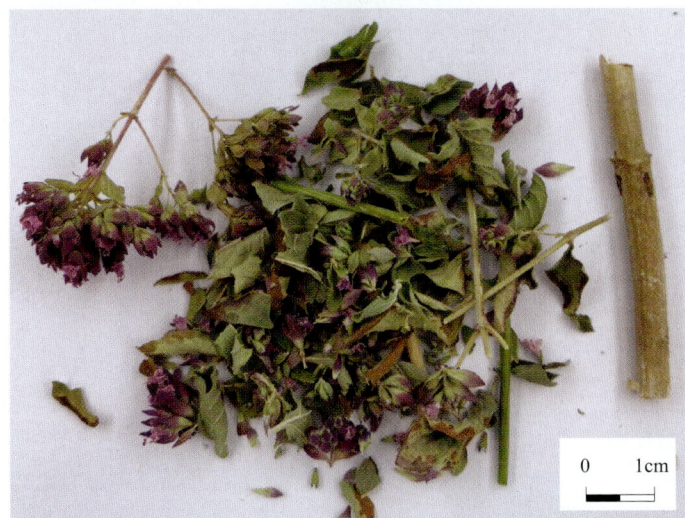

牛至

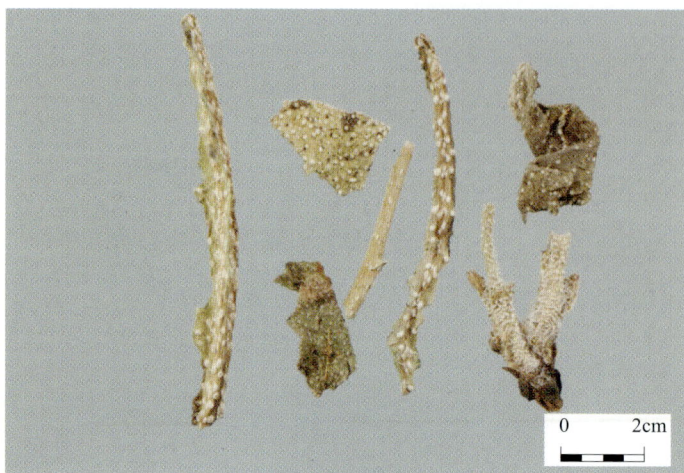

牛舌草

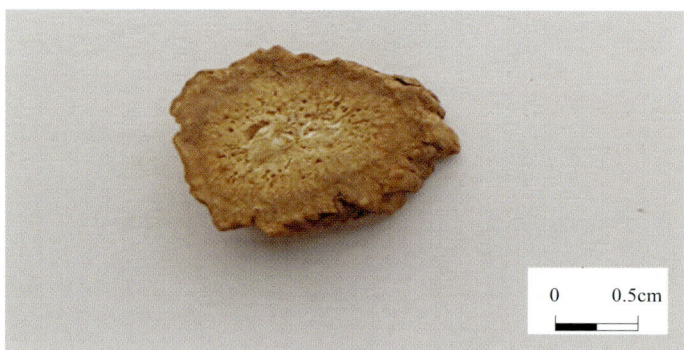

牛蒡根

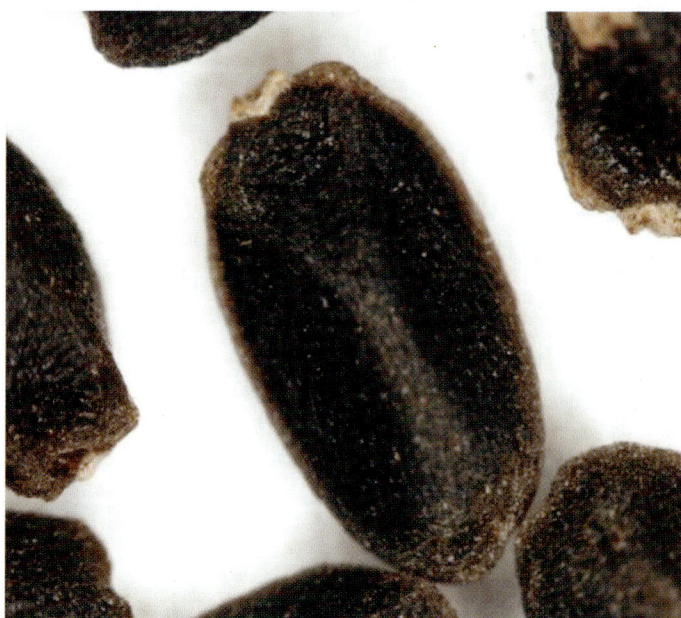

毛罗勒

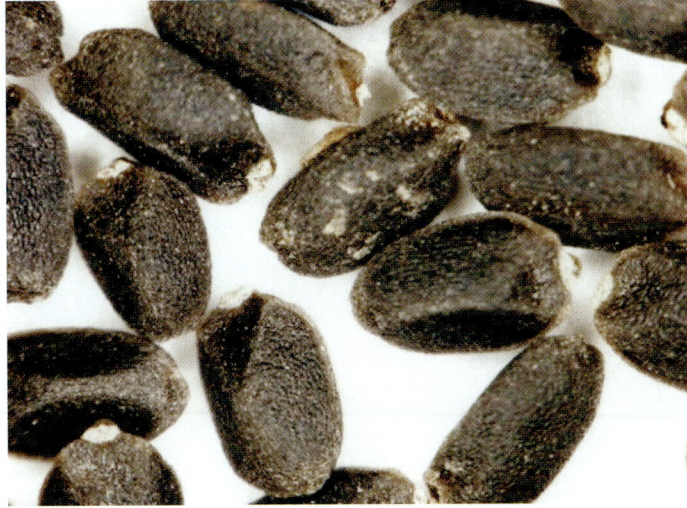

毛罗勒

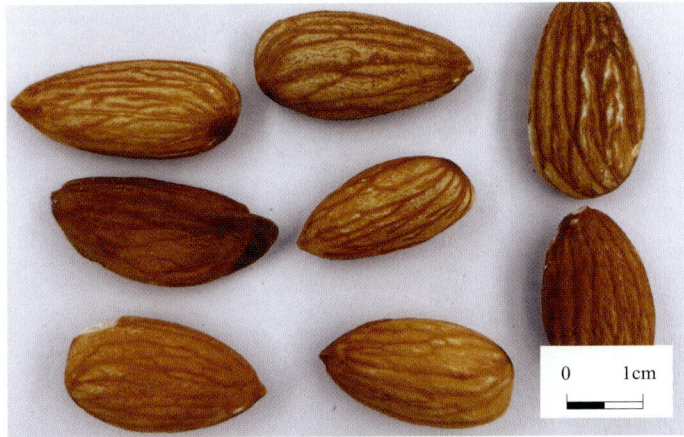

巴旦仁

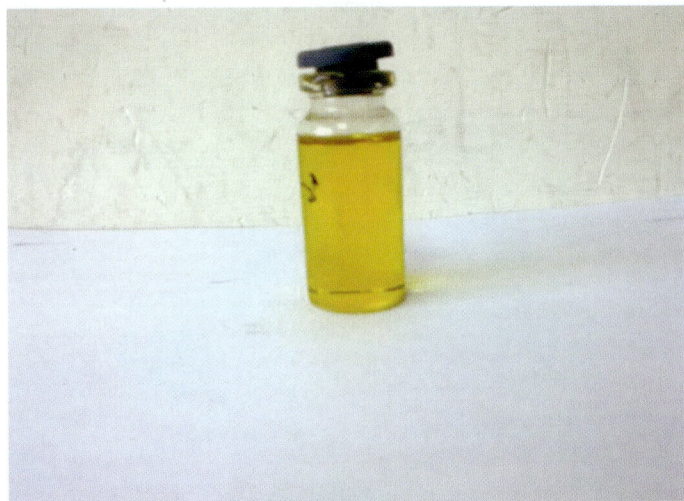

巴旦仁油

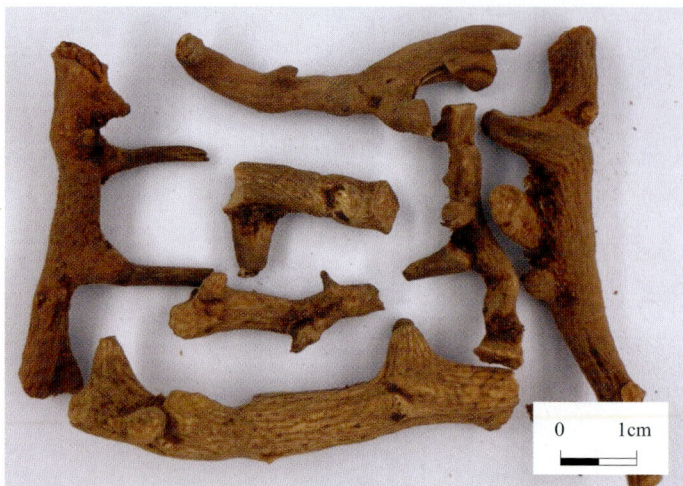

水龙骨

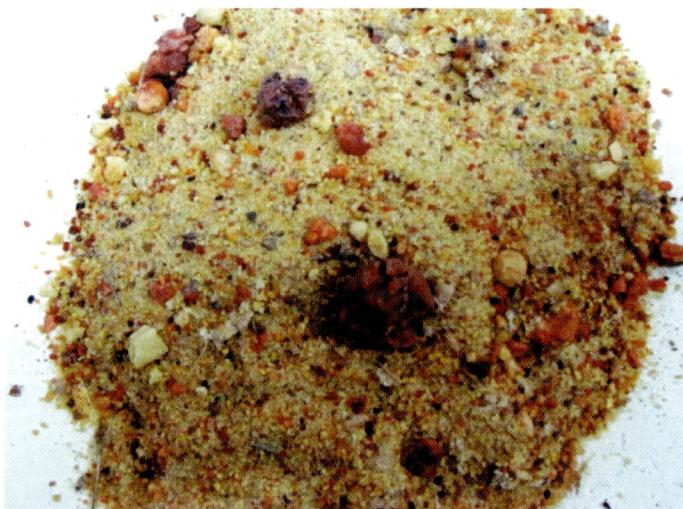

甘草味胶

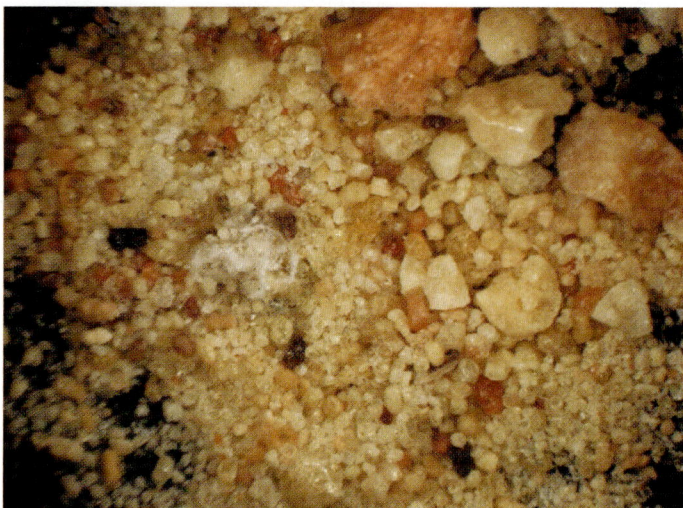

甘草味胶

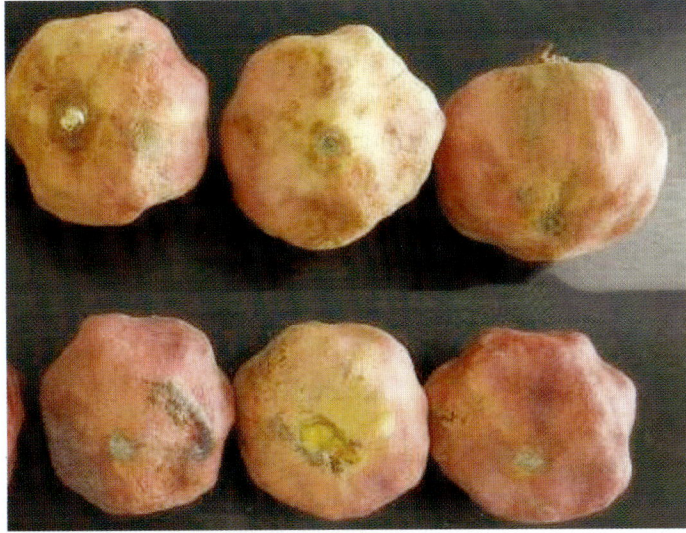

石榴

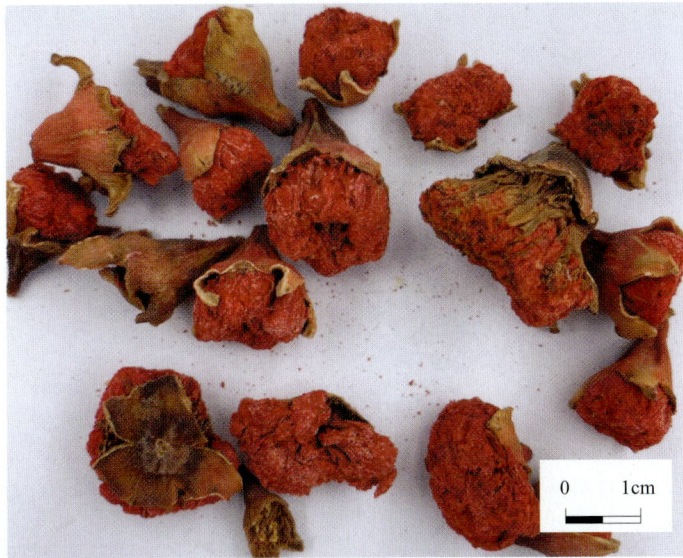

石榴花

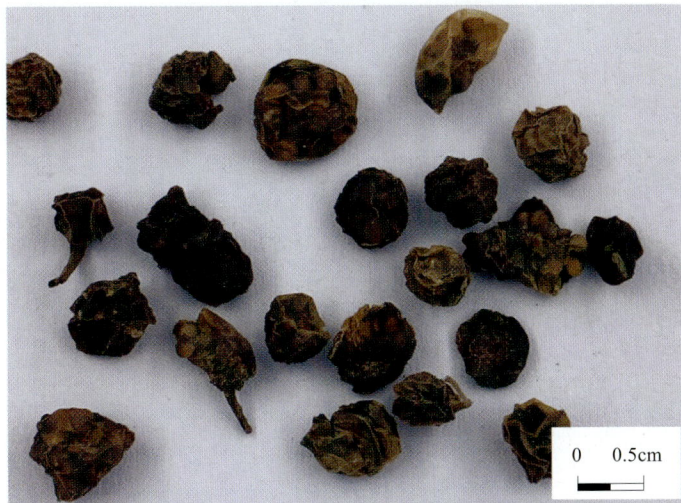

龙葵果

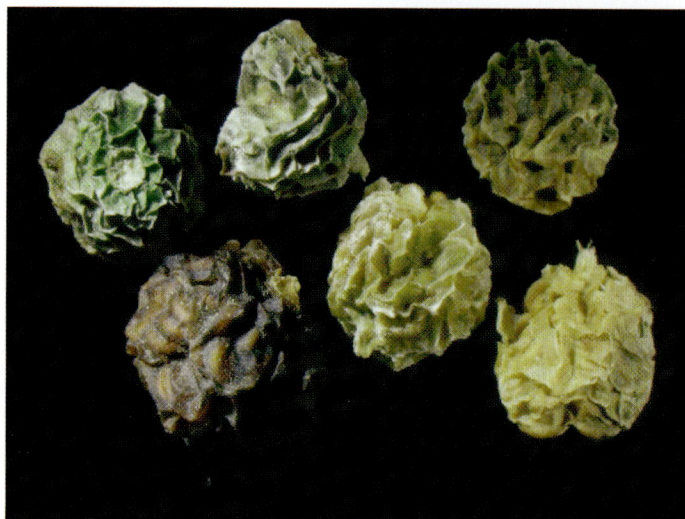

龙葵果（体视镜）

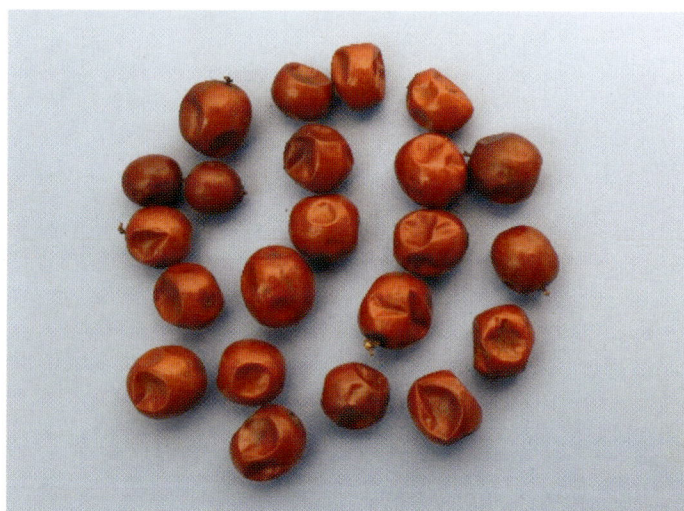

卡西卡甫枣（酸枣）

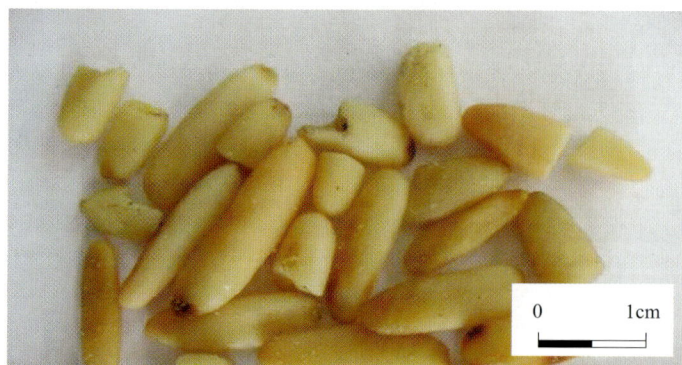

白皮松子仁

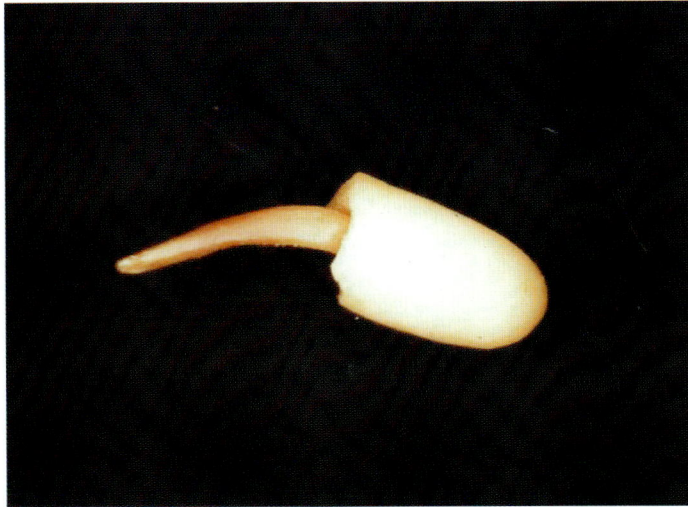

白皮松子仁（体视镜）

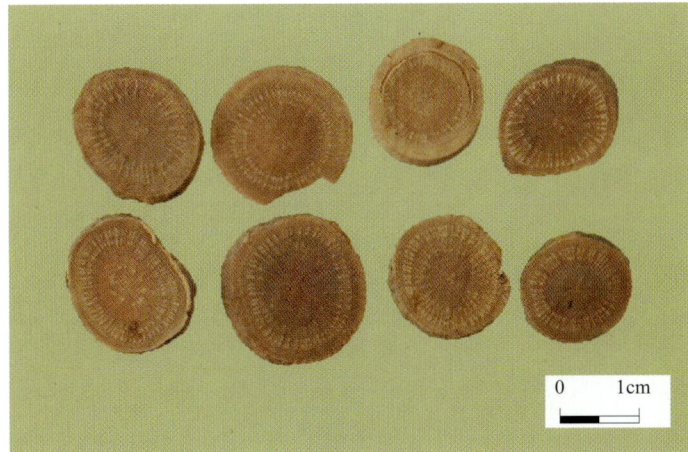

土炒白芍

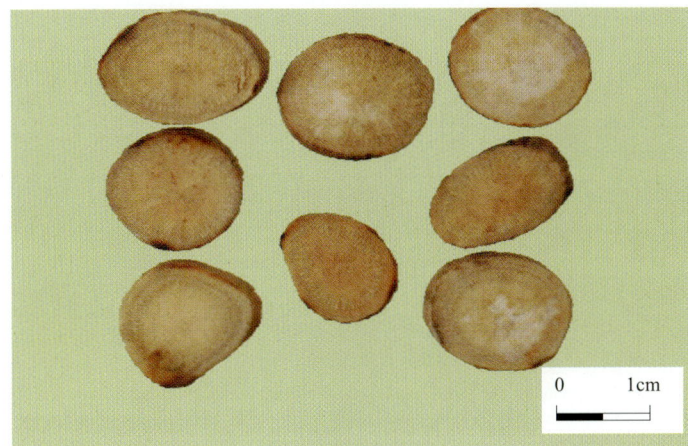

醋白芍

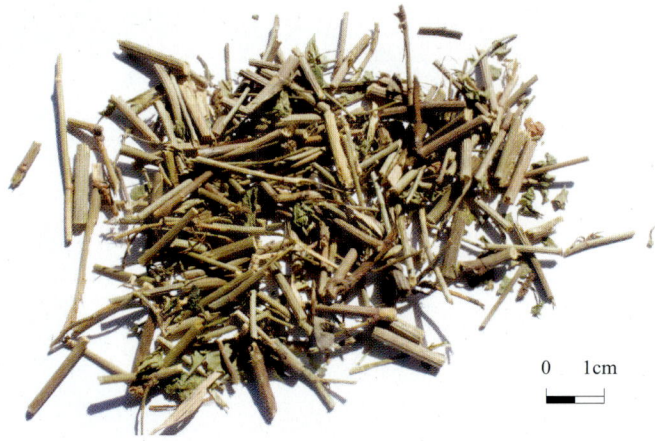

白花丹

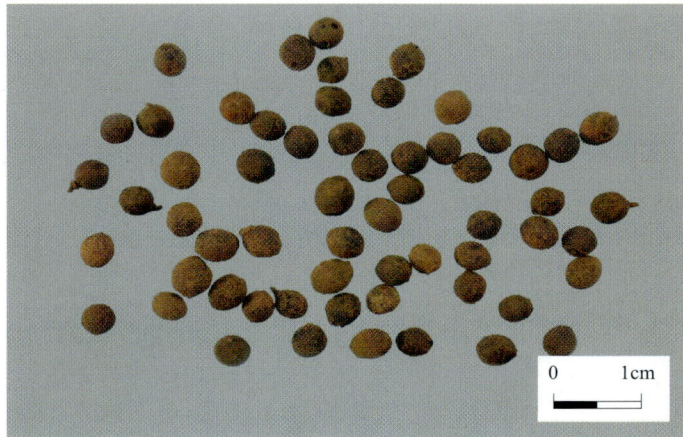

白花酸藤果

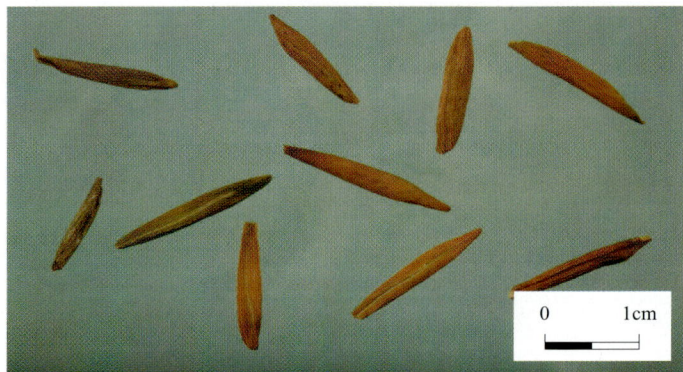

白蜡树子

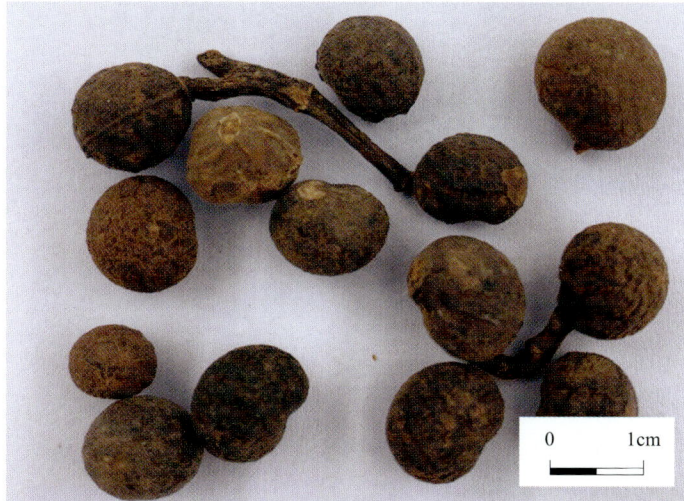

印度防己实

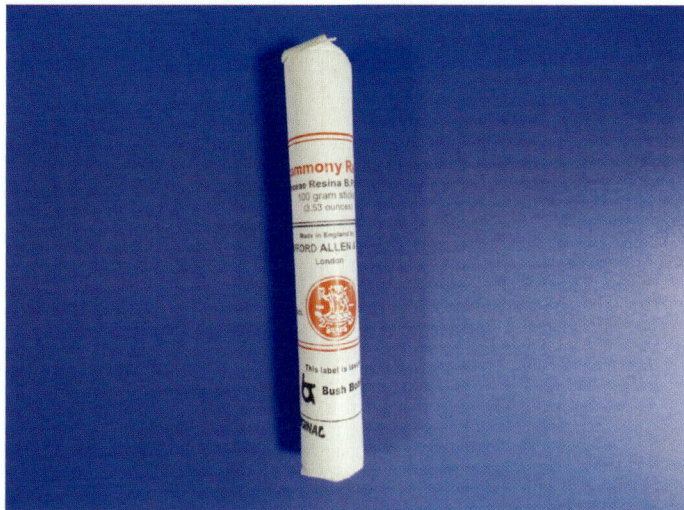

司卡摩尼亚脂

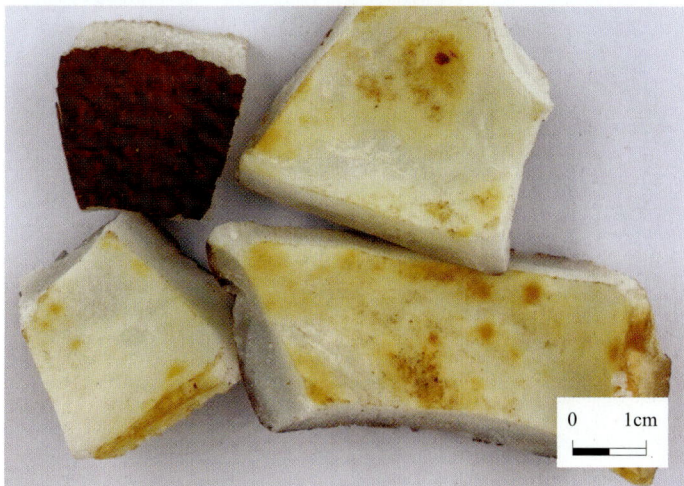

奶桃

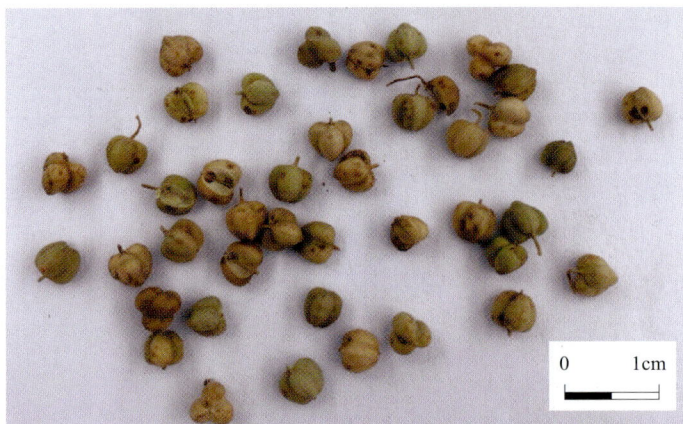

对叶大戟果

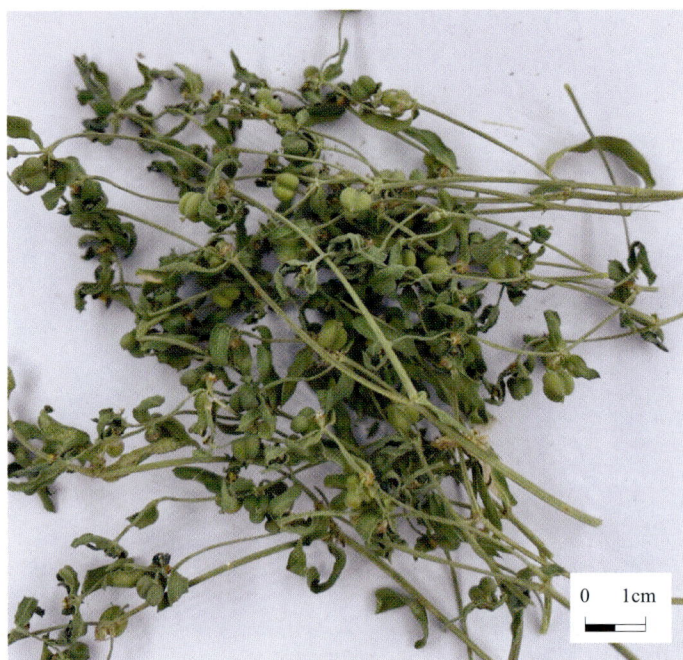

对叶大戟草

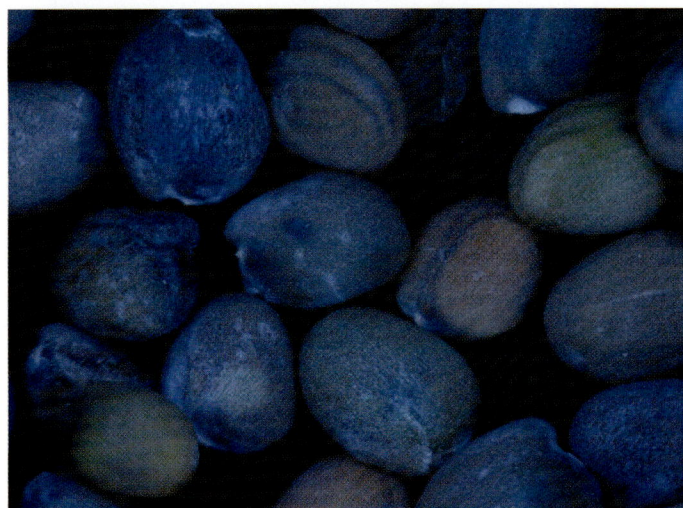

芝麻菜子（体视镜）

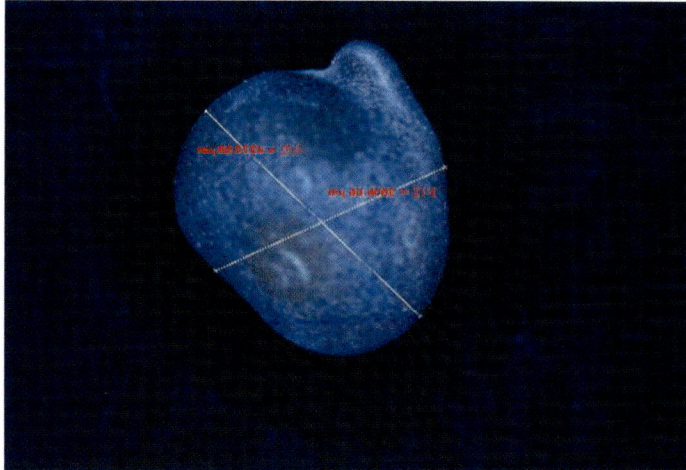

芝麻菜子（体视镜）

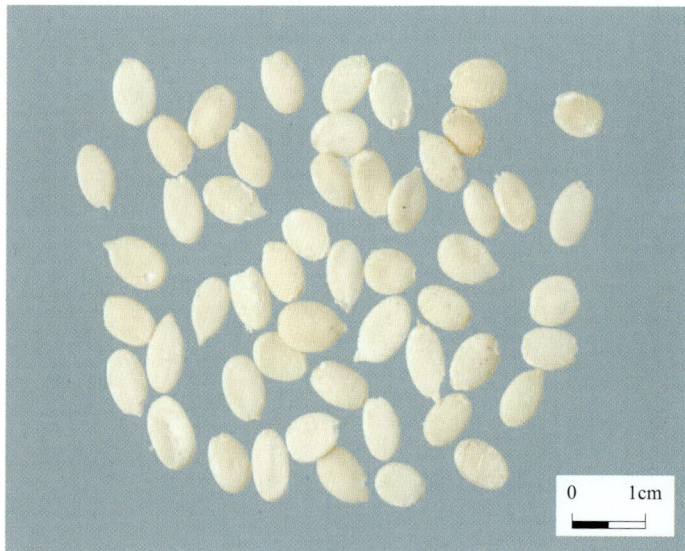

西瓜子

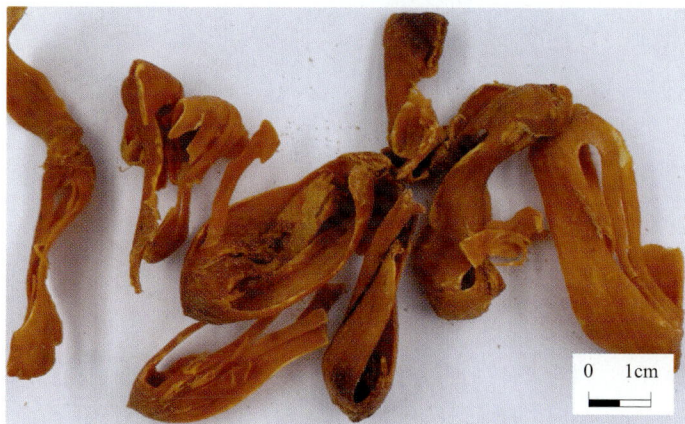

肉豆蔻衣

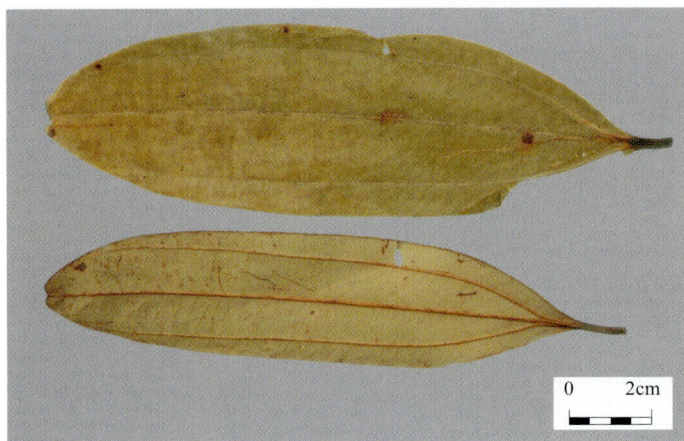

肉桂叶

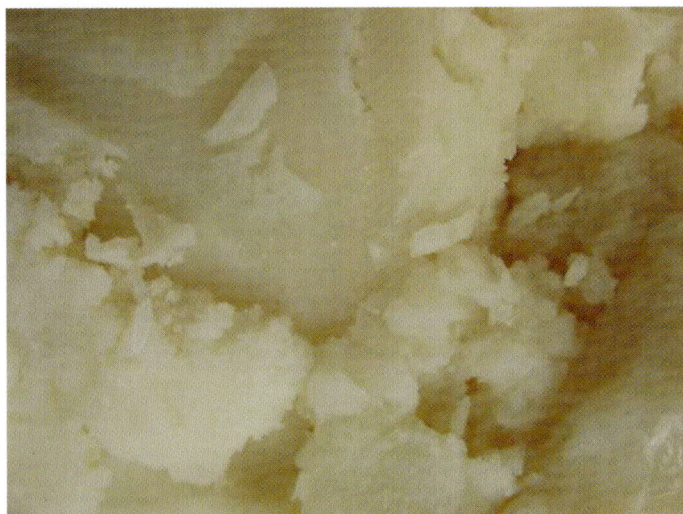

羊脂

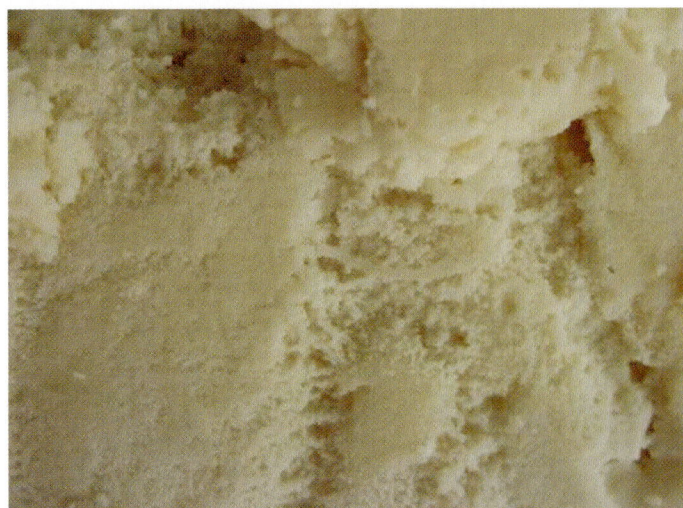

羊脂

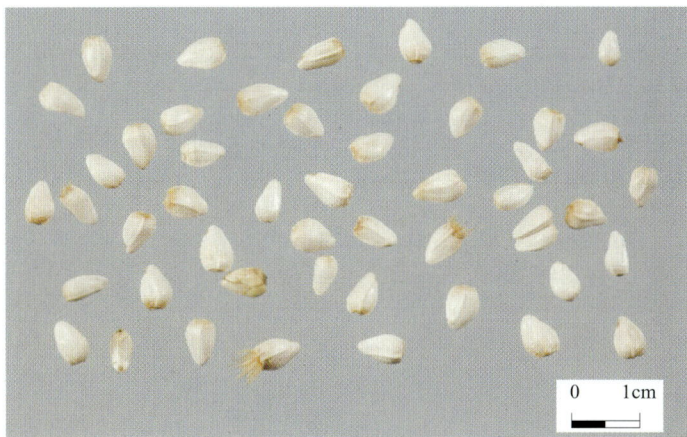

红花子

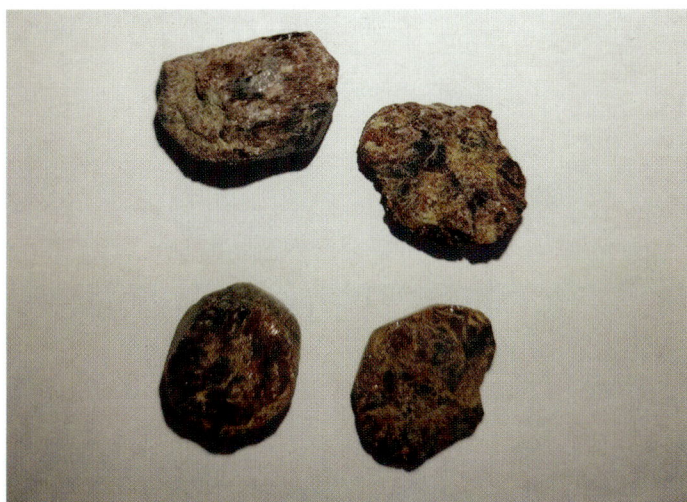

红宝石

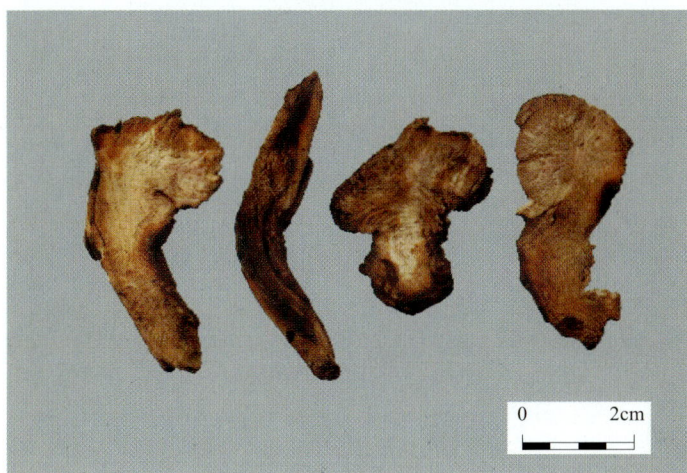

炒赤芍

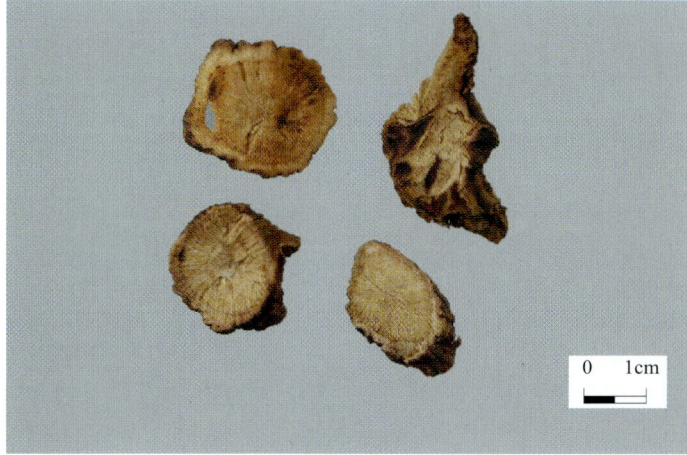

酒赤芍

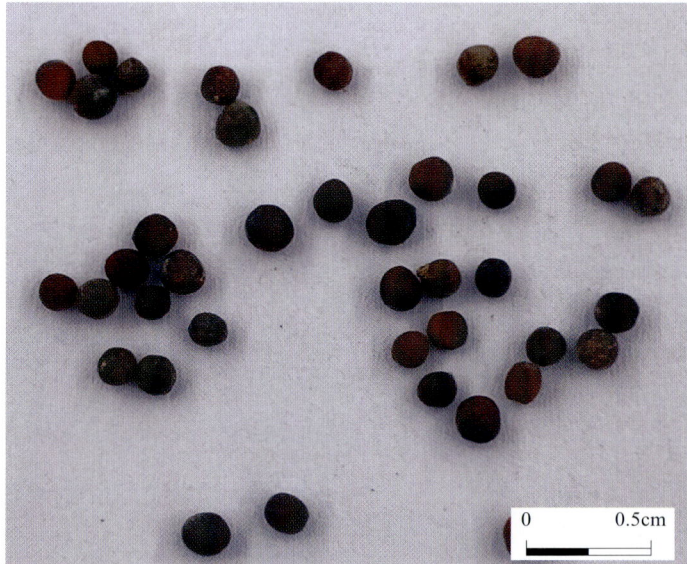

芜菁子

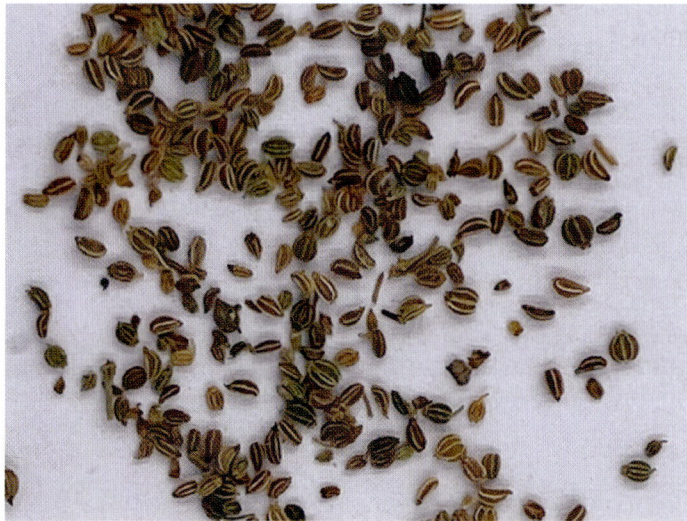

芹菜子

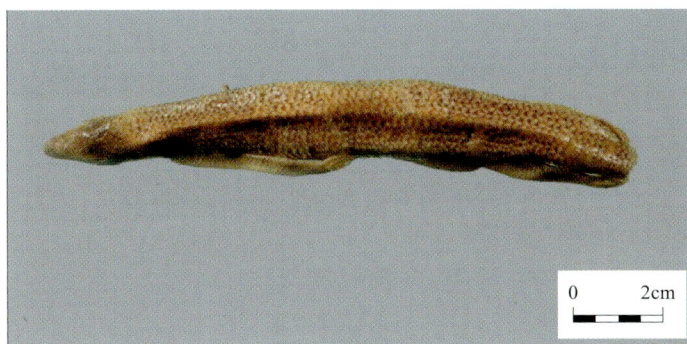

沙龙子

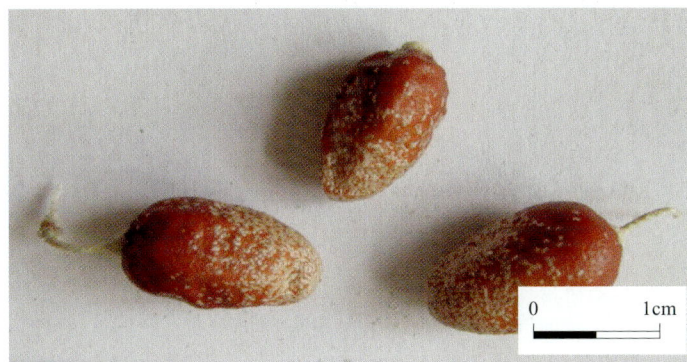

沙枣

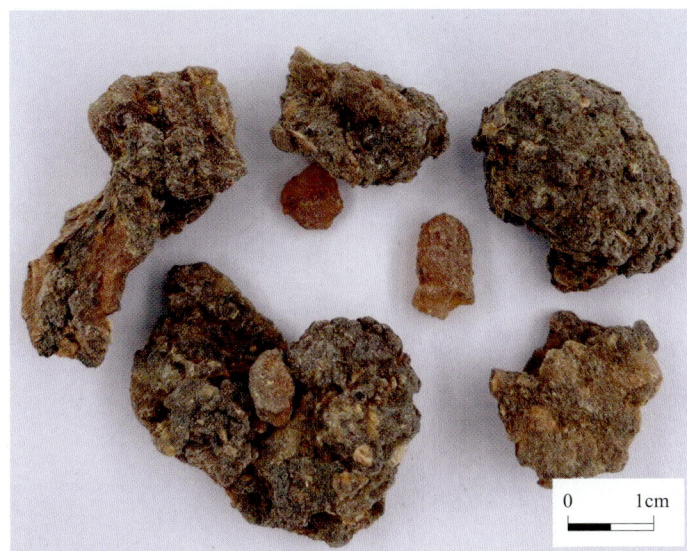

没药

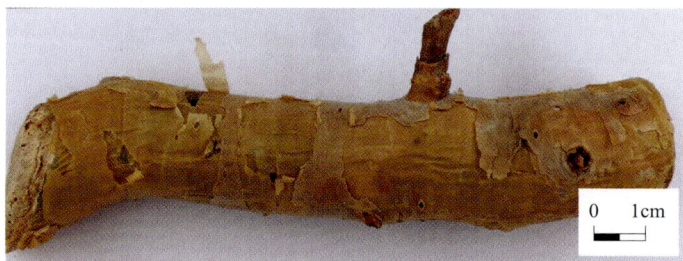

没药枝

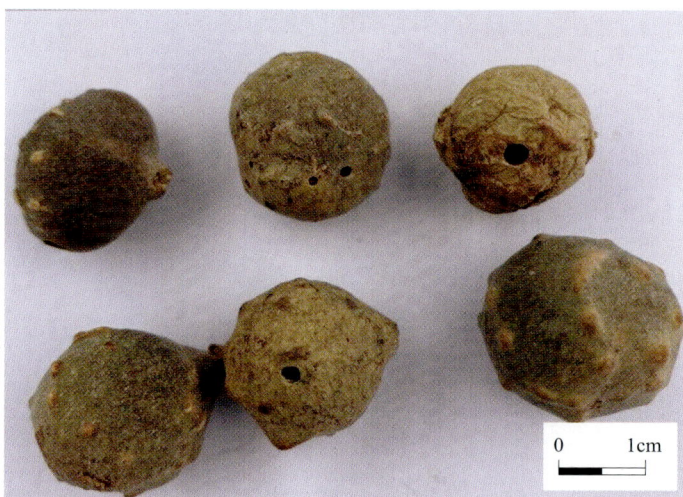

没食子

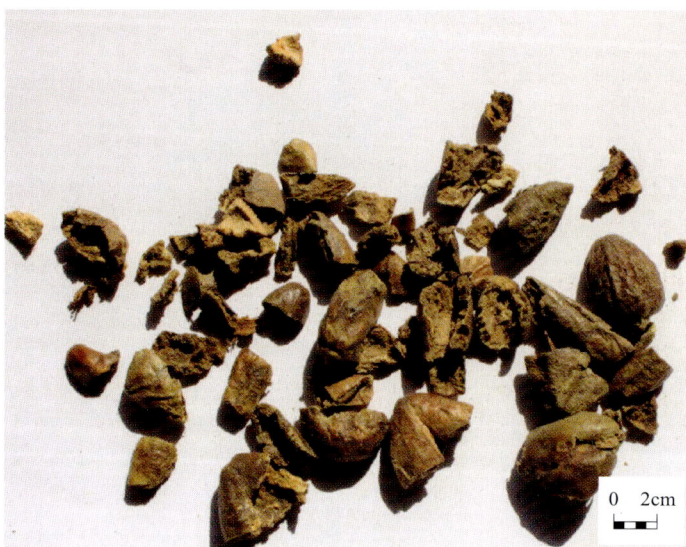

诃子肉

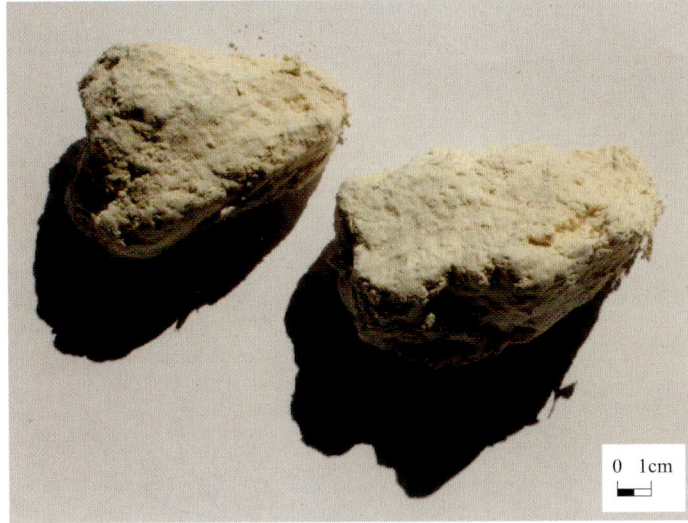

阿里红

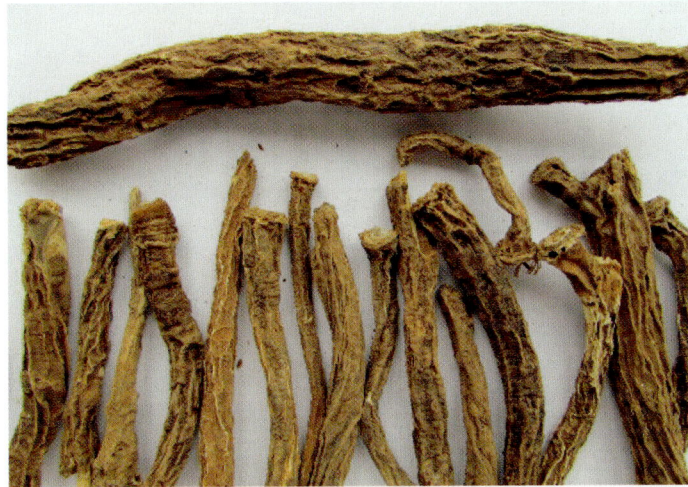

阿纳其根

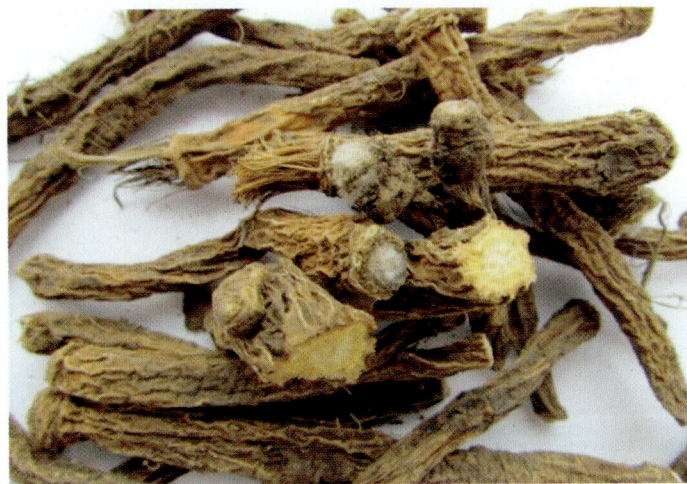

阿纳其根

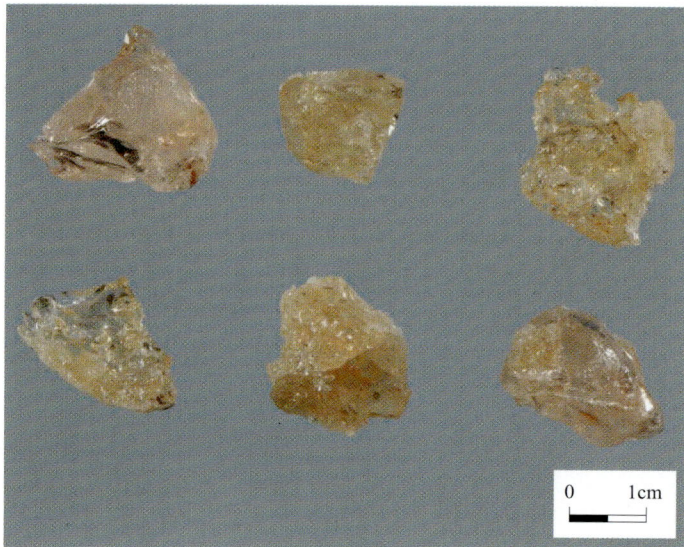

阿拉伯胶

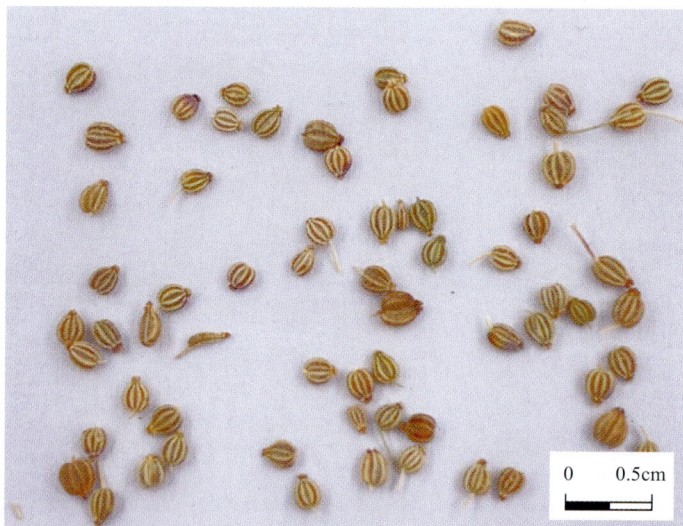

阿育魏果

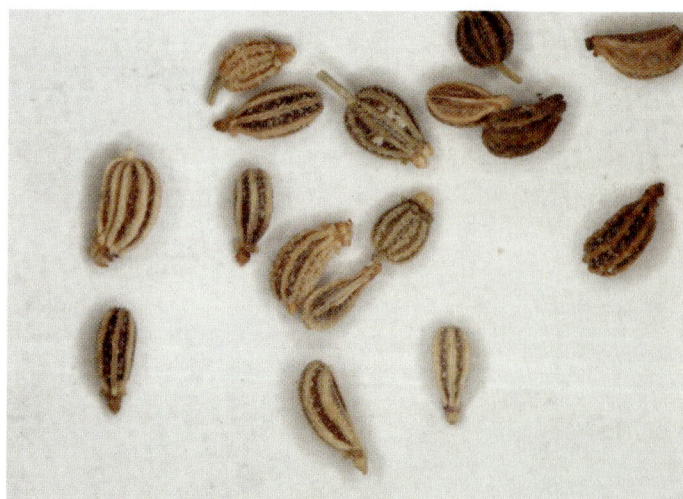

阿育魏果

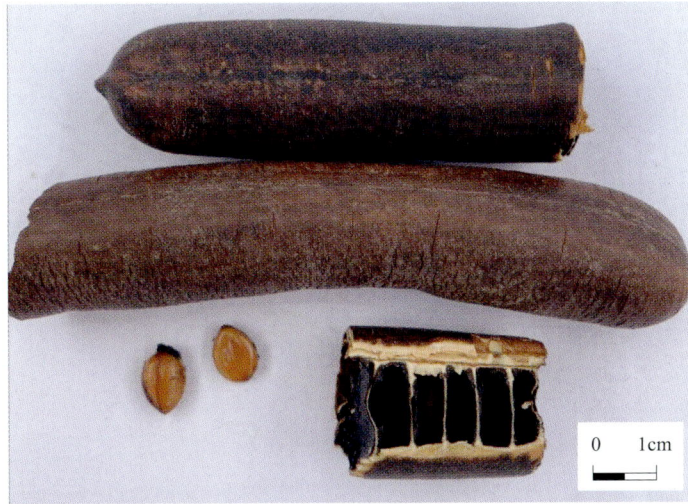

阿勃勒

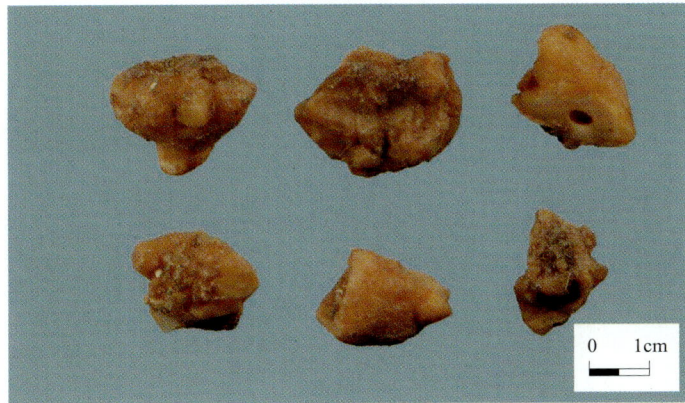

阿莫尼亚脂

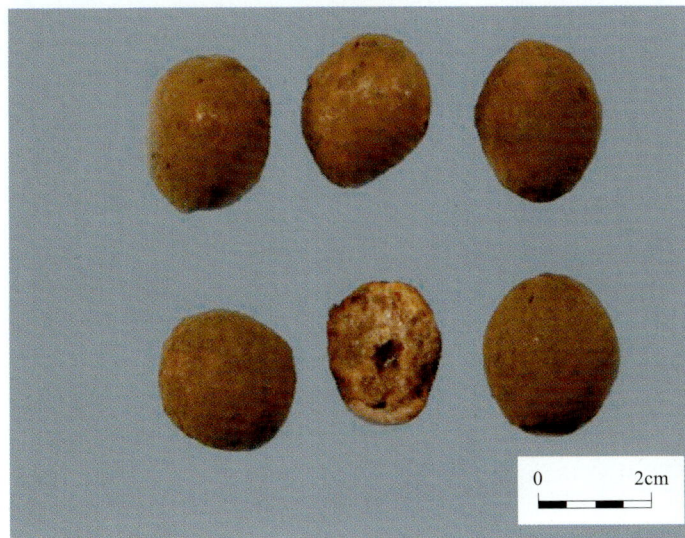

蒲黄炒阿胶

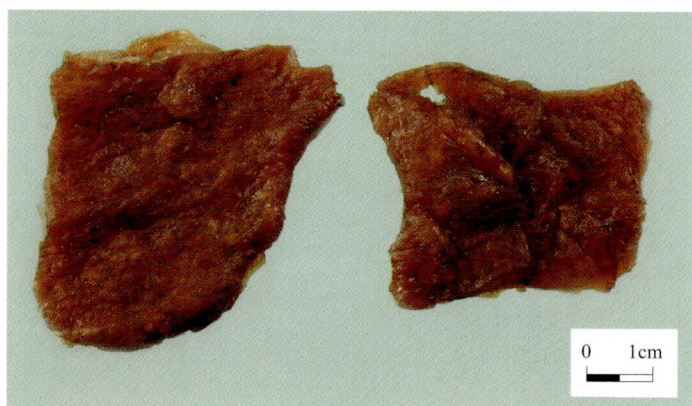

阿魏

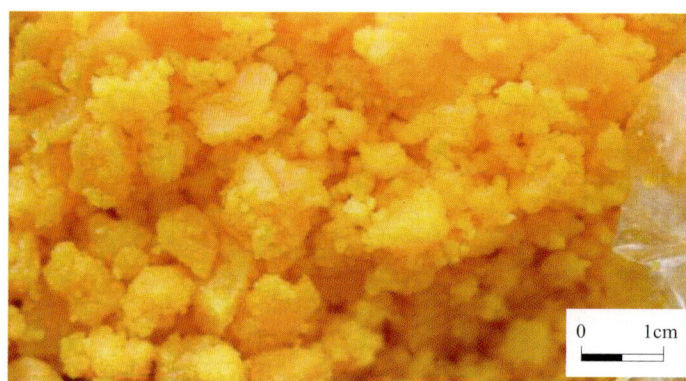

鸡蛋黄

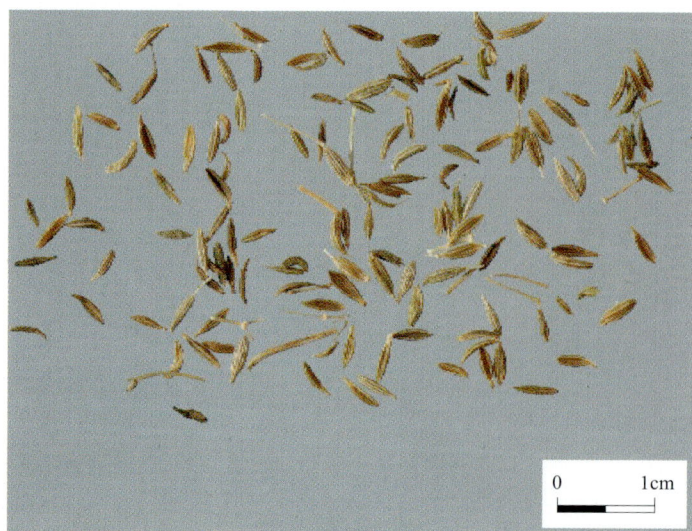

孜然

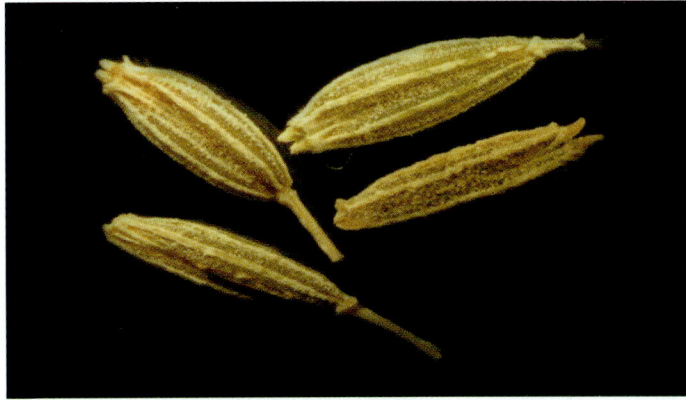

孜然（体视镜）

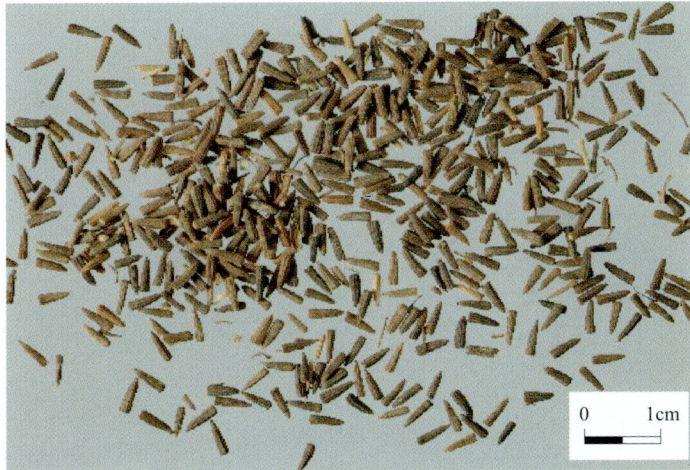

驱虫斑鸠菊

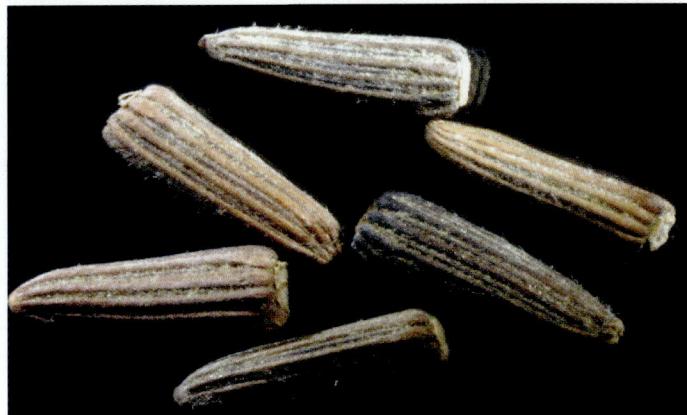

驱虫斑鸠菊（体视镜）

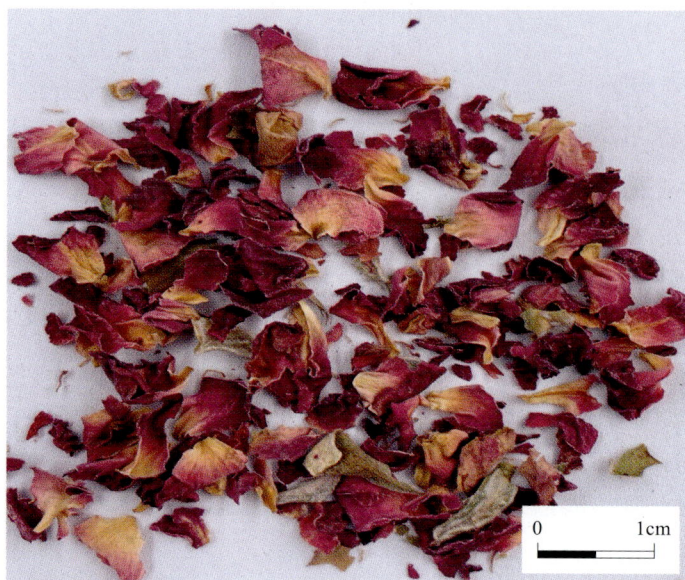

玫瑰花瓣

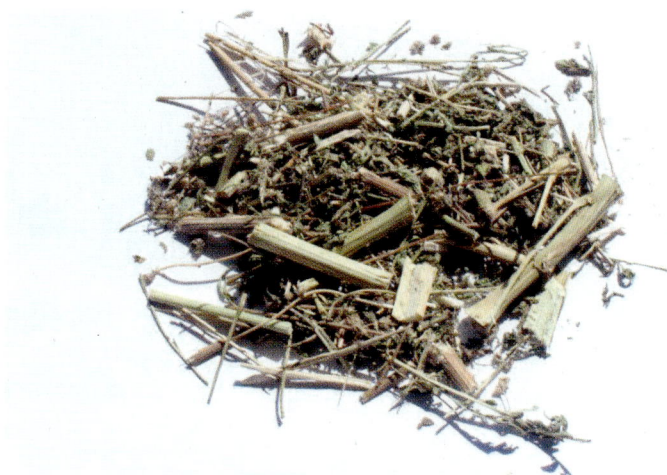

苦艾

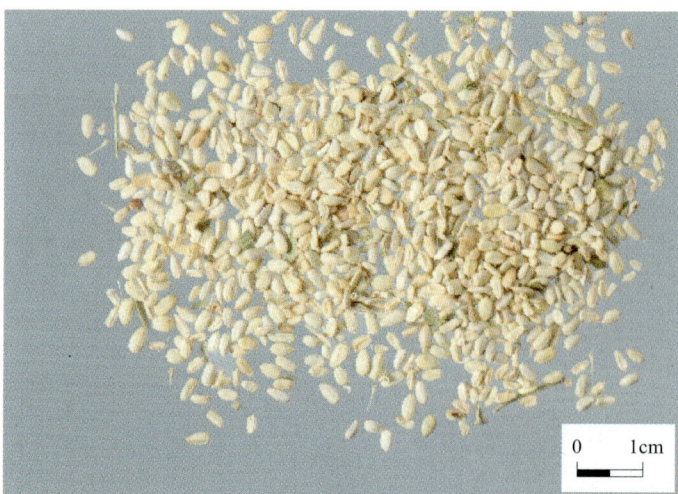

苦蒿子

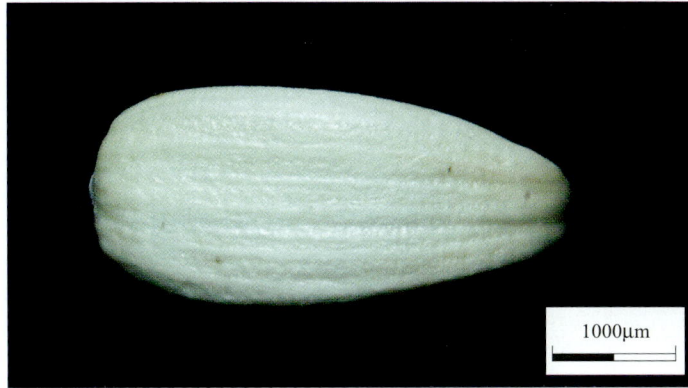

苦蒿子（体视镜）

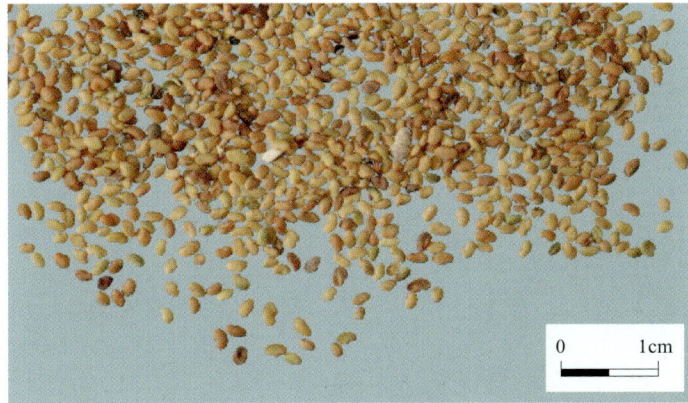

苜蓿子

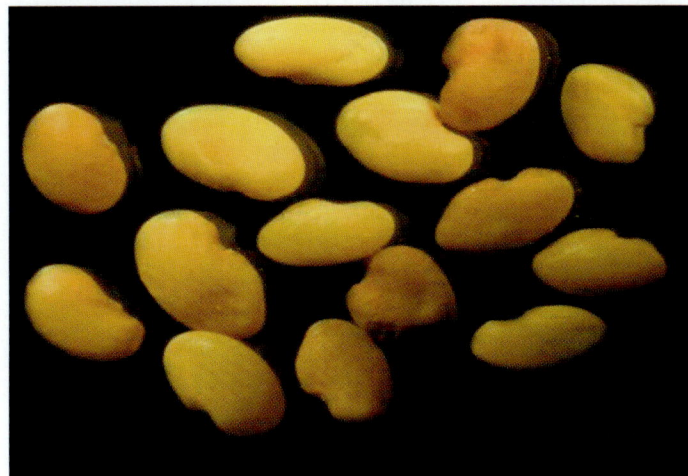

苜蓿子（体视镜）

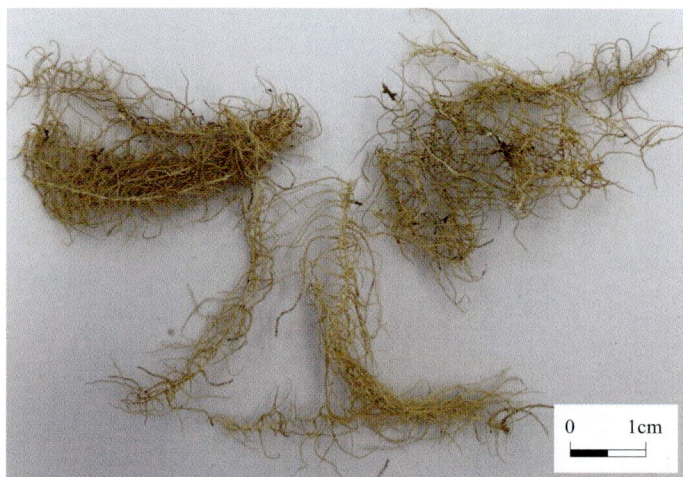

松萝

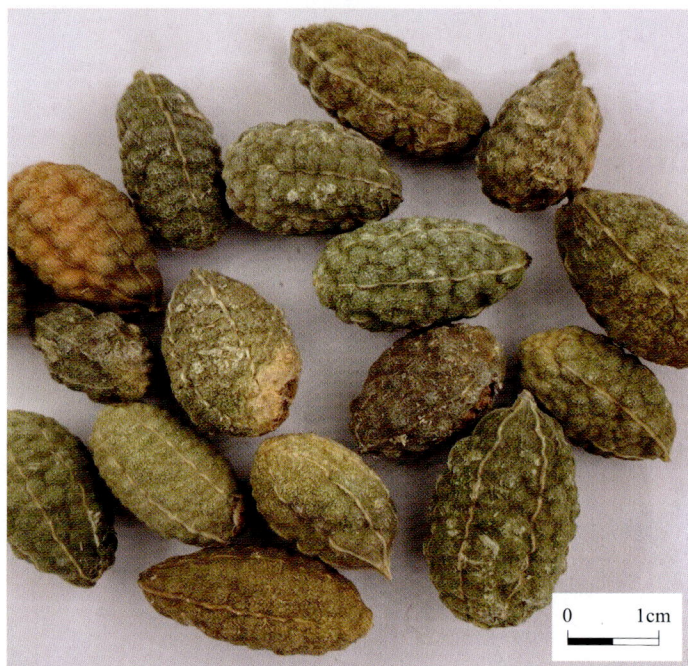

刺山柑果

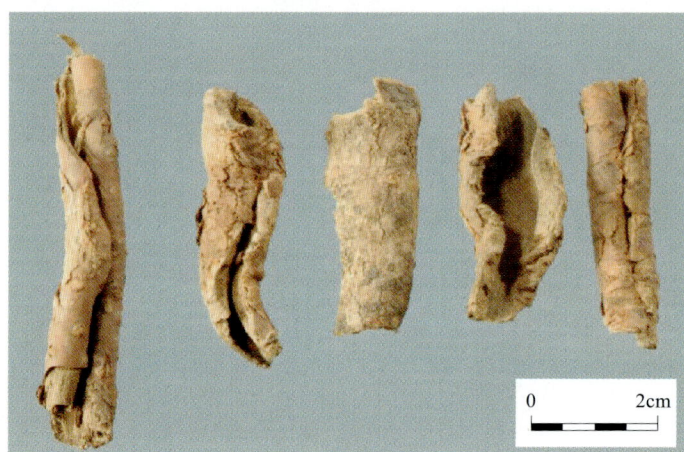

刺山柑根皮

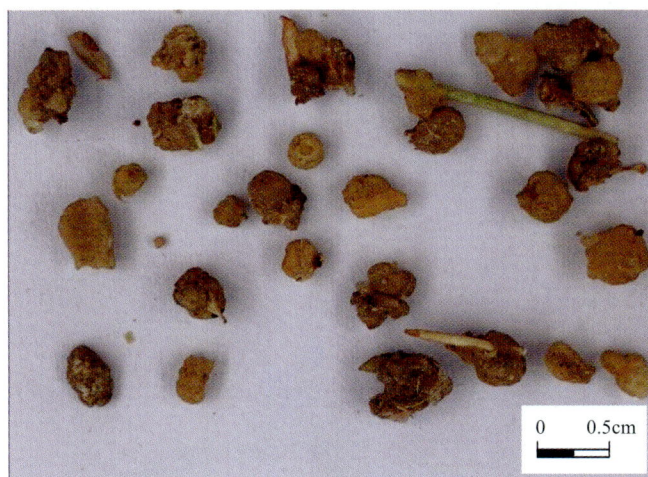

刺糖

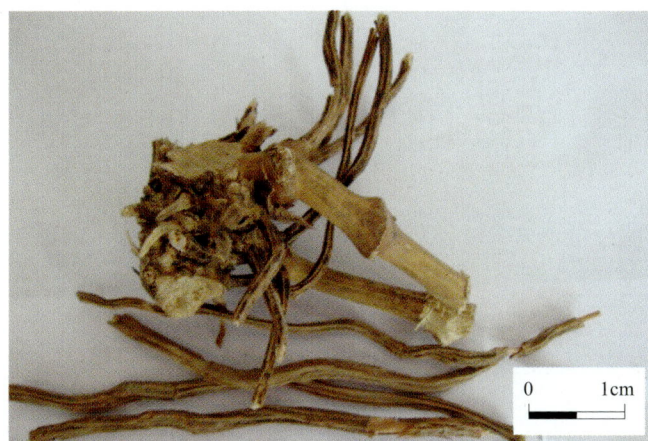

欧菝葜根

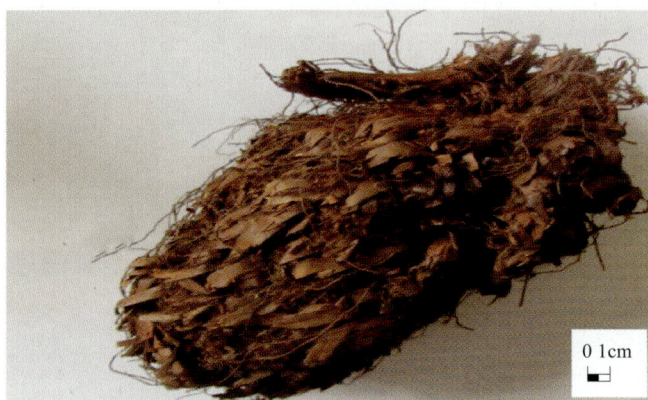

欧绵马

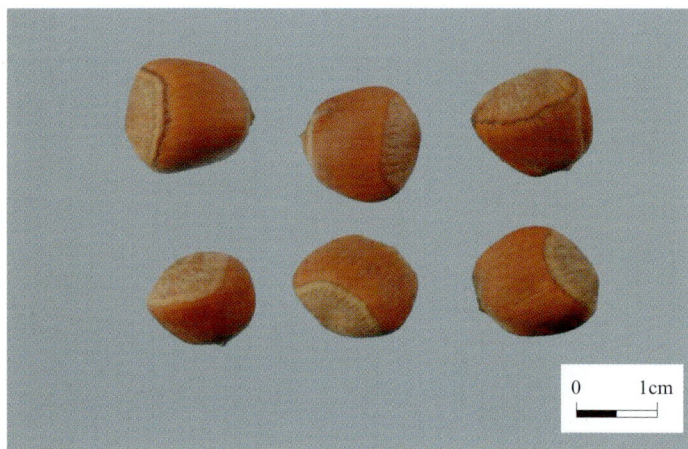

欧榛

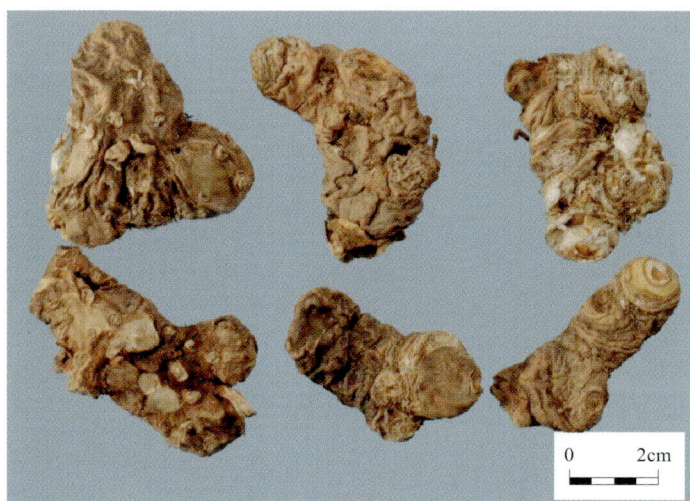

鸢尾根

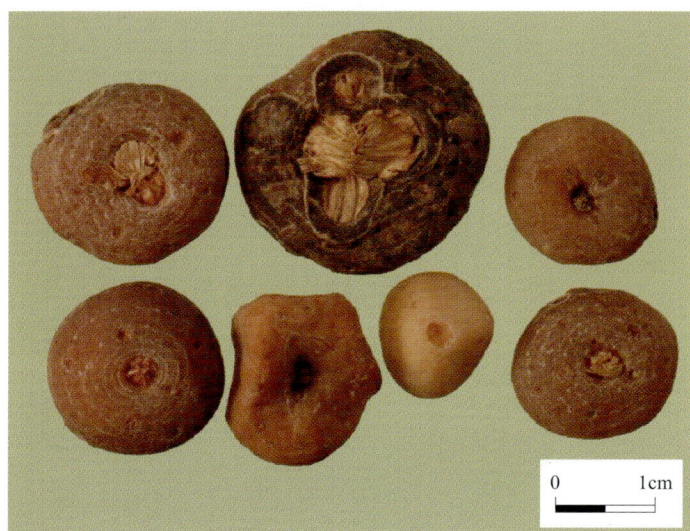

非洲防己根

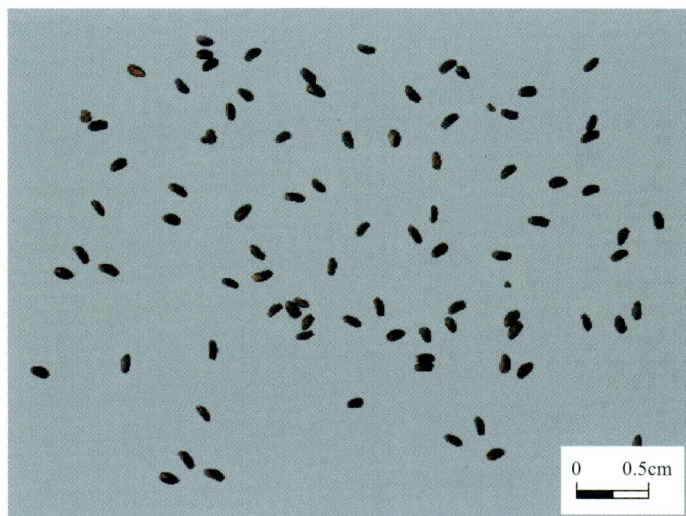

罗勒子

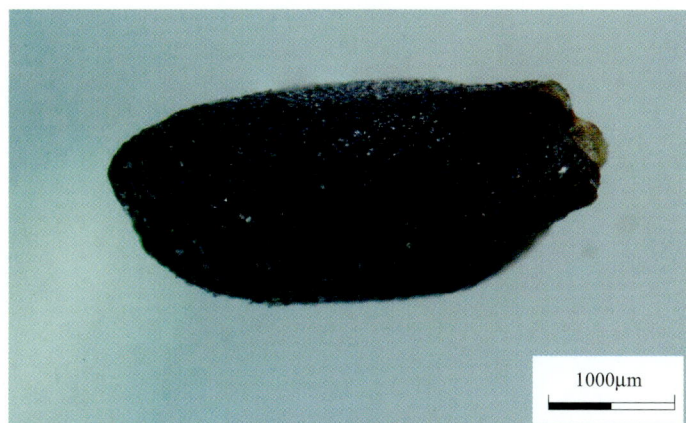

罗勒子（体视镜）

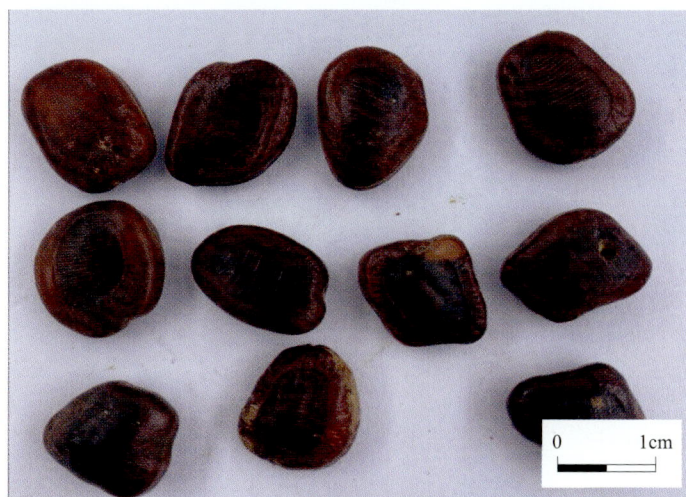

罗望子

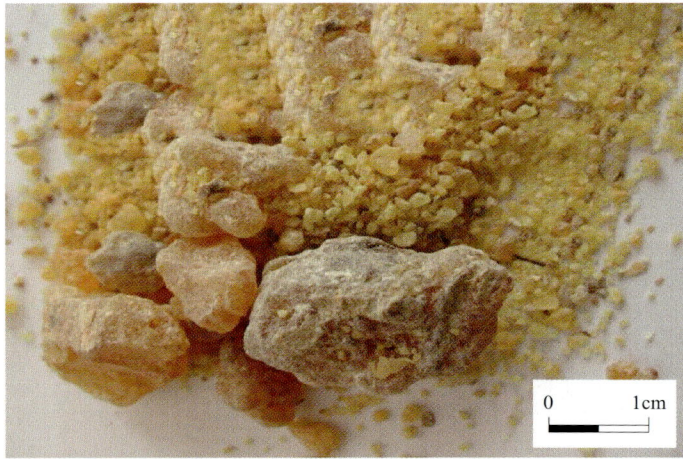

侧柏脂

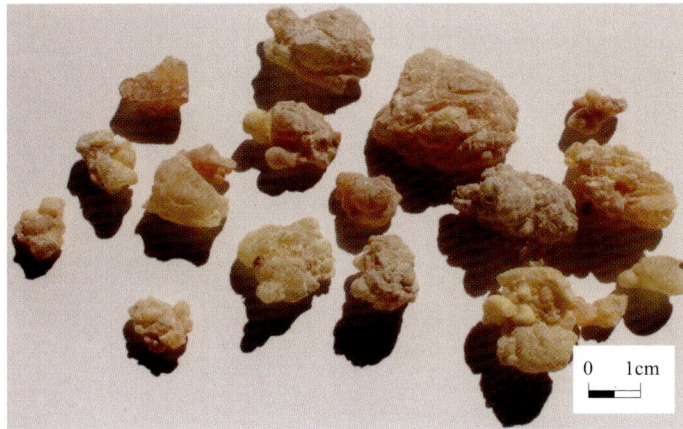

乳香

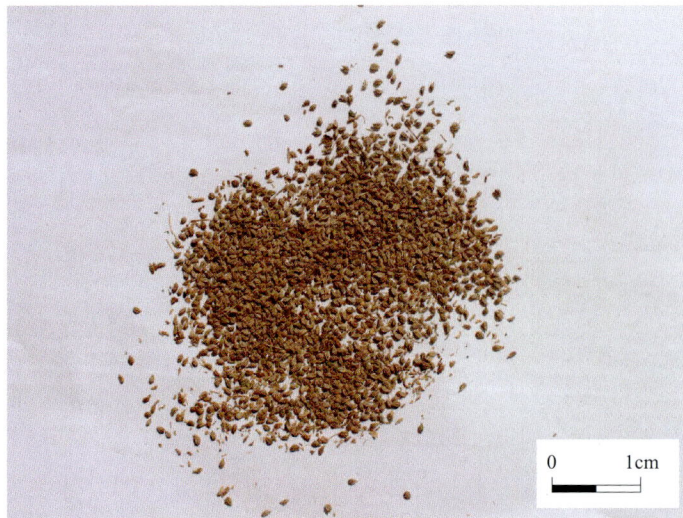

茴芹果

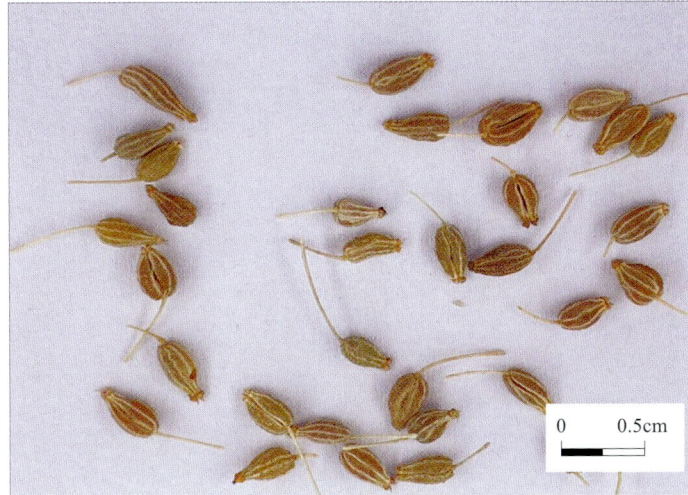

茴芹果

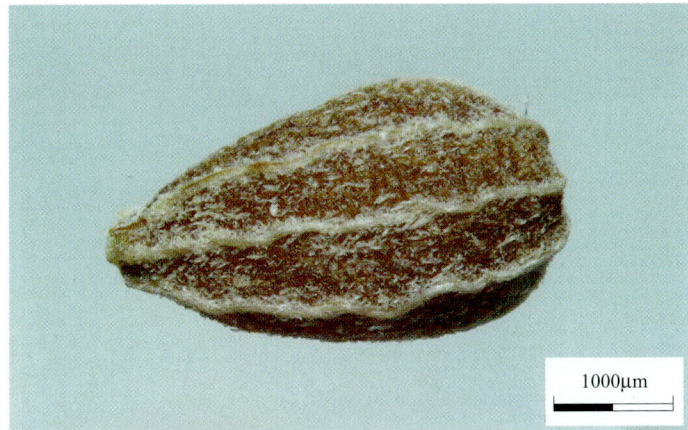

茴芹果（体视镜）

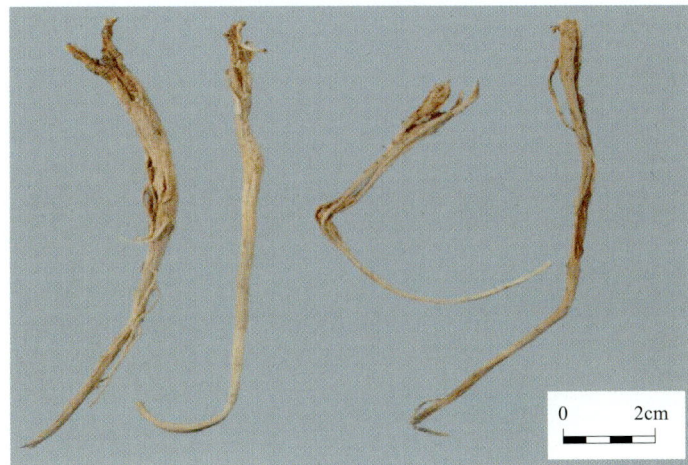

茴香根皮

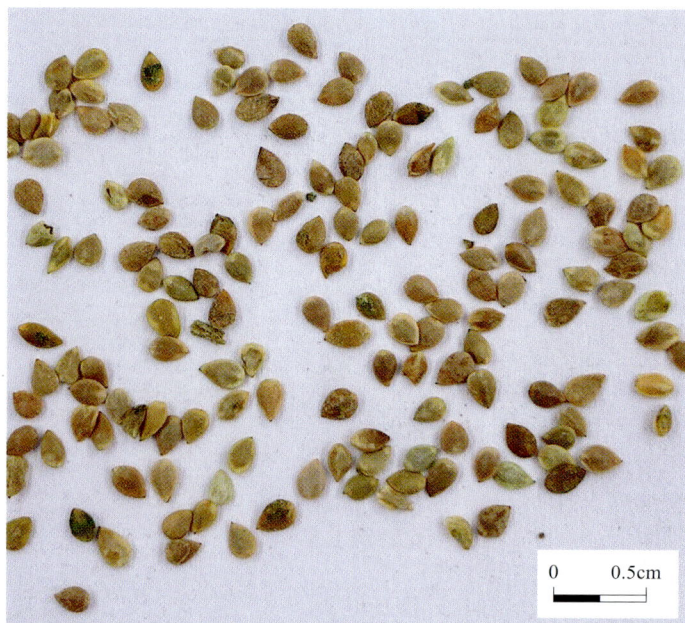

荨麻子

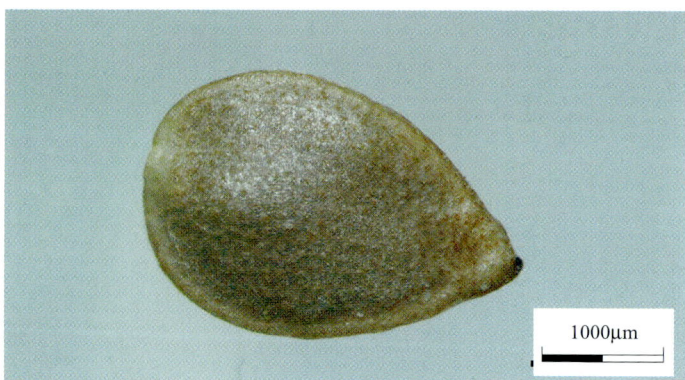

荨麻子（体视镜）

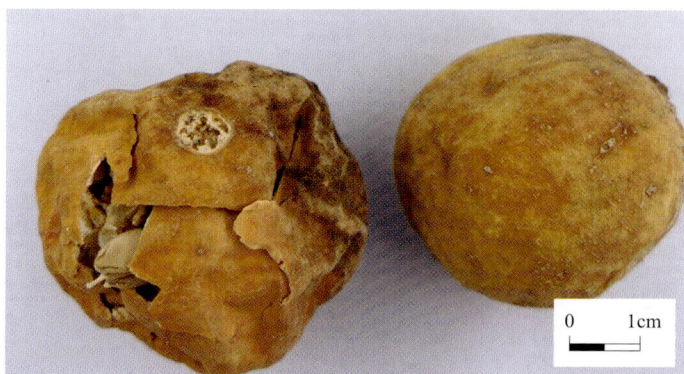

药西瓜

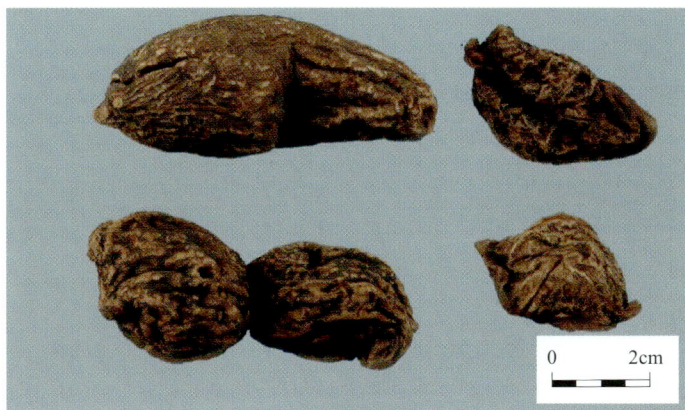

药喇叭根

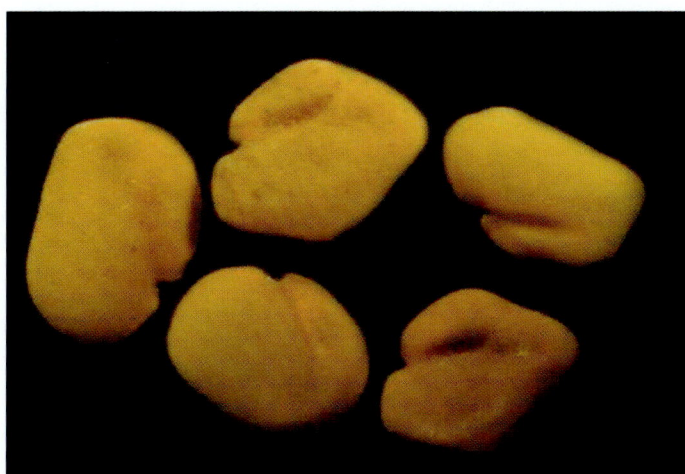

胡芦巴（体视镜）

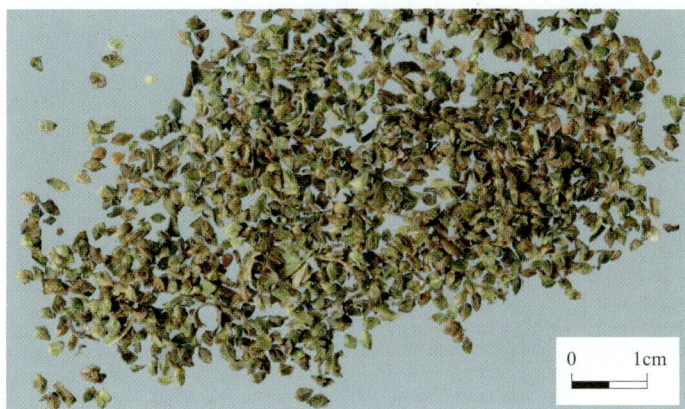

胡萝卜子

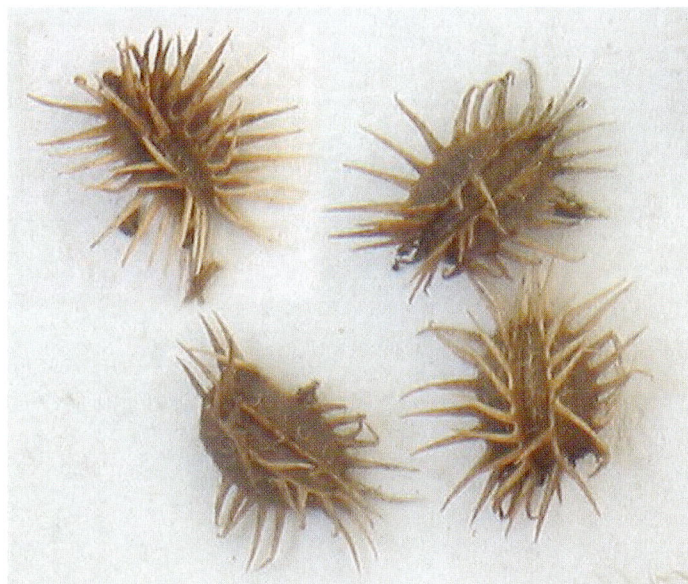

胡萝卜子

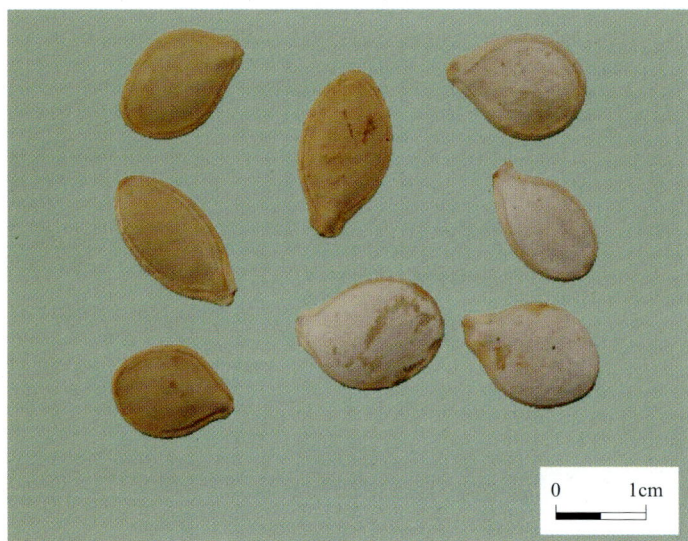

南瓜子

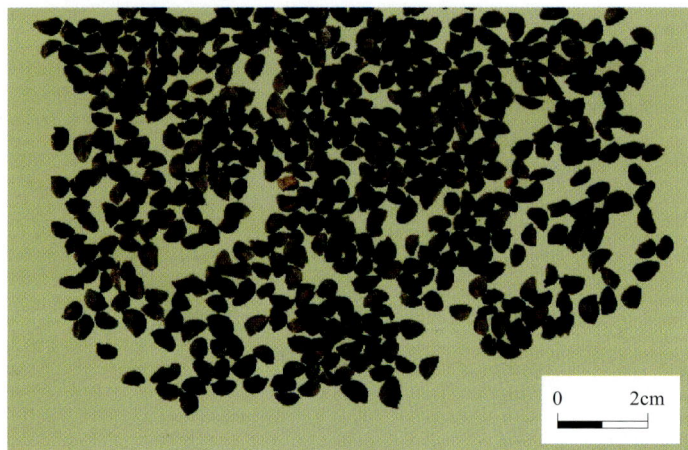

韭菜子

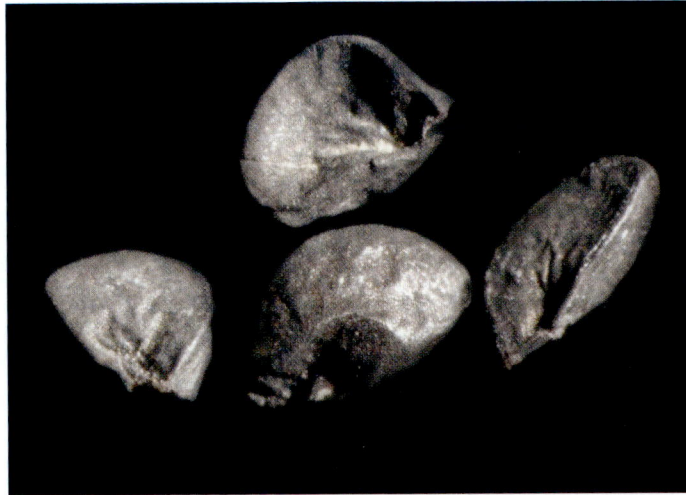

韭菜子（体视镜）

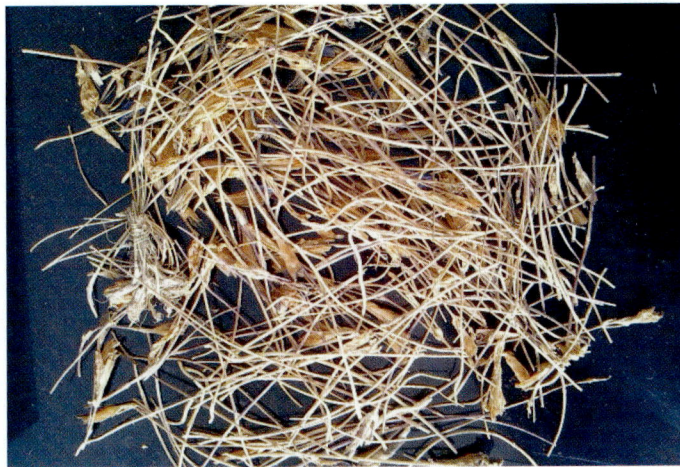

哈排斯

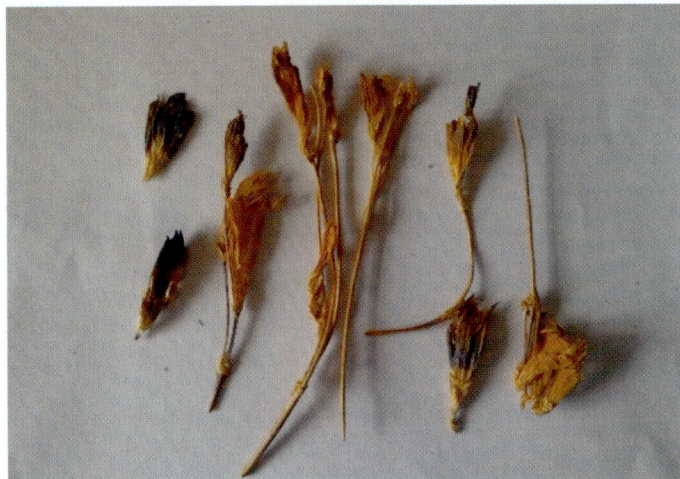

哈排斯

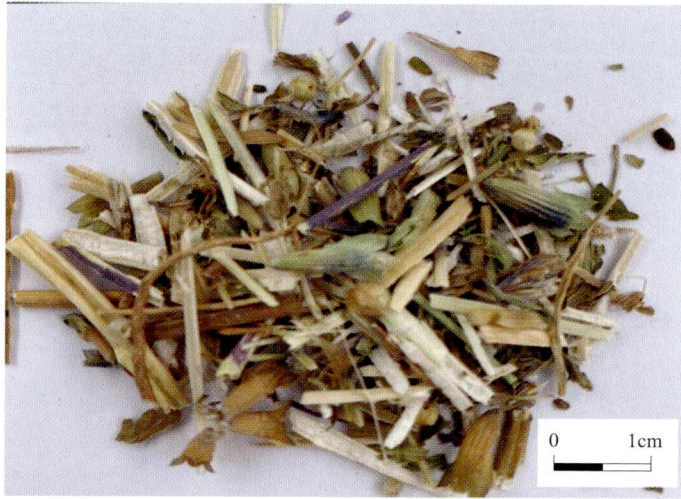

香青兰

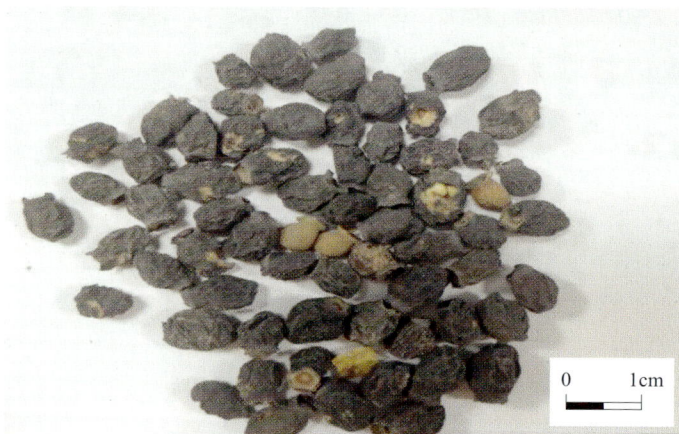

香桃木果

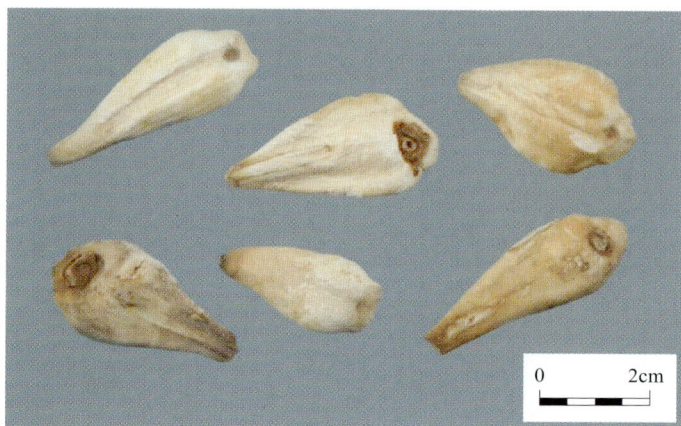

秋水仙

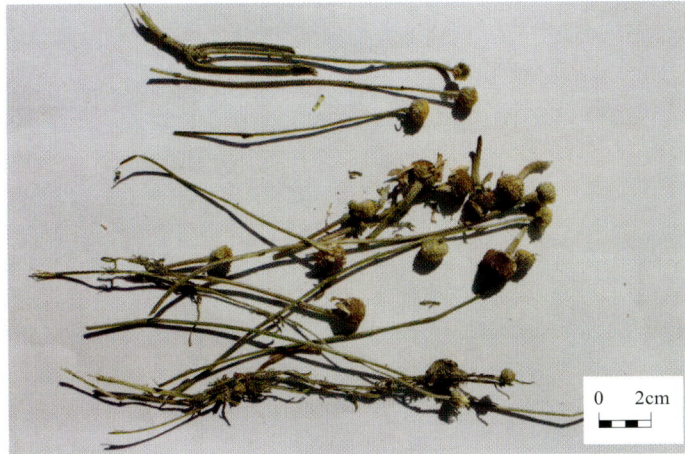

洋甘菊

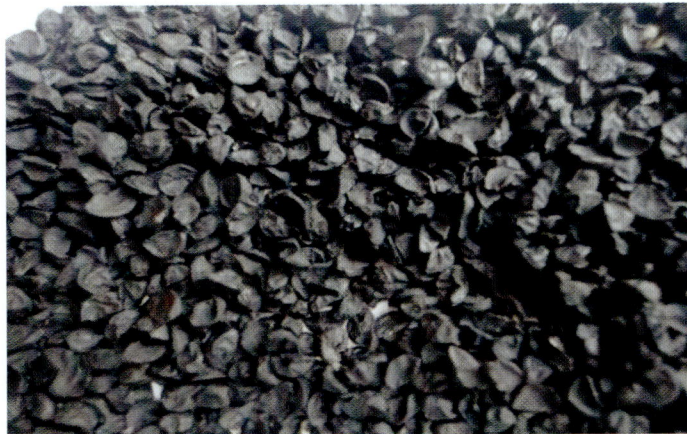

洋葱子

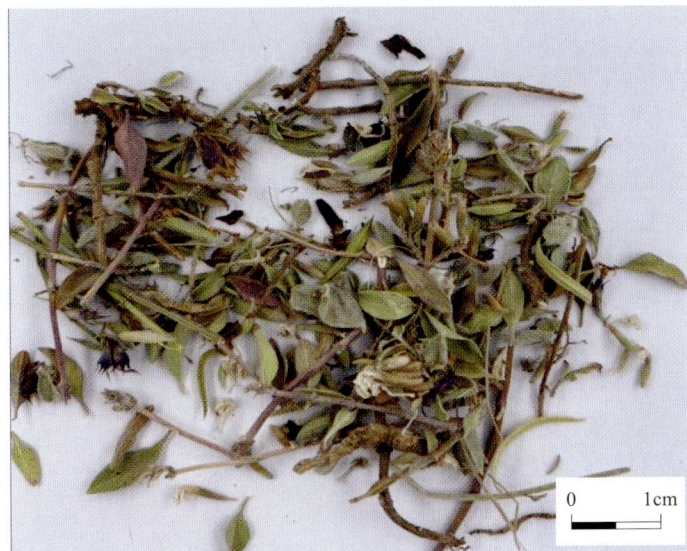

神香草

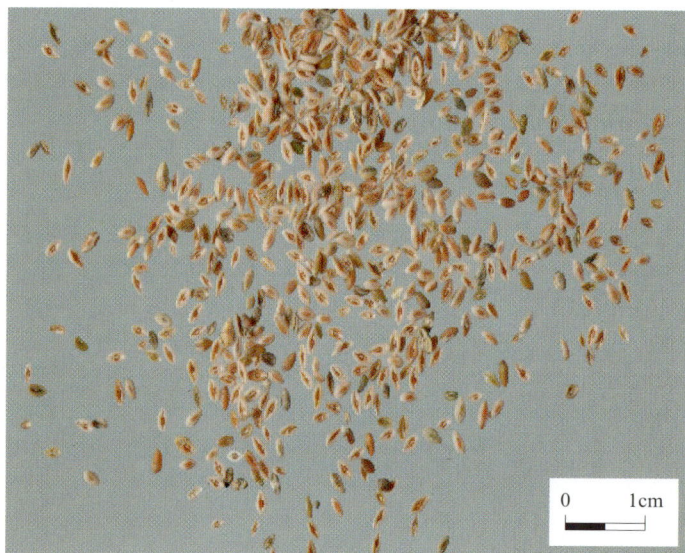

蚤状车前子

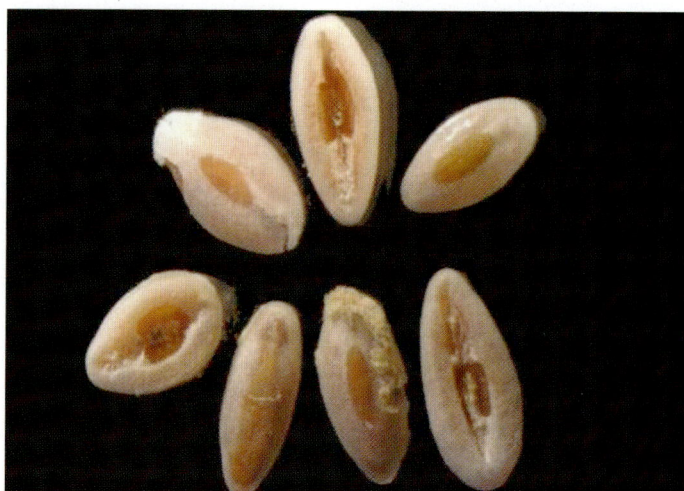

蚤状车前子（体视镜）

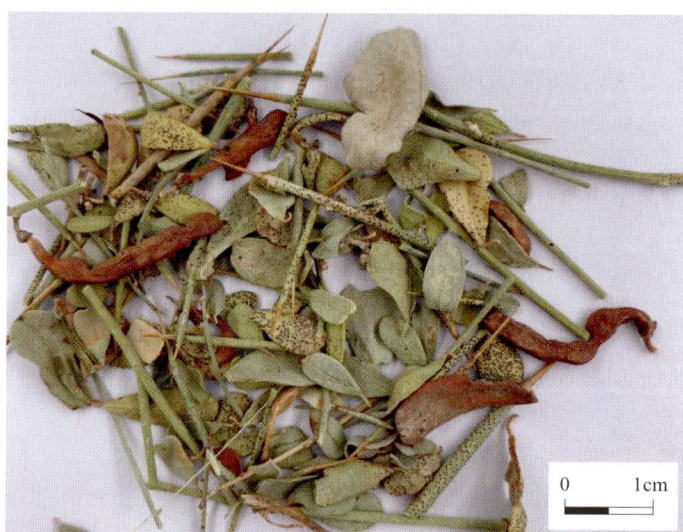

骆驼刺

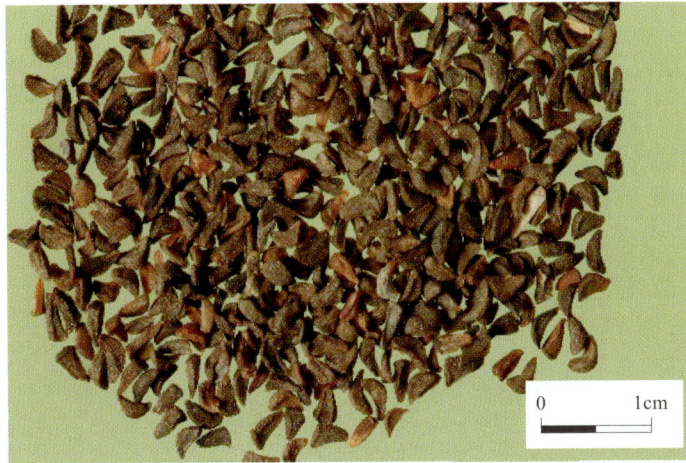

骆驼蓬子

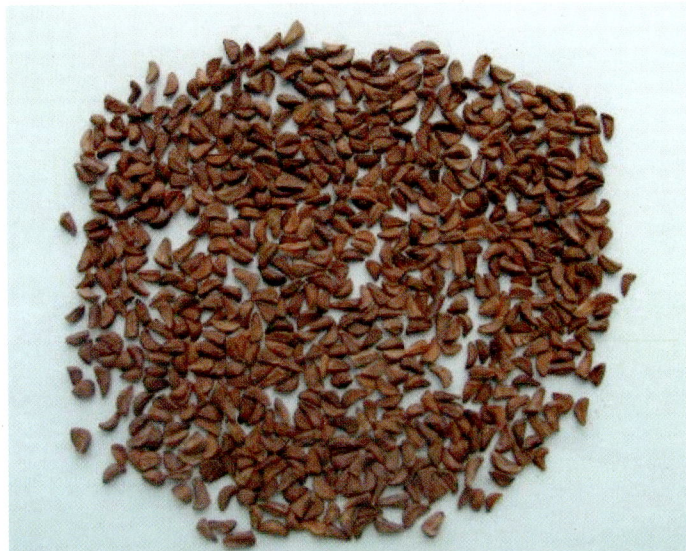

骆驼蓬子

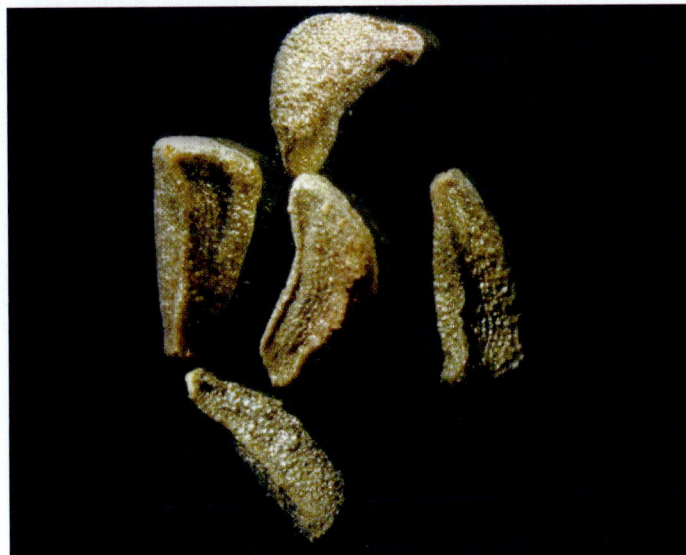

骆驼蓬子（体视镜）

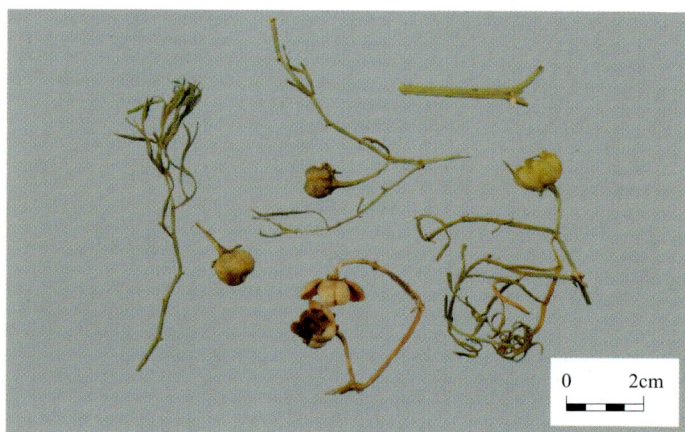

骆驼蓬草

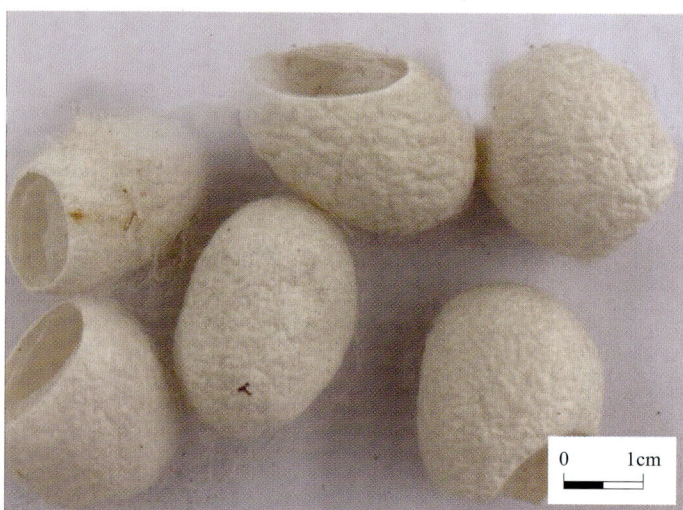

蚕茧

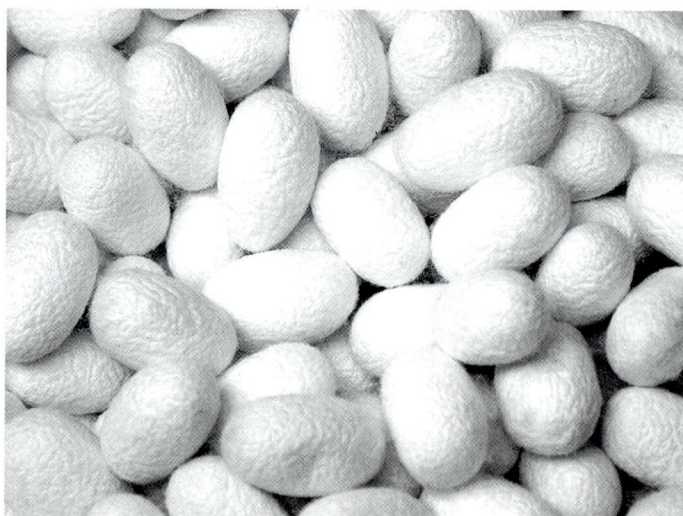

蚕茧

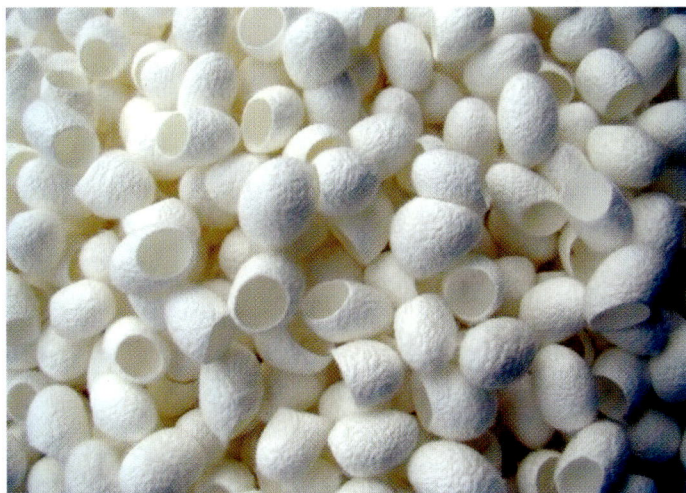

蚕茧

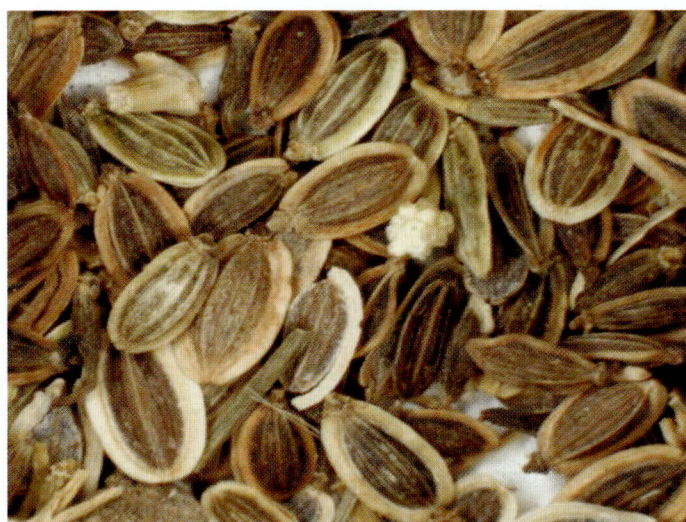

莳萝子

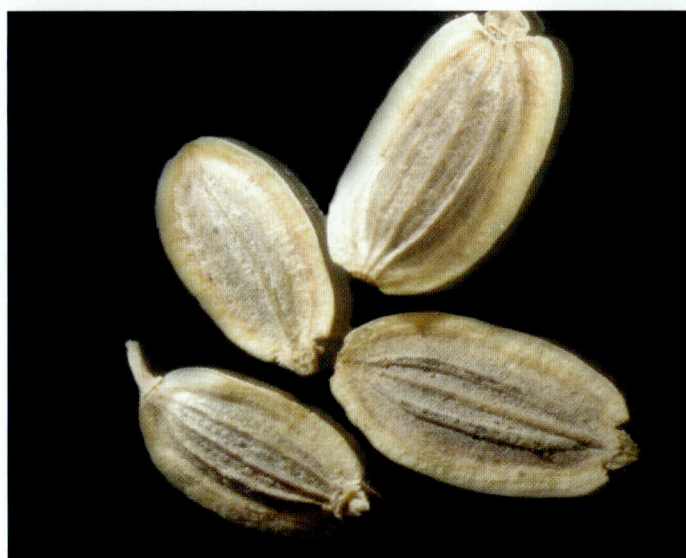

莳萝子（体视镜）

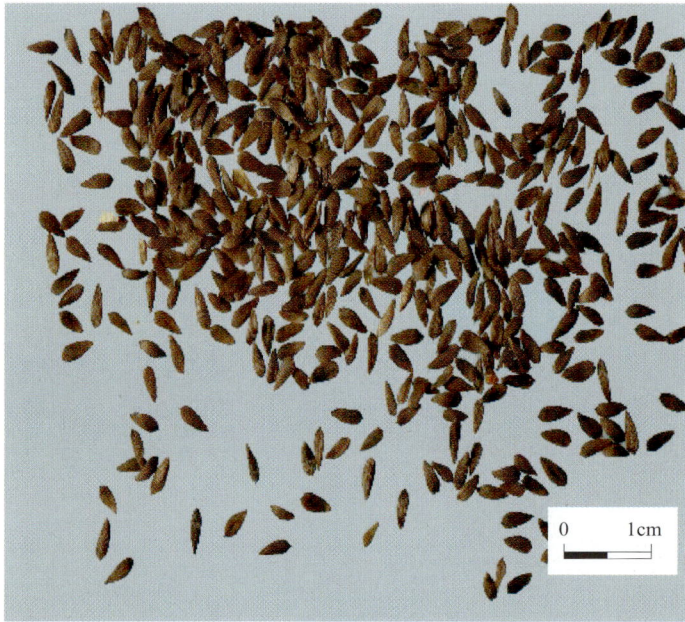

莴苣子

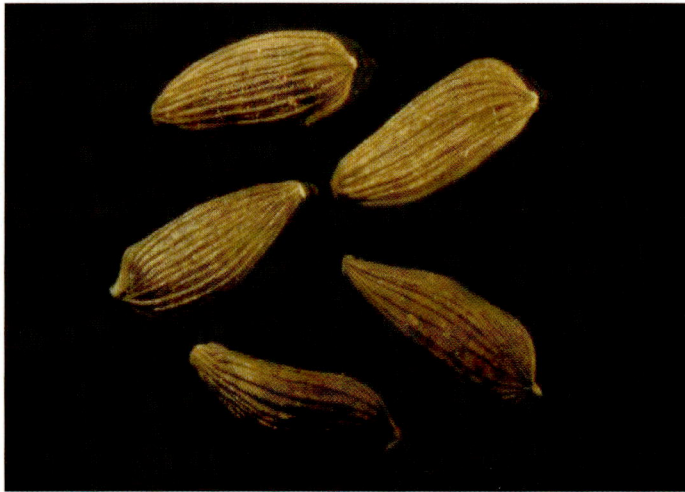

莴苣子（体视镜）

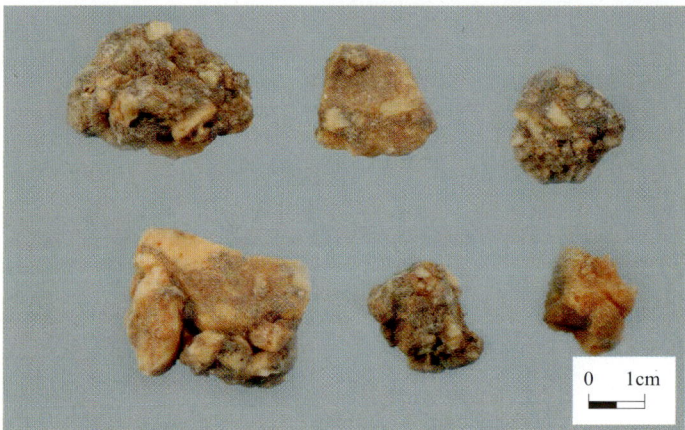

格蓬脂

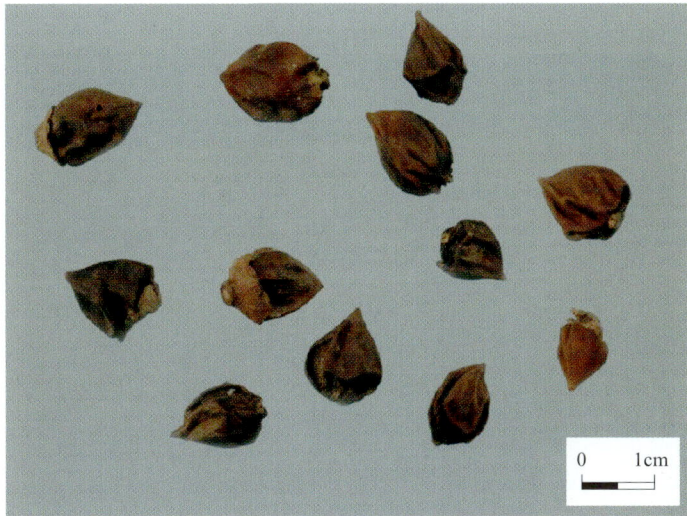

破布木果

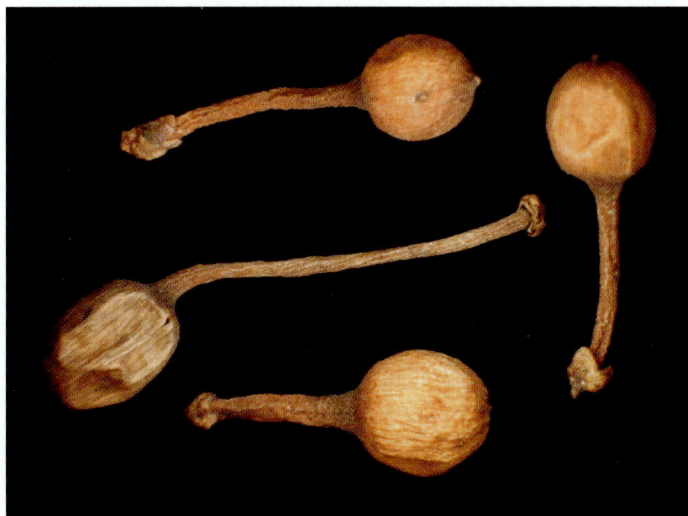

铁力木

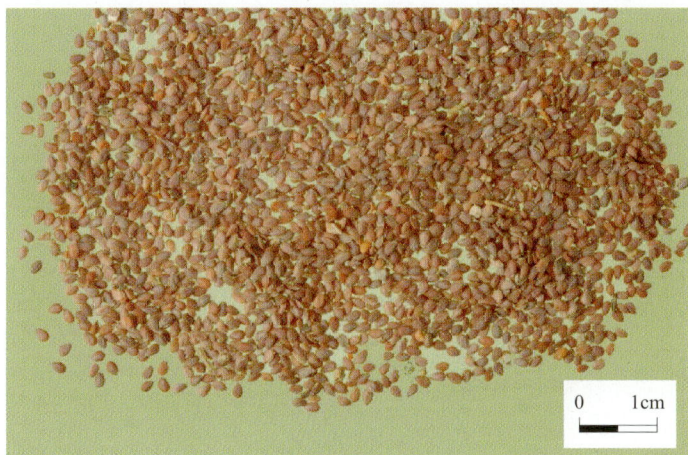

家独行菜子

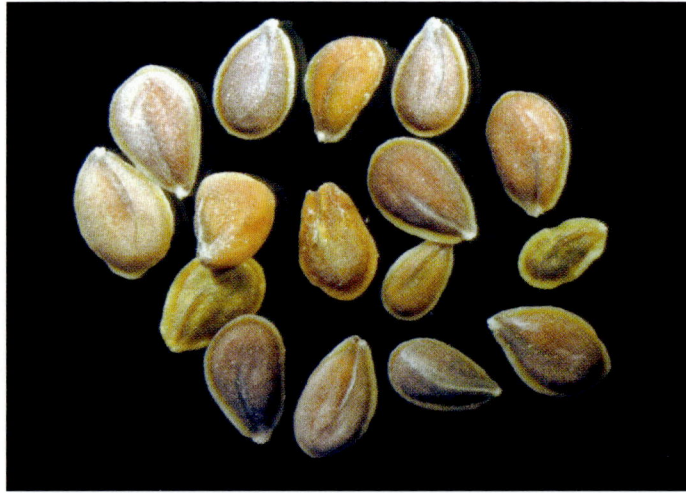

家独行菜子（体视镜）

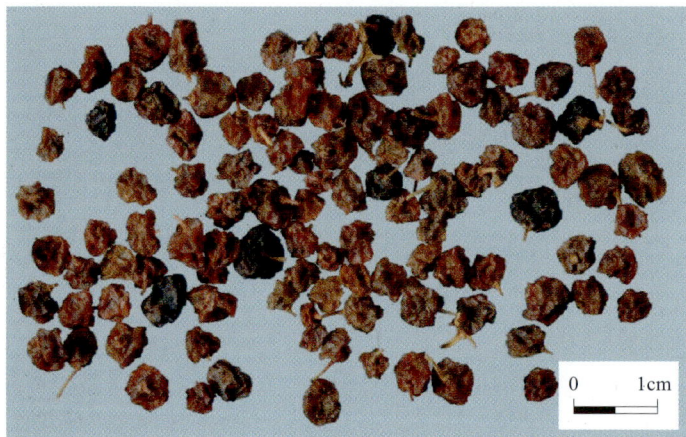

琐琐葡萄

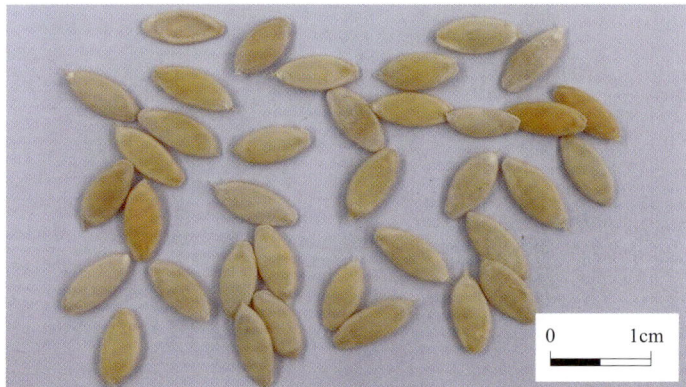

黄瓜子

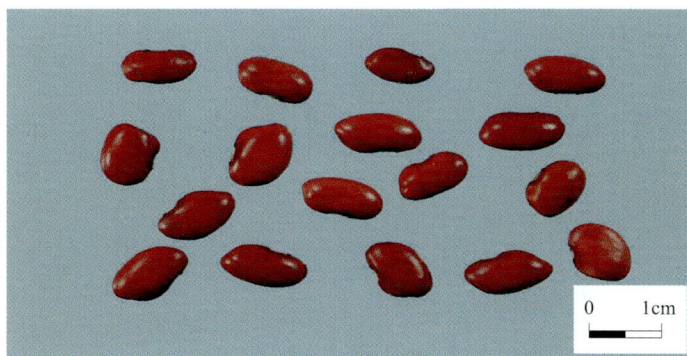

菜豆

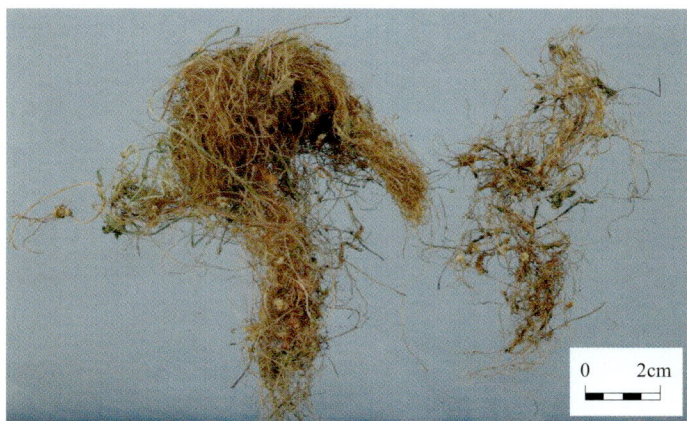

菟丝草

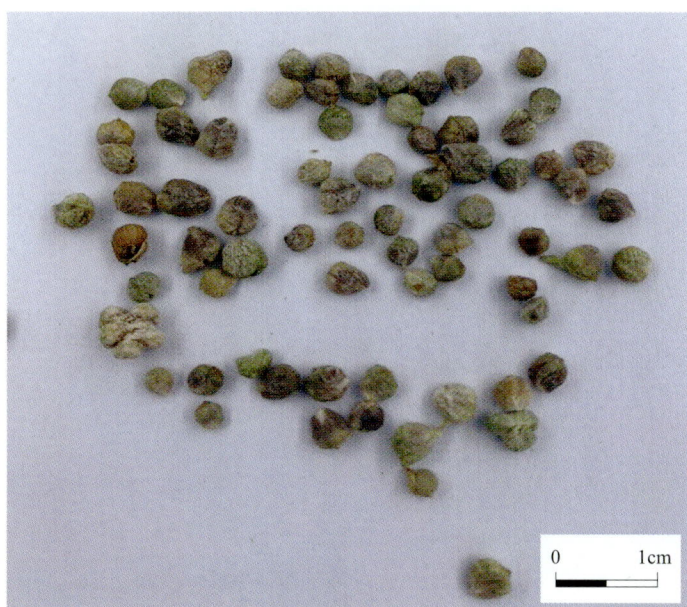

菠菜子

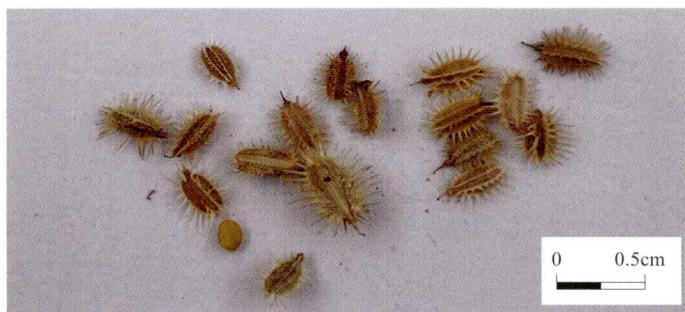

野胡萝卜子

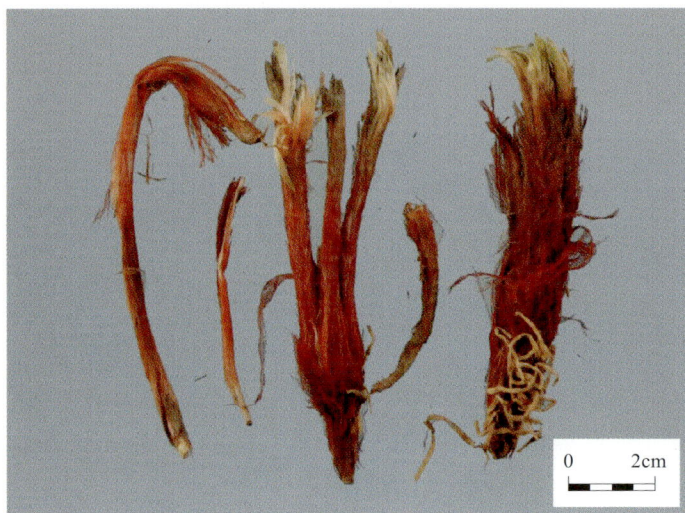

野葱

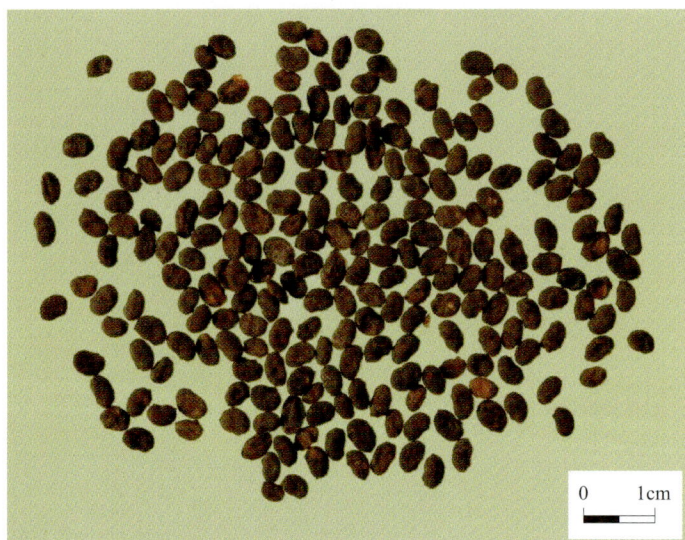

曼陀罗子

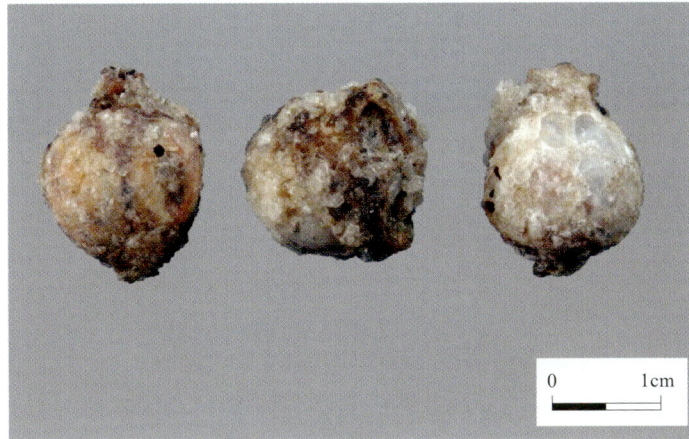

麻雀脑

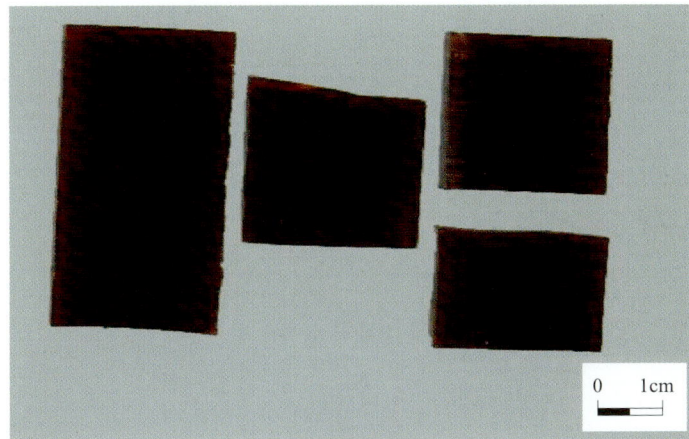

鹿角胶

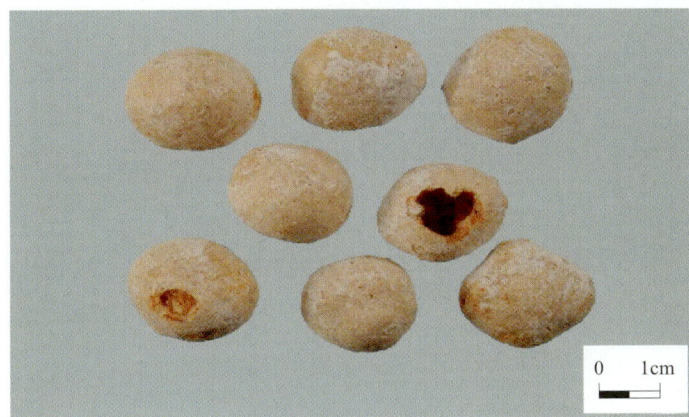

蛤粉炒鹿角胶

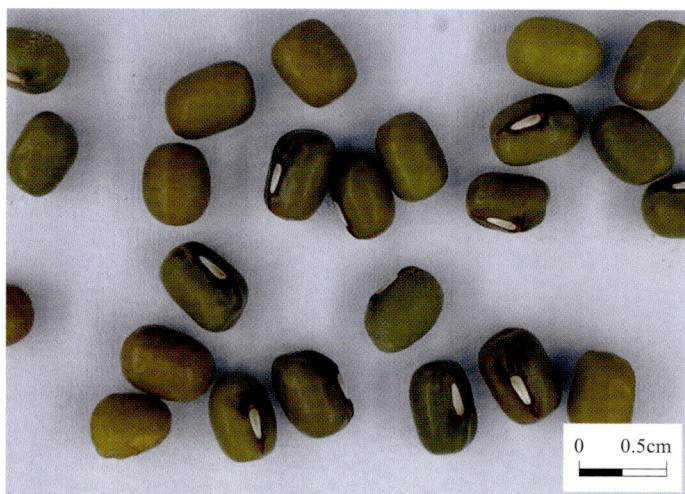

绿豆

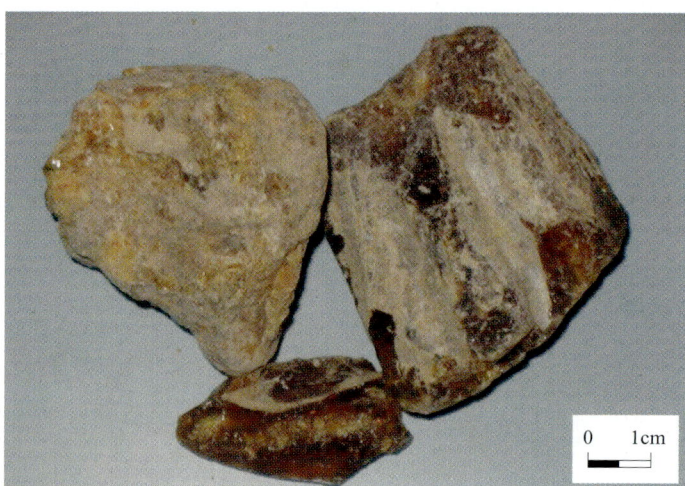

琥珀

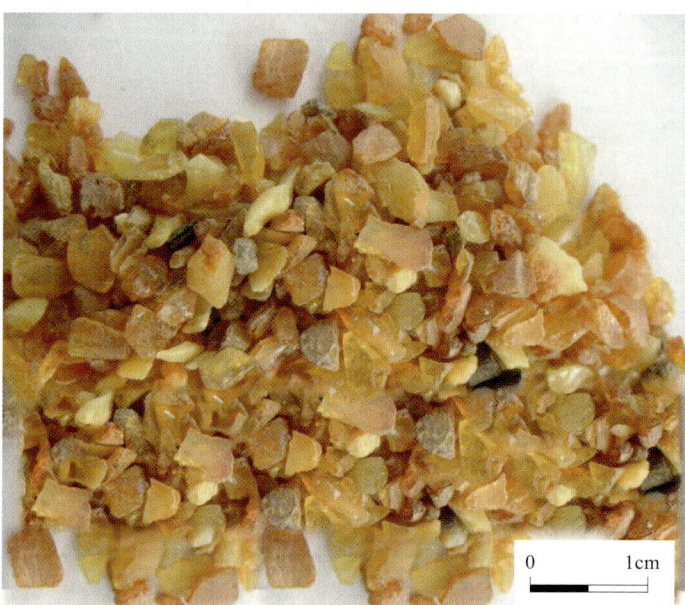

琥珀

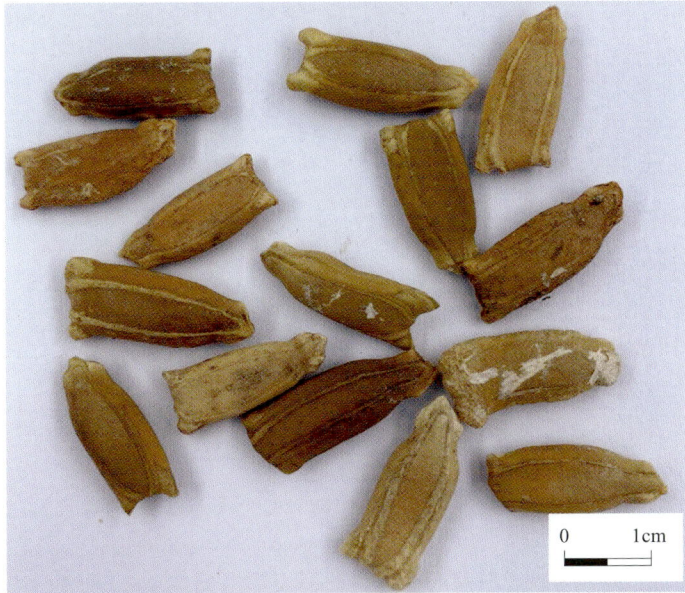

葫芦子

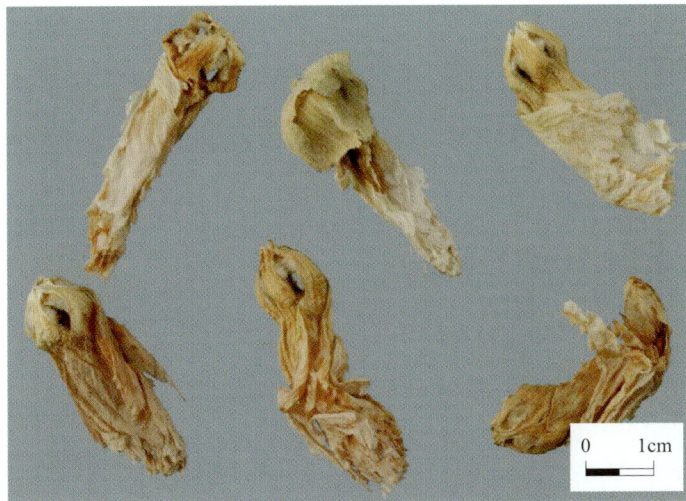

棉花花

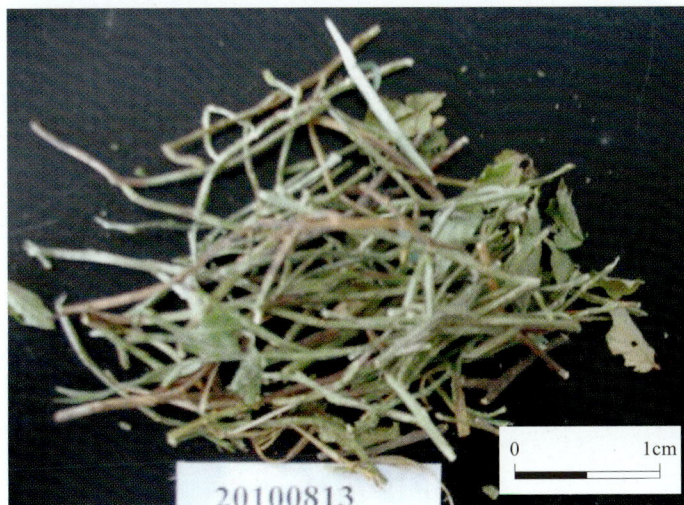

黑果越橘

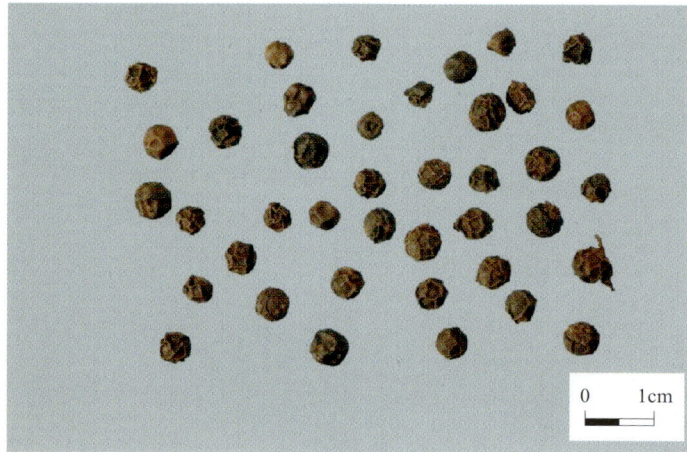

黑胡椒

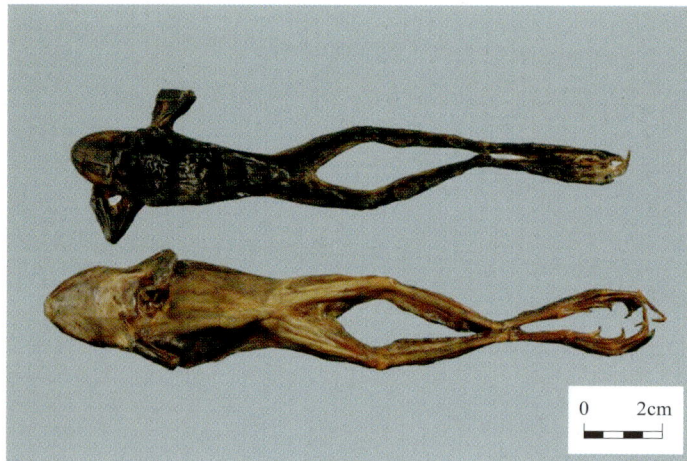

湖蛙

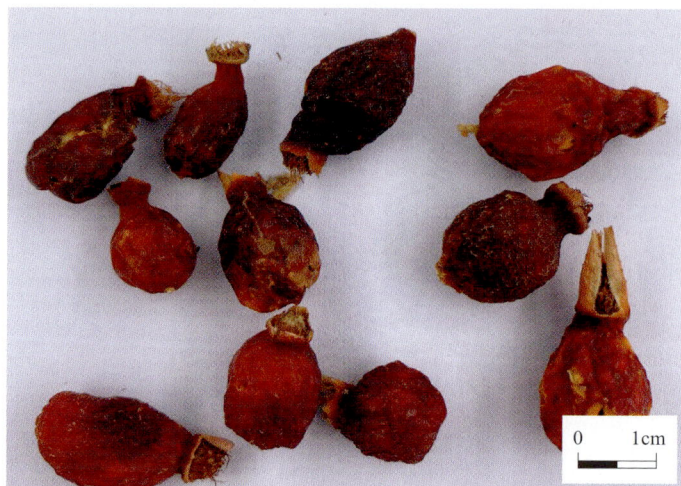

疏花蔷薇果

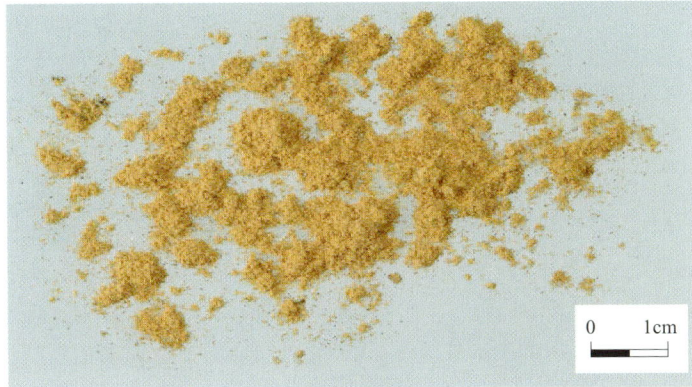

炒蒲黄

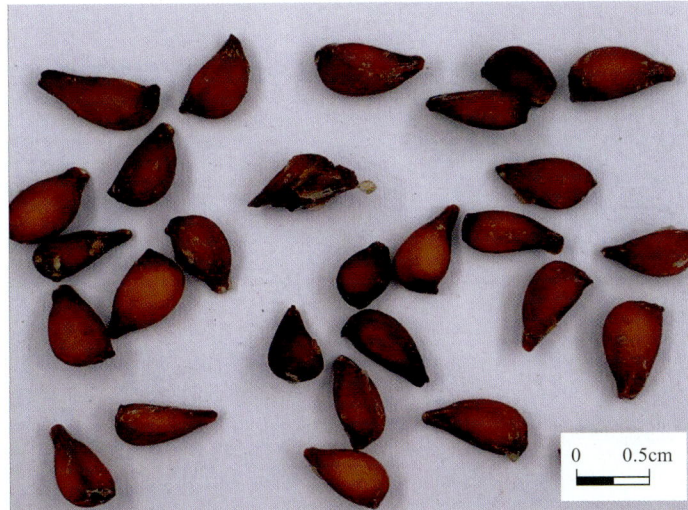

榅桲子

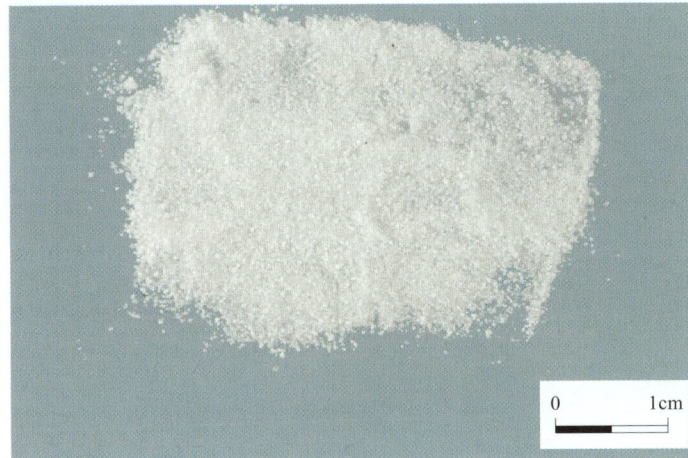

硼砂

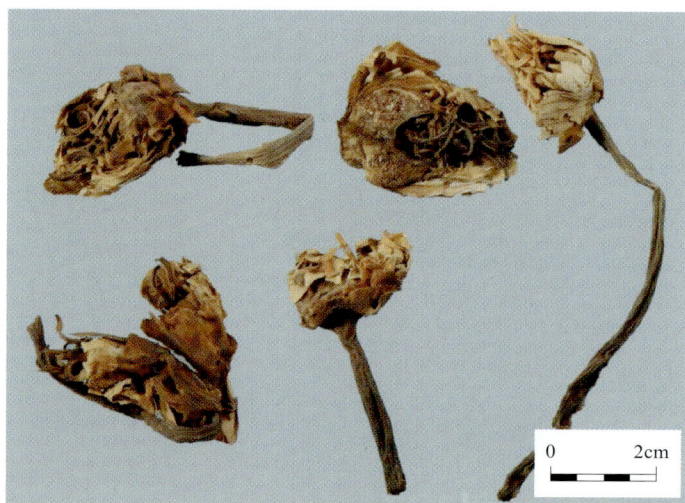

睡莲花

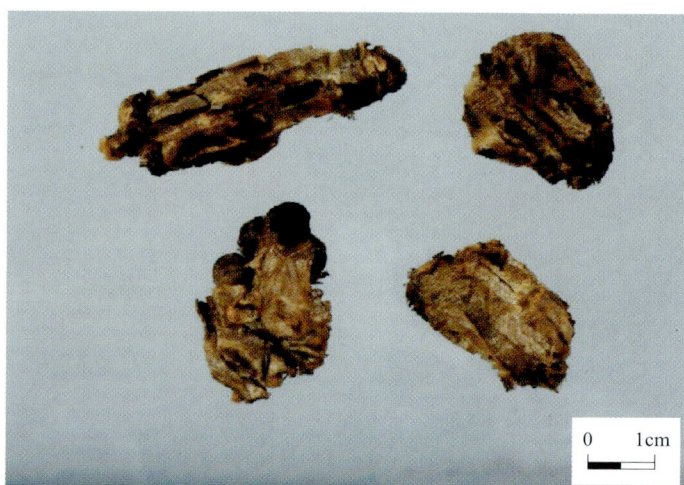

炒蜂房

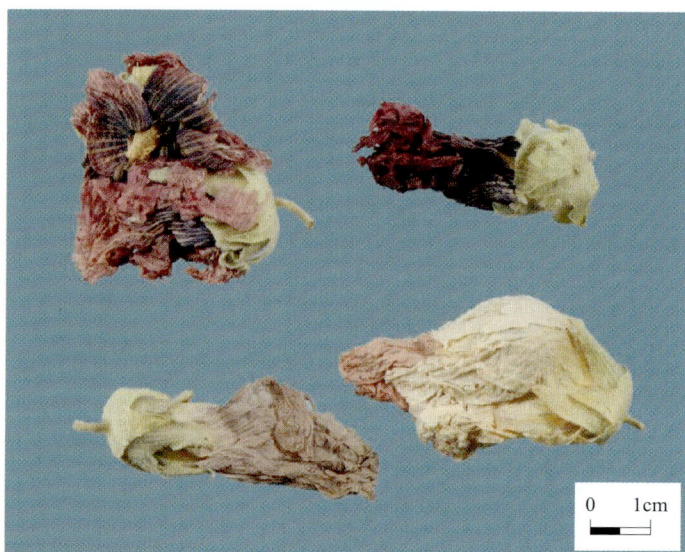

蜀葵花

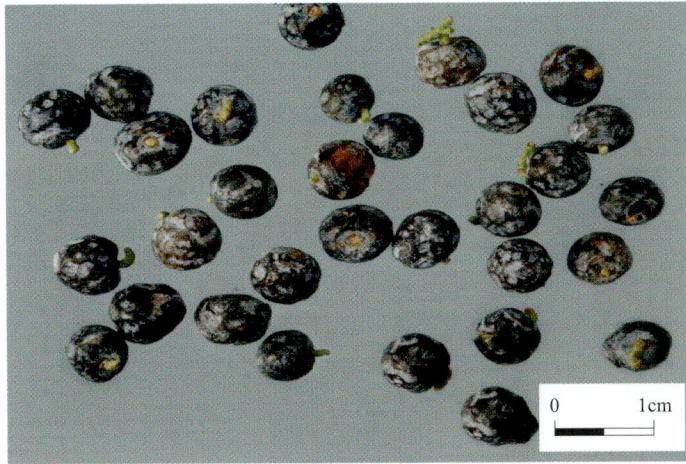

新疆圆柏果

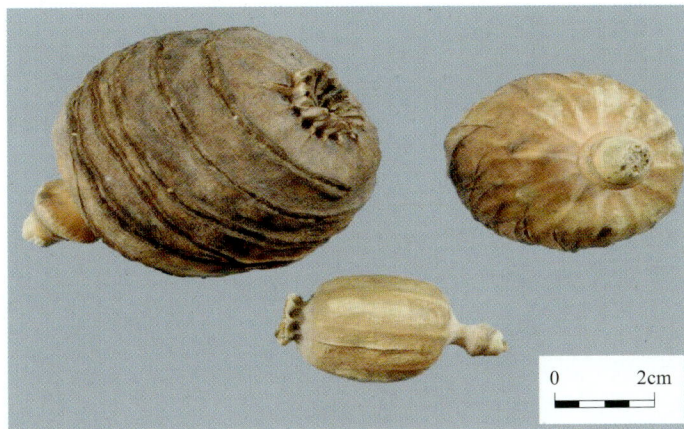

罂粟壳

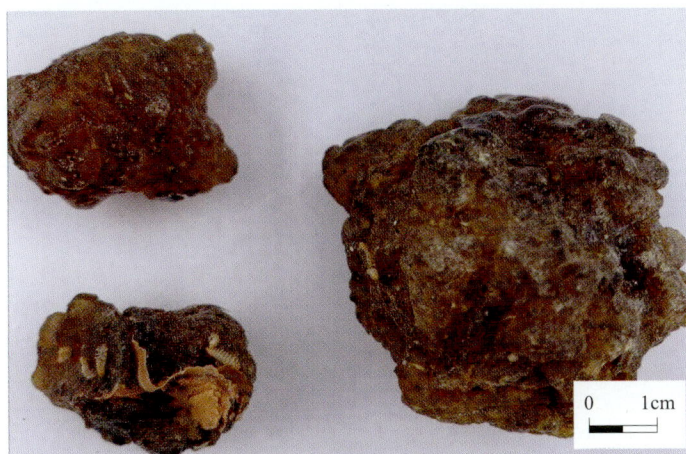

穆库没药

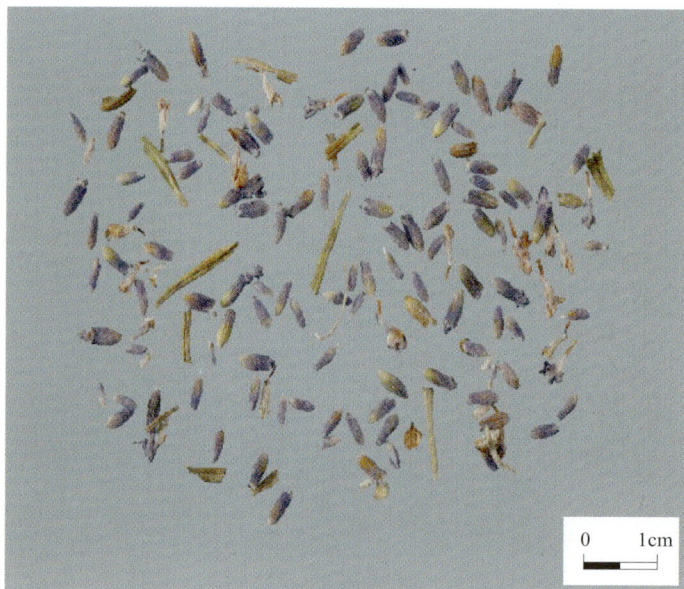

薰衣草

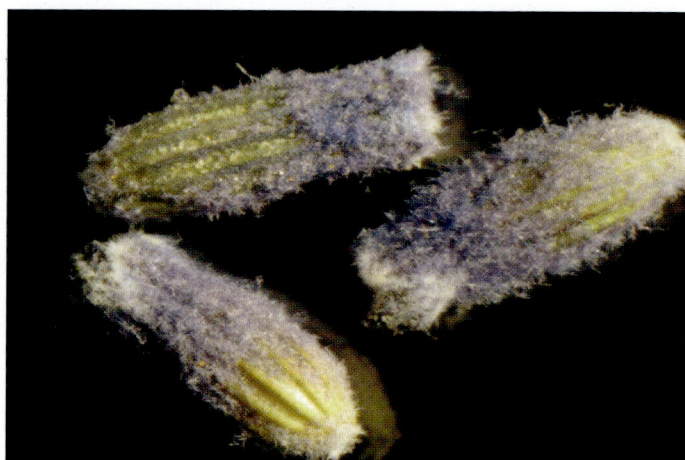

薰衣草（体视镜）

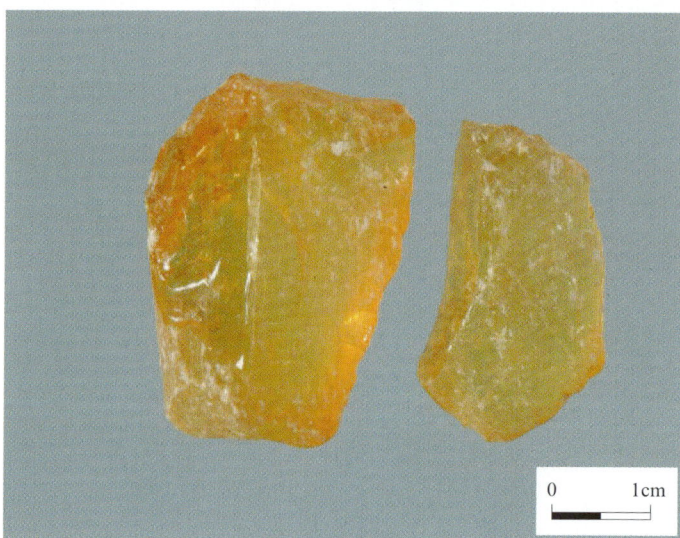

薰鲁香

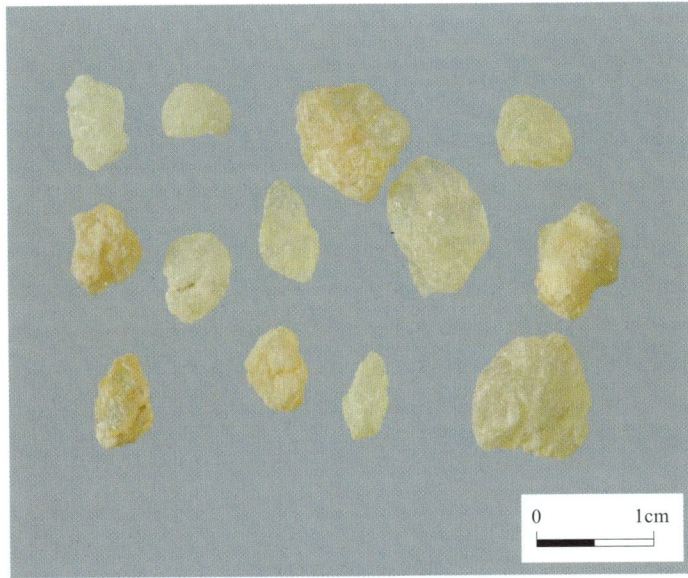

薰鲁香

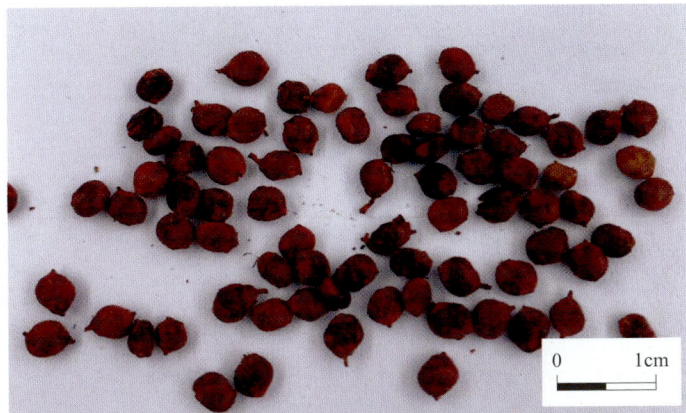

鞣漆树果

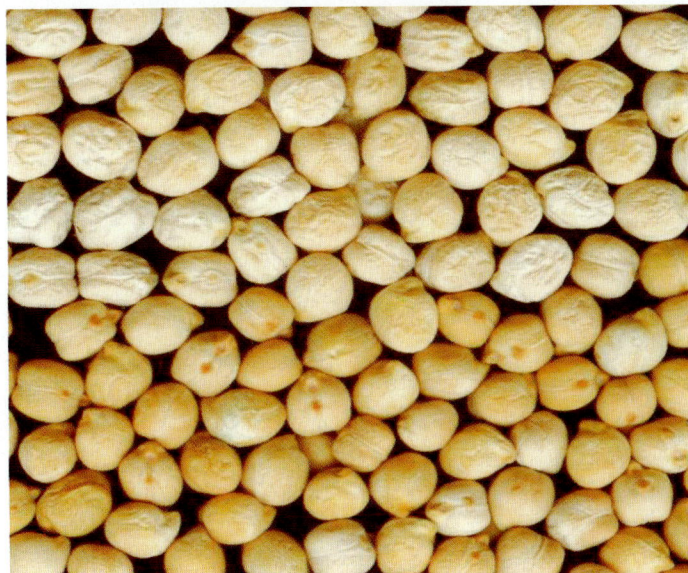

鹰嘴豆

显 微 图 片

（无比例尺图片为示意图，不作为规范参考）

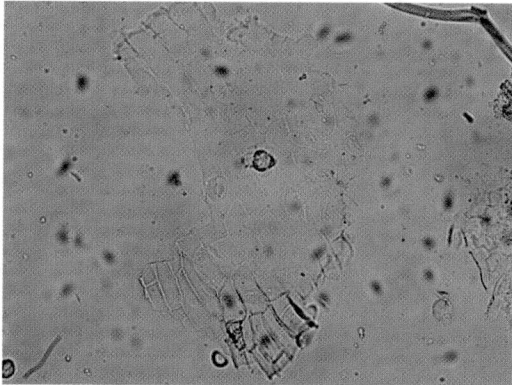

一枝蒿-气孔

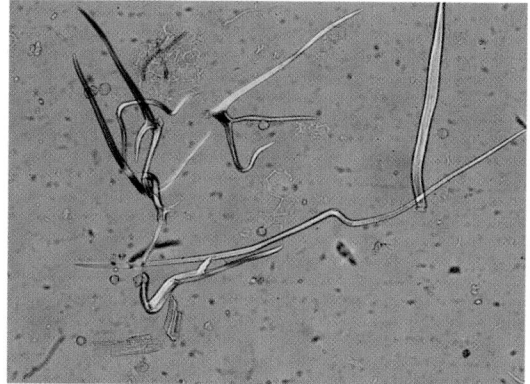

一枝蒿-非腺毛

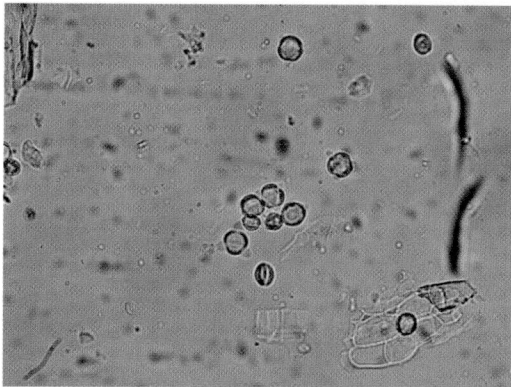

一枝蒿-花粉粒

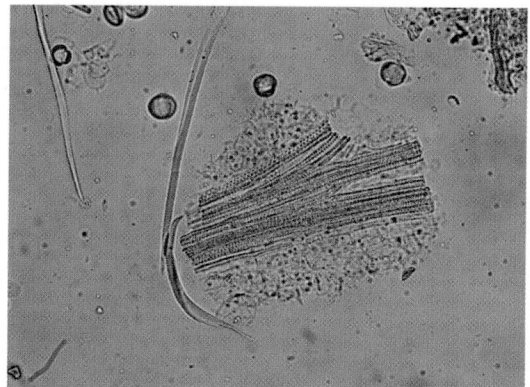

一枝蒿-导管

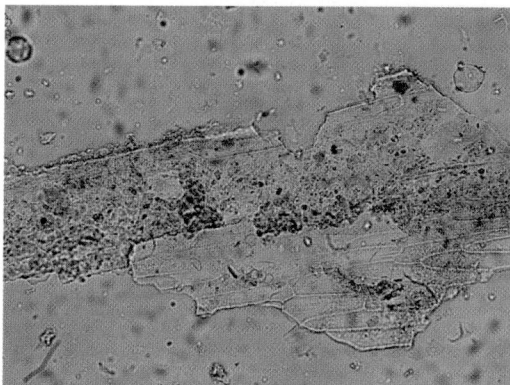

一枝蒿-薄壁细胞

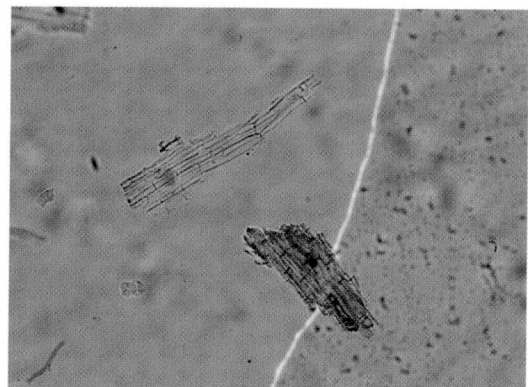

一枝蒿-木纤维

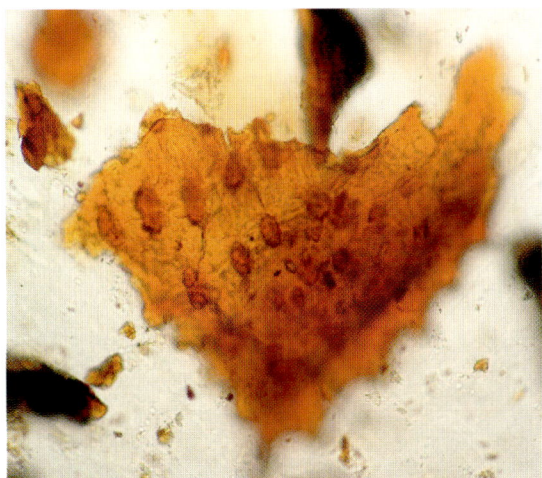

马齿苋子－种子表皮细胞

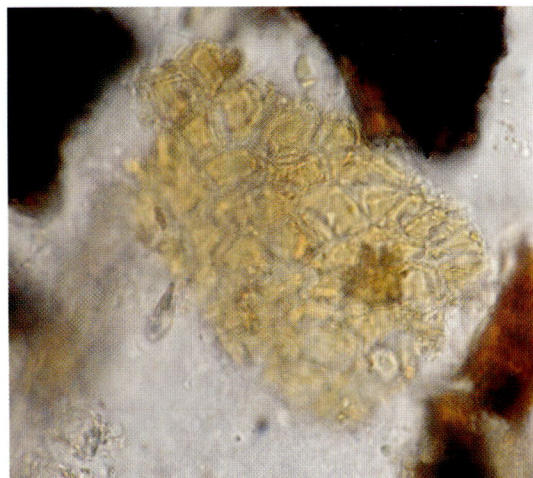

马齿苋子－种皮下皮细胞

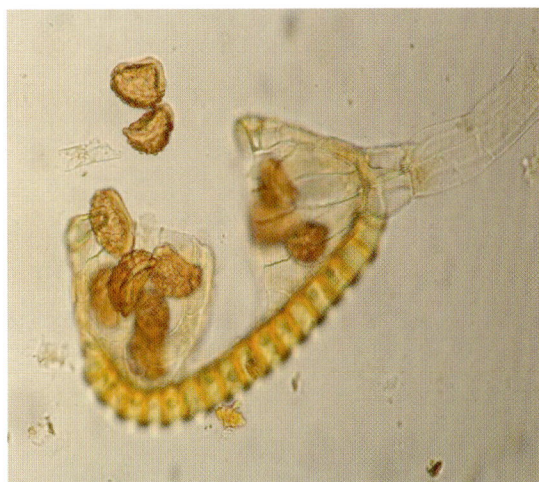

马齿苋子－梯纹导管及石细胞

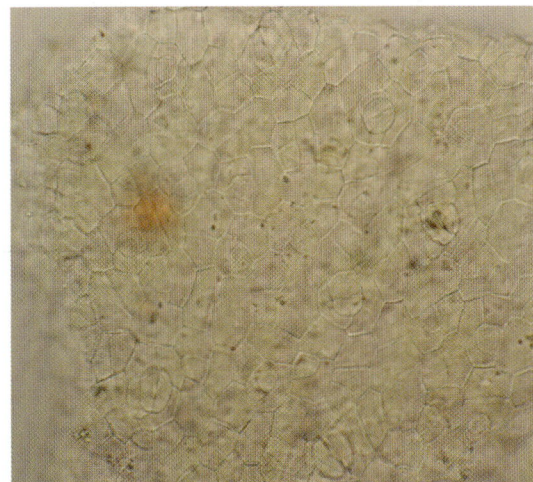

天山堇菜－气孔不定式

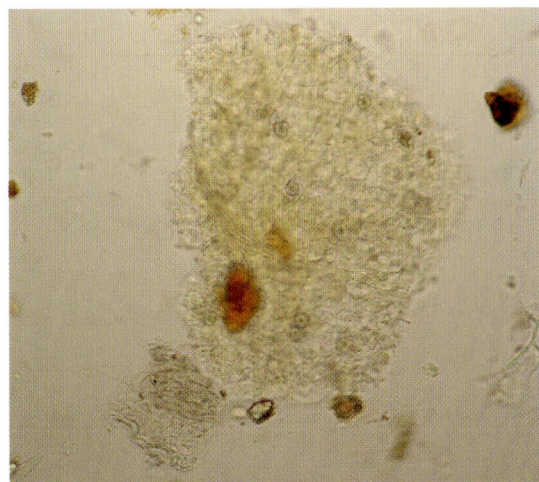

天山堇菜－薄壁细胞中草酸钙簇晶

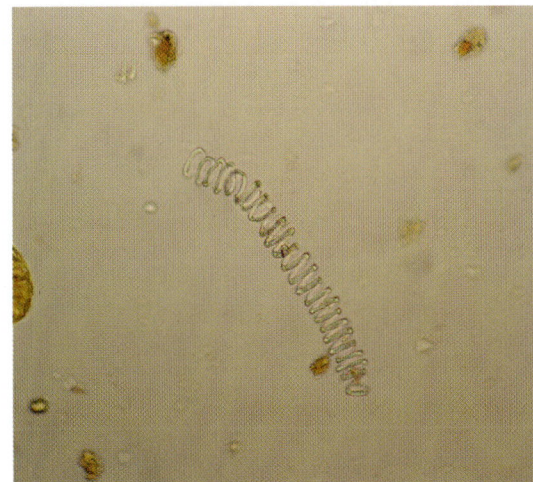

天山堇菜－螺纹导管

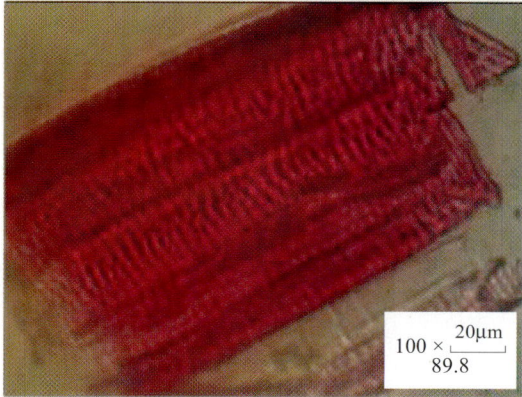

牛蒡根－网纹导管

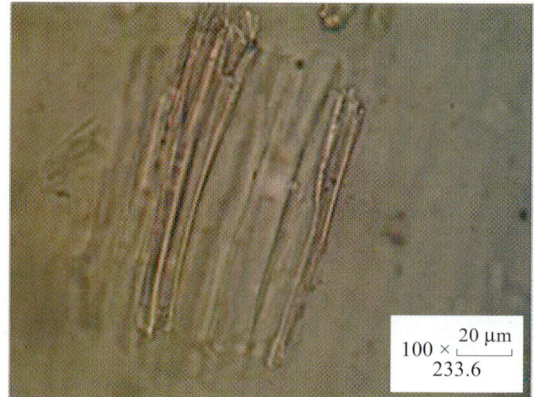

牛蒡根－纤维

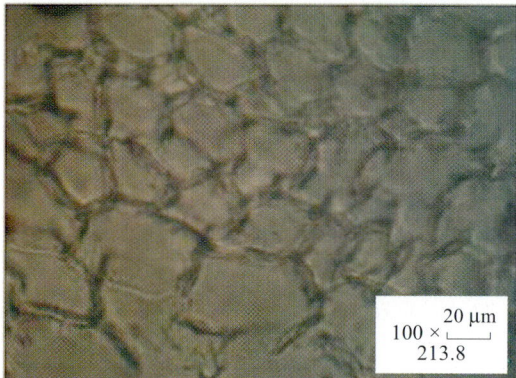

牛蒡根－薄壁细胞

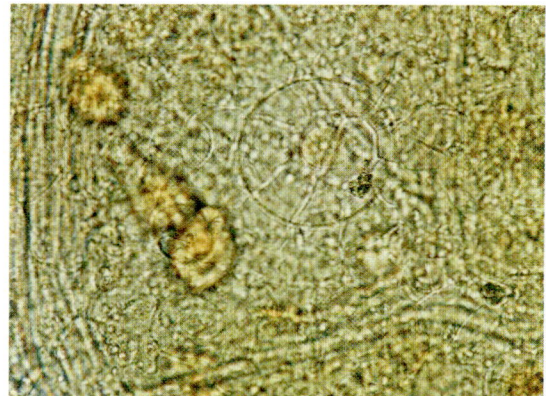

毛罗勒－腺鳞

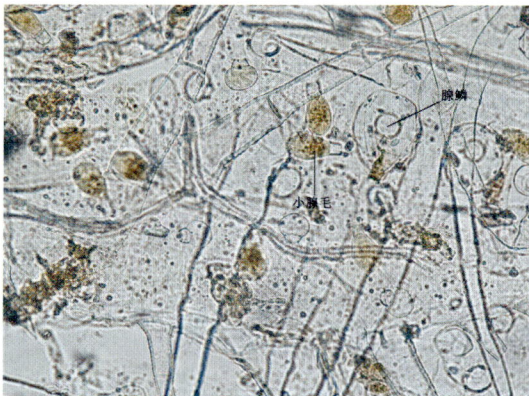

毛罗勒－小腺毛

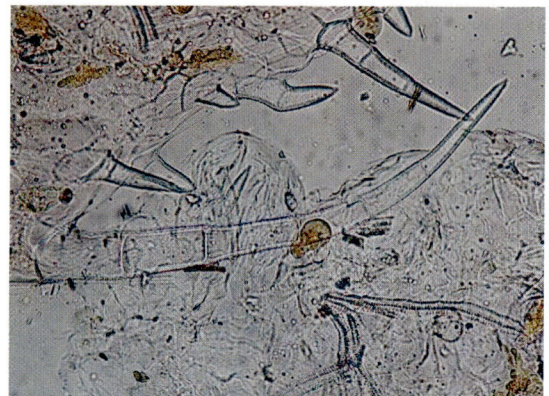

毛罗勒－非腺毛

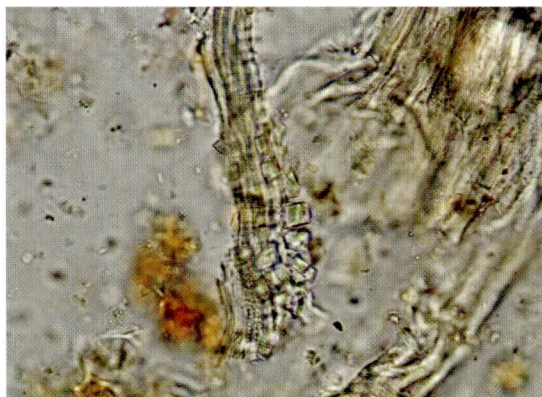

毛罗勒–纤维（含晶纤维）

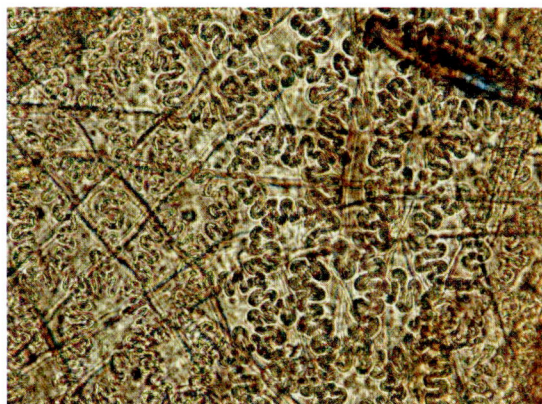

毛罗勒–苞片上表皮细胞

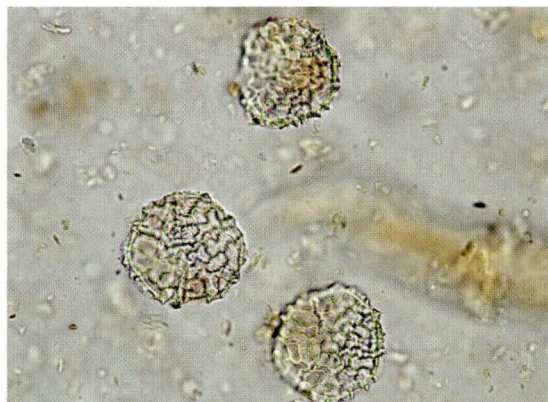

毛罗勒–花粉粒

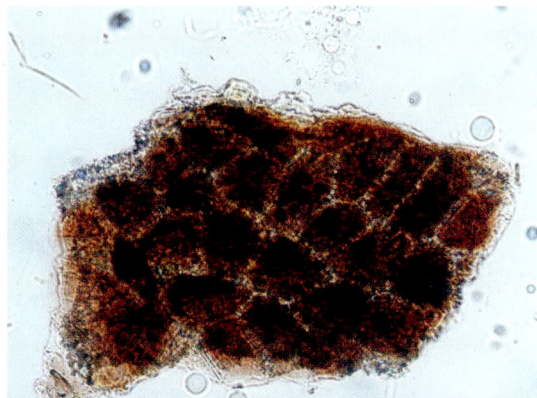

毛罗勒–外果皮细胞

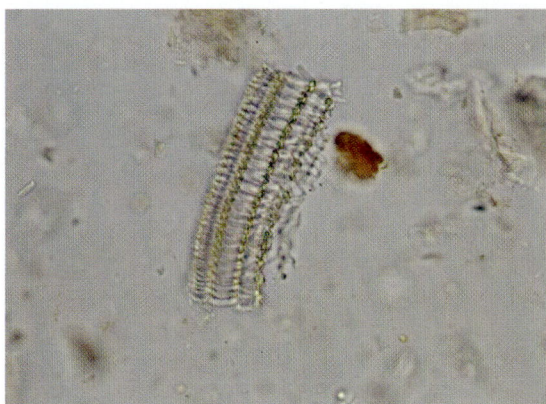

毛罗勒–螺纹导管

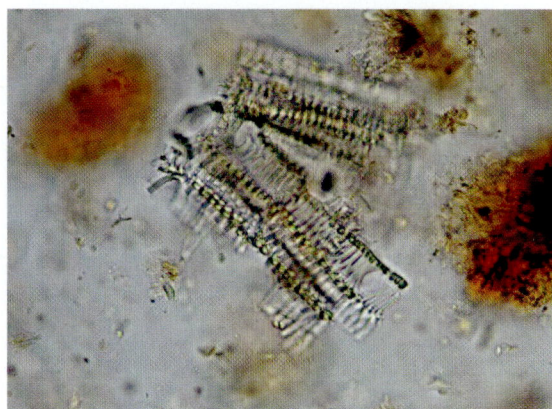

毛罗勒–网纹导管

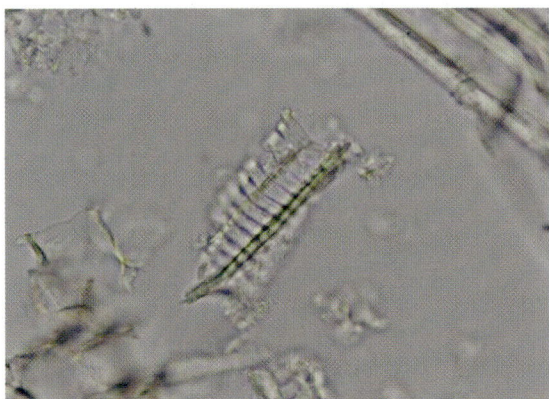

毛罗勒－梯纹导管

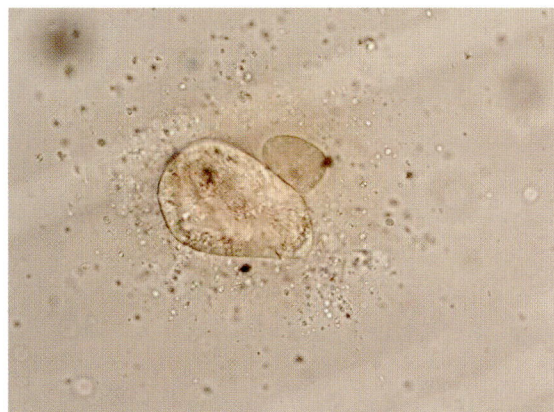

甘草味胶－不规则小团块

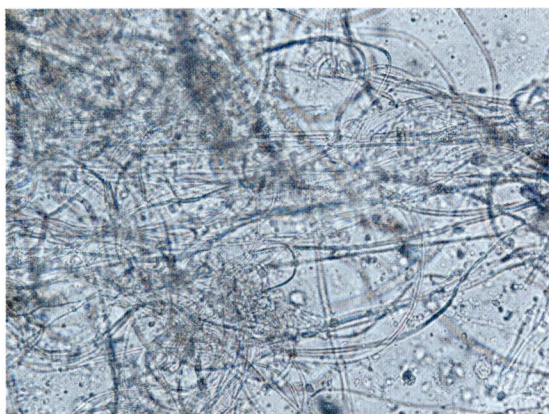

甘草味胶－细长菌丝

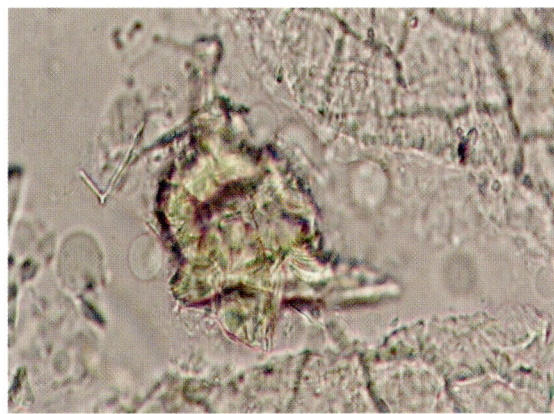

龙葵果－果皮石细胞

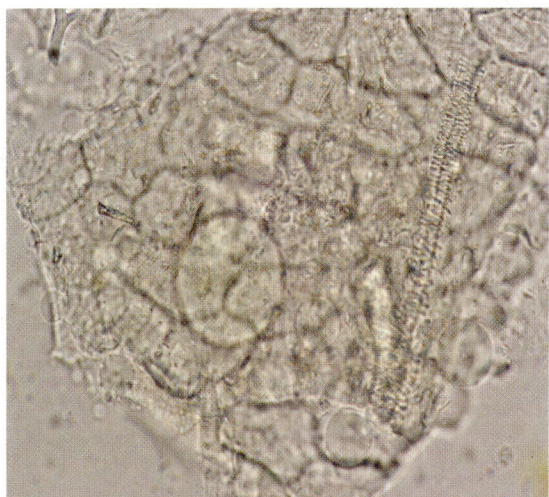

龙葵果－胚乳细胞

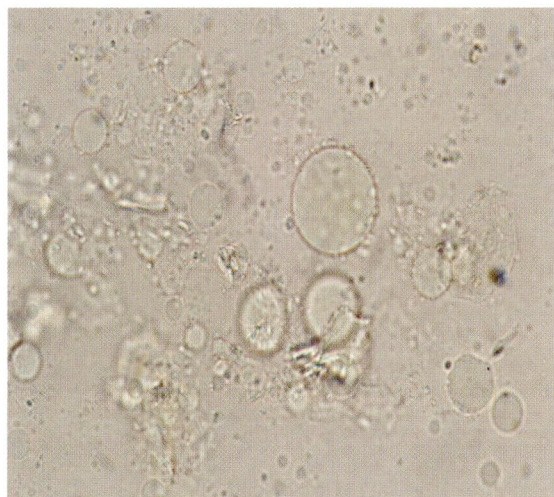

龙葵果－油滴

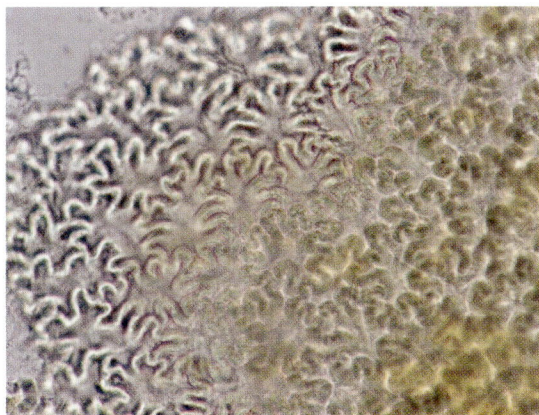

龙葵果－种皮石细胞

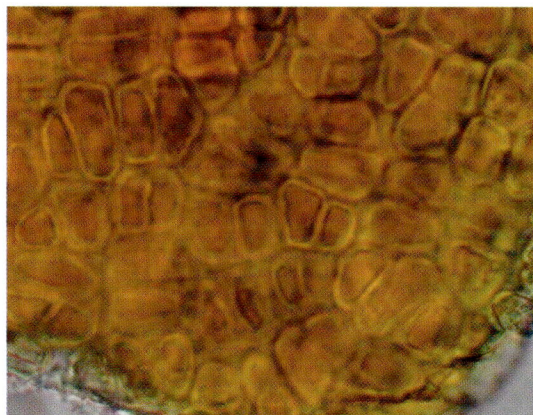

卡西卡甫枣－表皮细胞表面

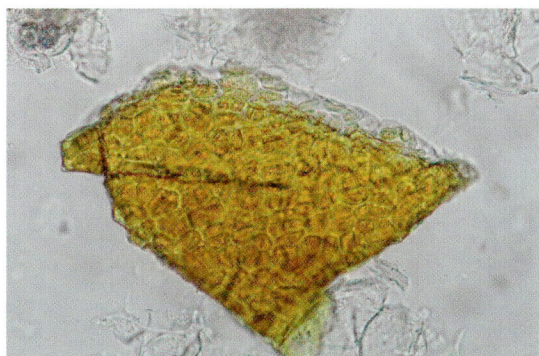

卡西卡甫枣－下表皮细胞

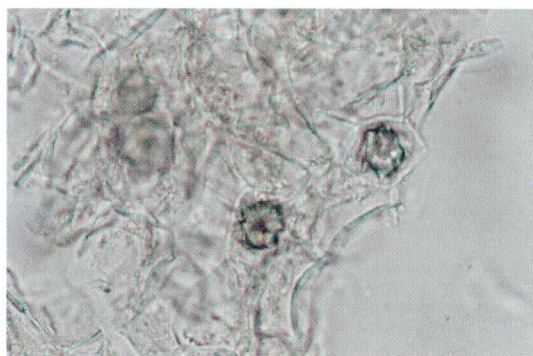

卡西卡甫枣－草酸钙簇晶

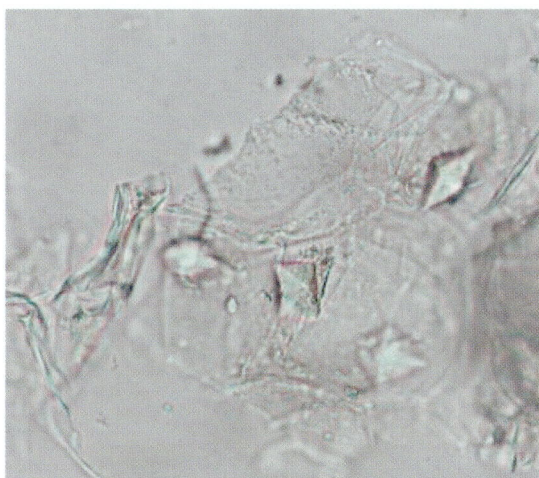

卡西卡甫枣－草酸钙方晶

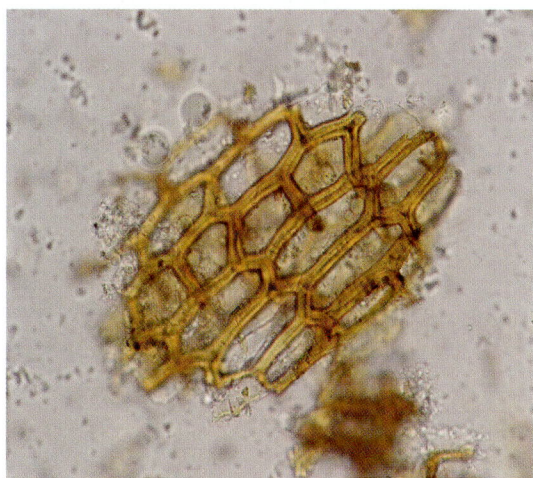

白蜡树子－种皮细胞

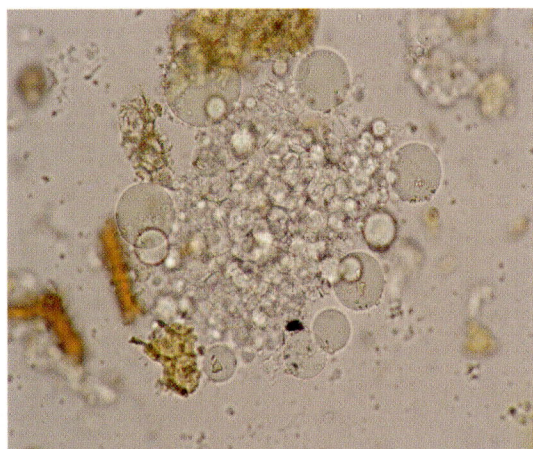

白蜡树子-胚乳细胞

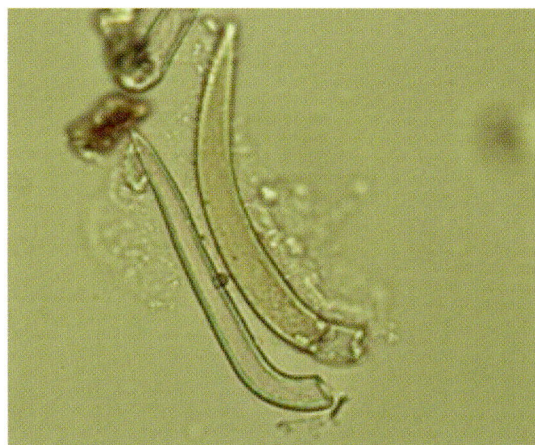

包尔胡特果实-非腺毛

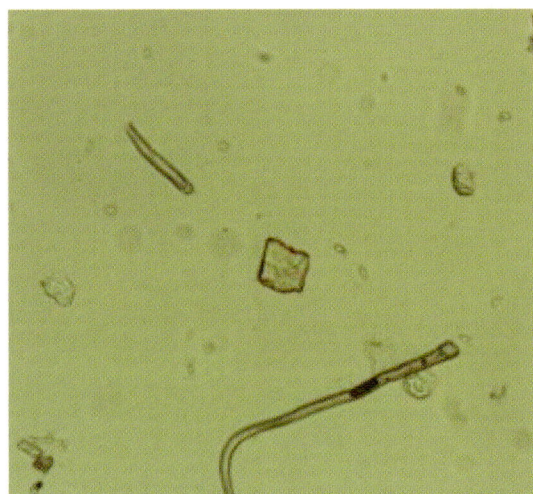

包尔胡特果实-方晶

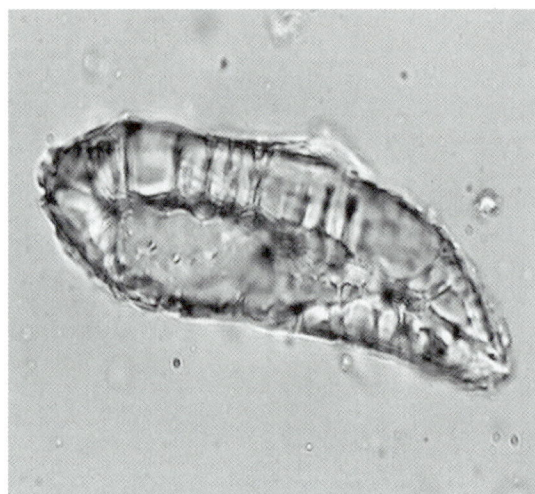

包尔胡特果实-石细胞

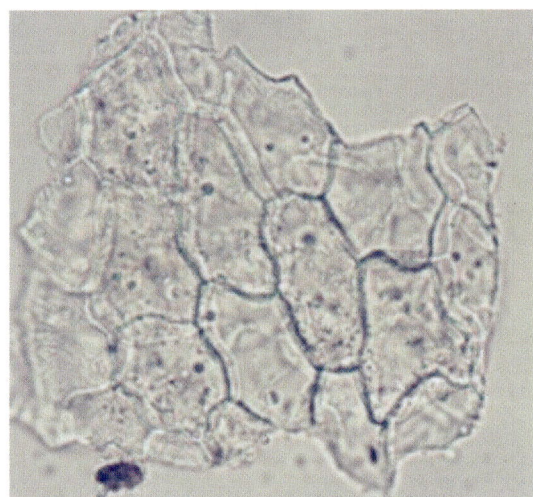

包尔胡特果实-薄壁细胞

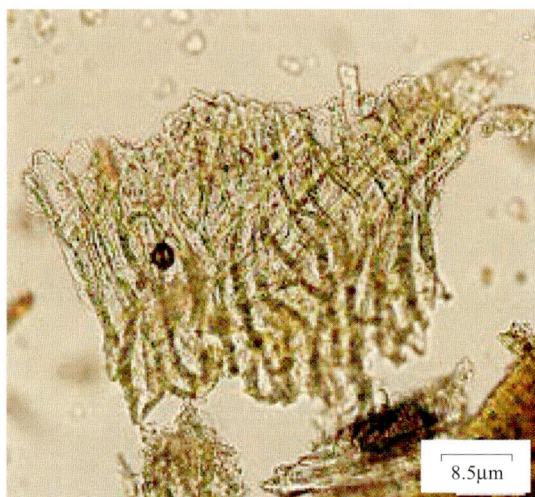

对叶大戟果-外果皮细胞

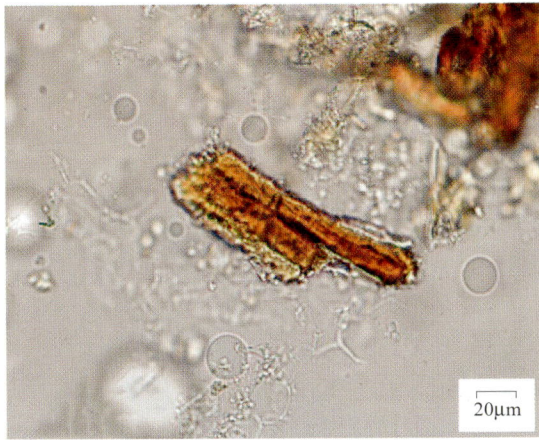

对叶大戟果－种皮表皮细胞

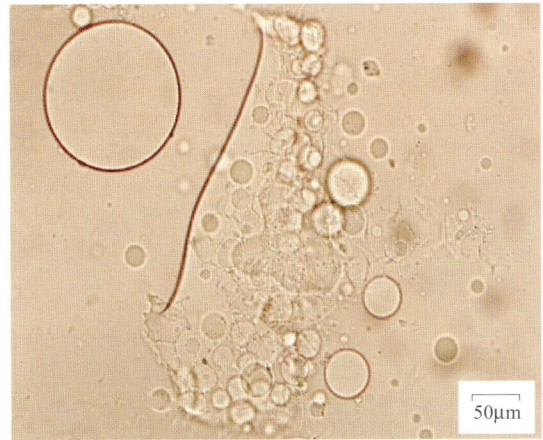

对叶大戟果－胚乳细胞

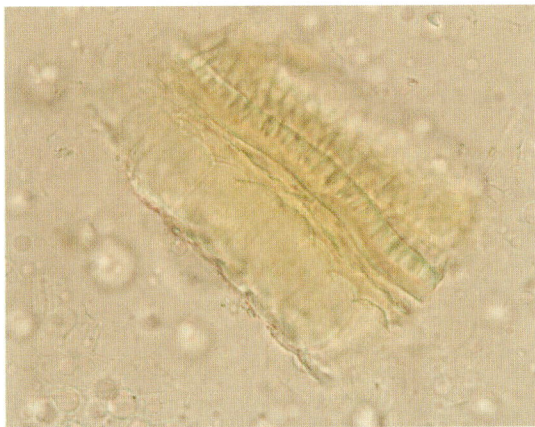

芝麻菜子－种皮栅状细胞

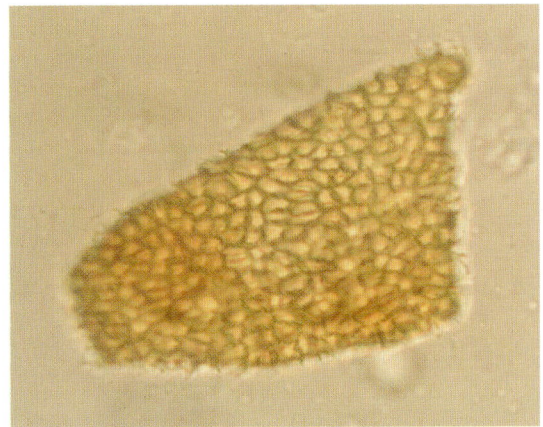

芝麻菜子－种皮表皮细胞

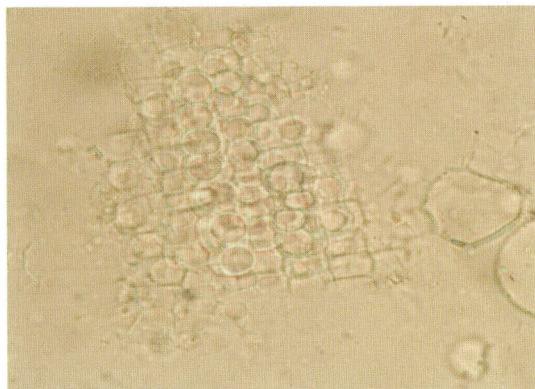

芝麻菜子－子叶细胞

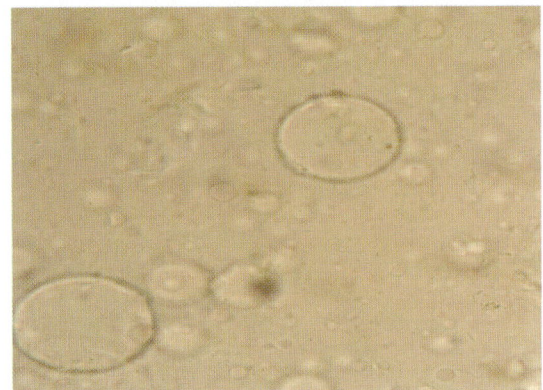

芝麻菜子－油滴和糊粉粒多见

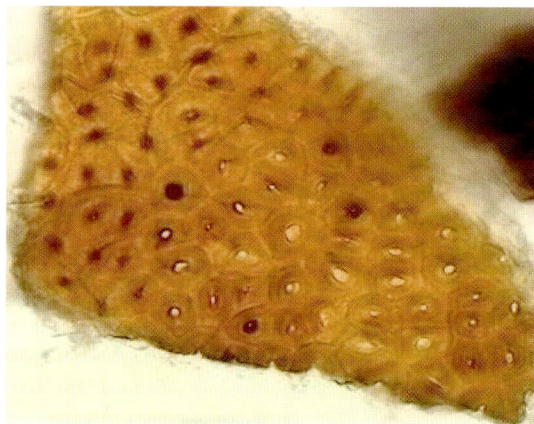

芜菁子－栅状细胞

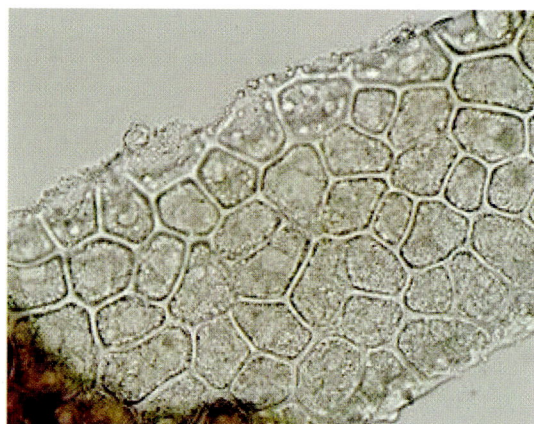

芜菁子－内胚乳细胞

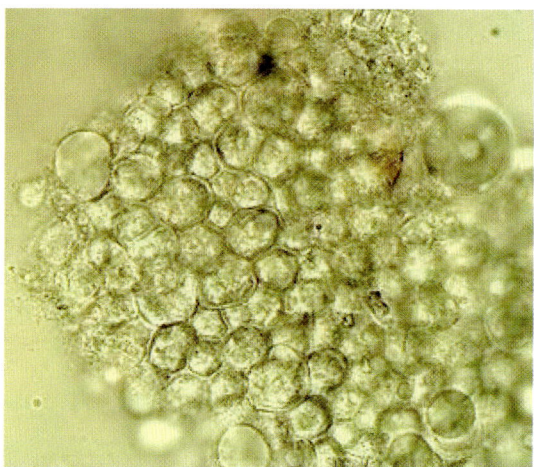

芜菁子－子叶细胞

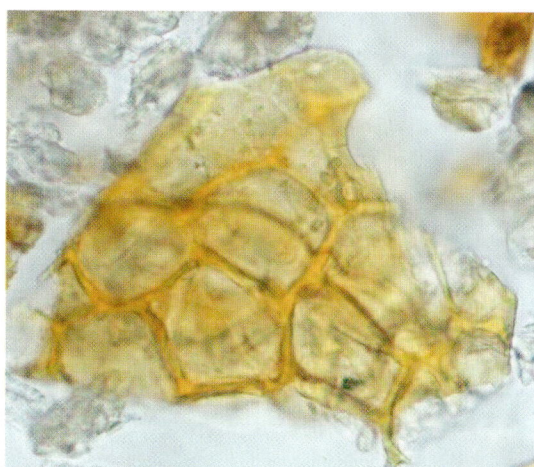

芹菜子－外果皮细胞

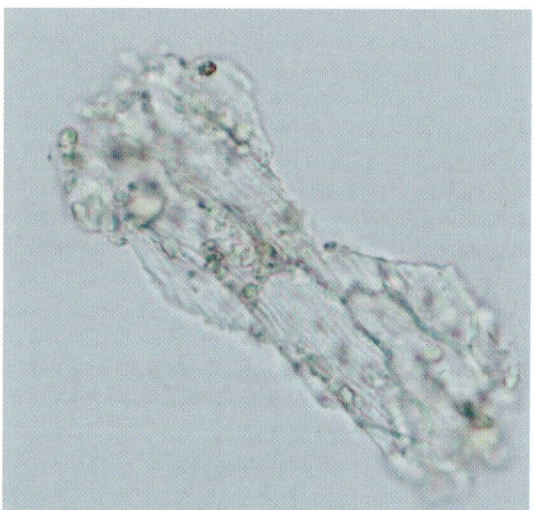

芹菜子－镶嵌细胞

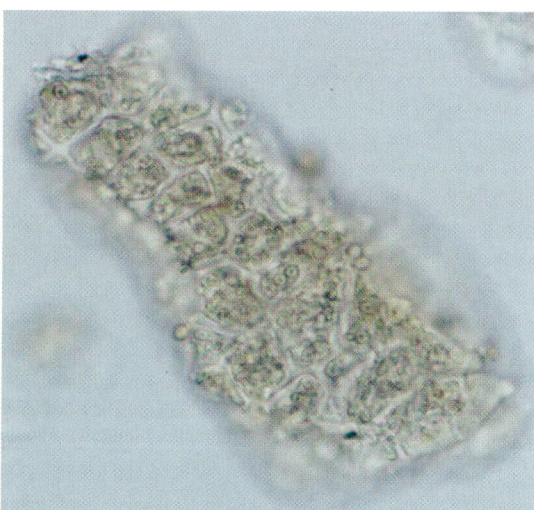

芹菜子－胚乳细胞和子叶细胞（内含淀粉粒）

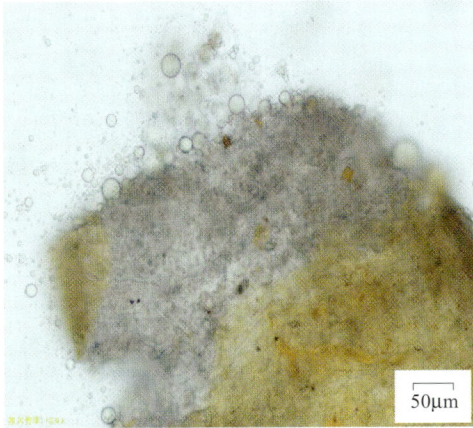

芹菜子－木纤维细胞

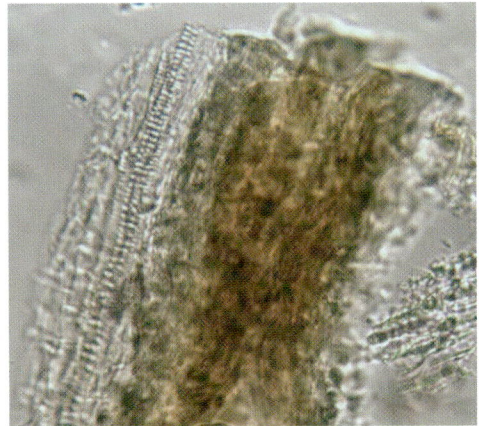

芹菜子－螺纹导管

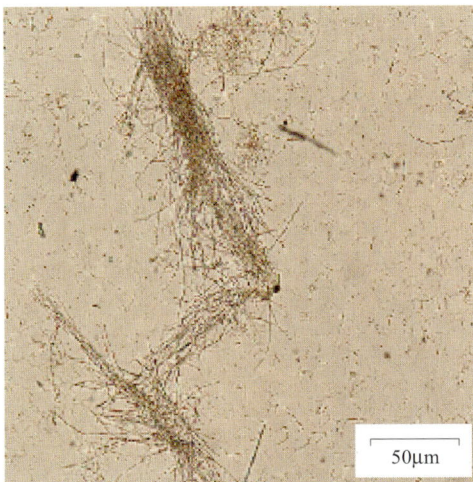

阿里红－菌丝

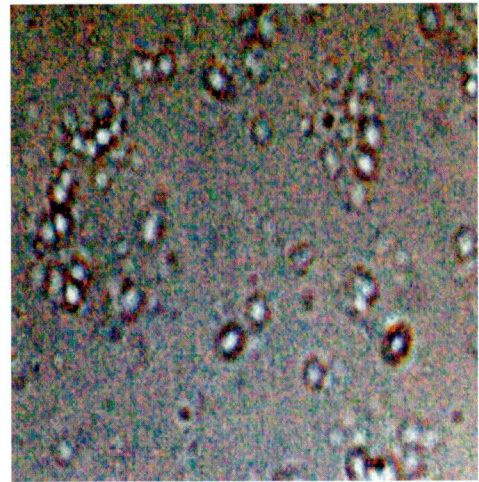

阿里红－孢子体

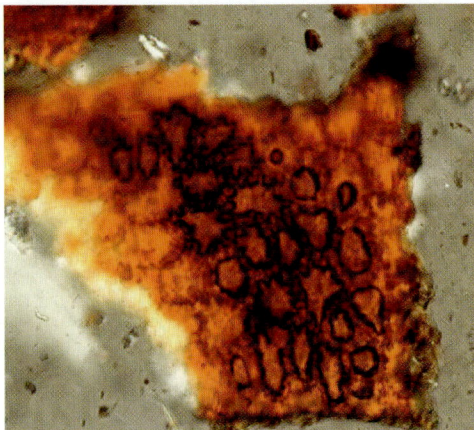

阿纳其根－木栓细胞

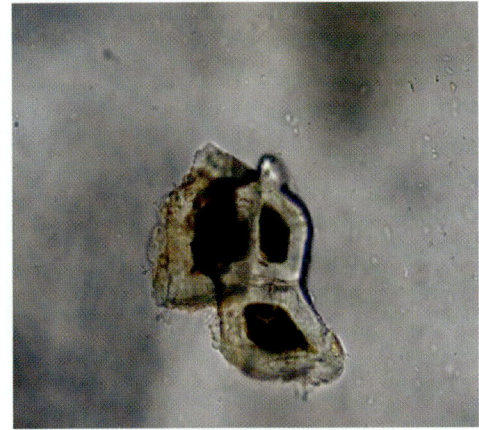

阿纳其根－石细胞

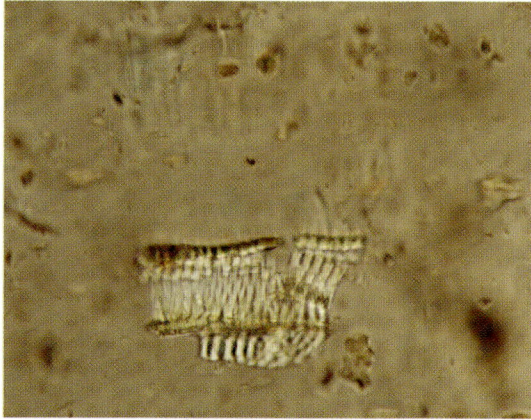

阿纳其根－网纹导管

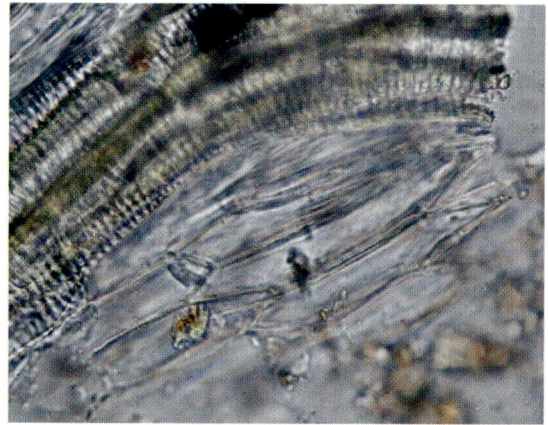

阿纳其根－木薄壁细胞

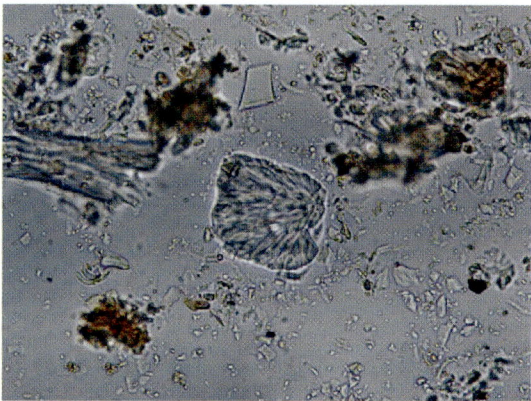

阿纳其根－菊糖

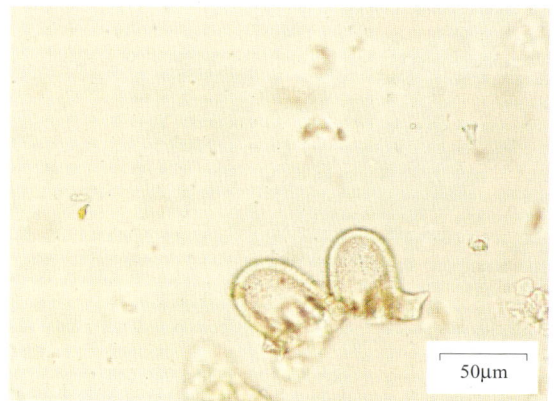

阿育魏果－单细胞腺毛

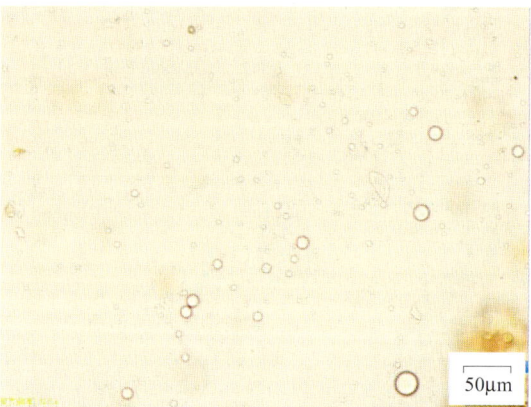

阿育魏果－网纹细胞

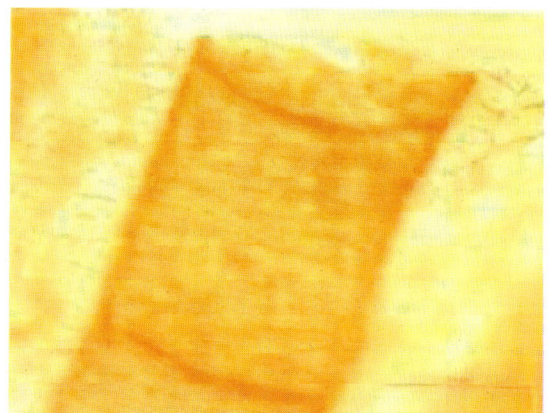

阿育魏果－油管碎片

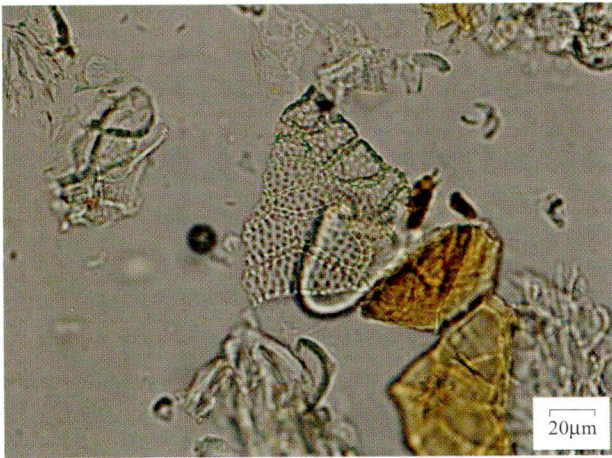

阿育魏果-油滴

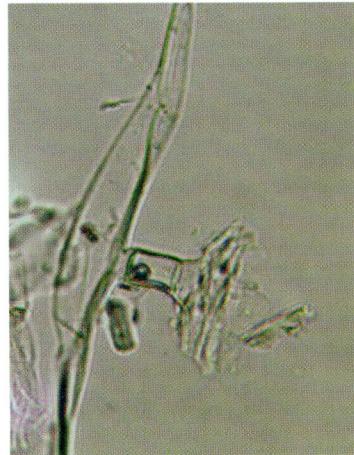

苦艾-丁字形非腺毛

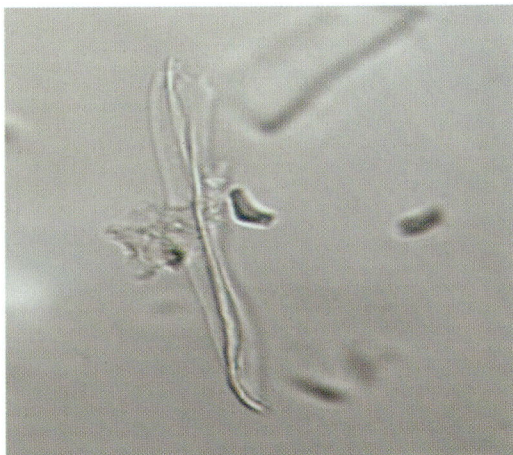

苦艾-腺毛

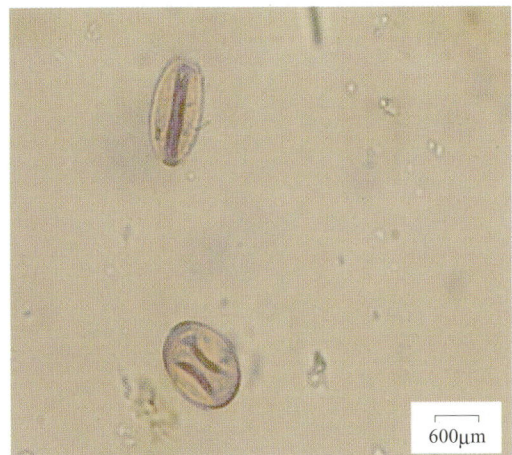

苦艾-花粉粒

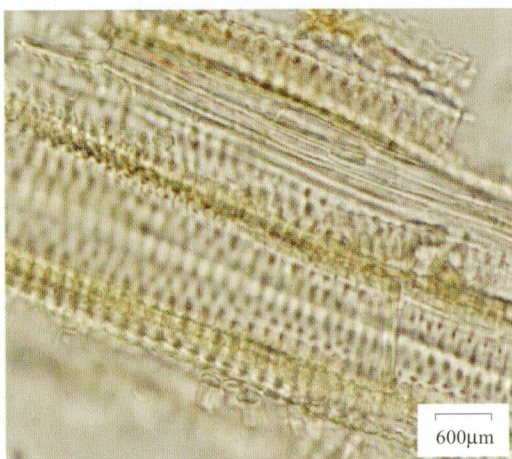

苦艾-导管

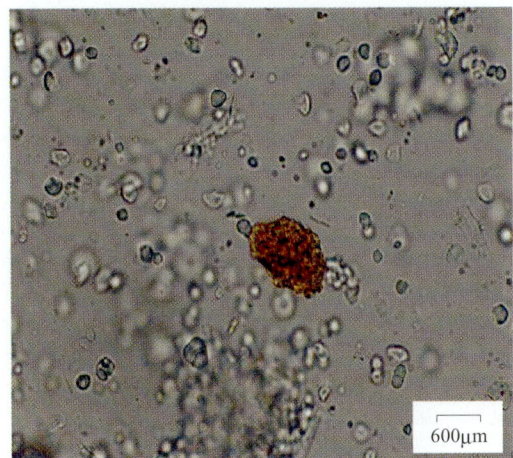

欧菝葜根-淀粉粒、色素块

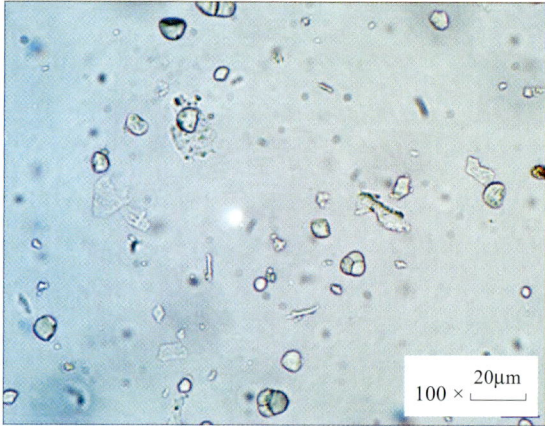

欧菝葜根－淀粉粒

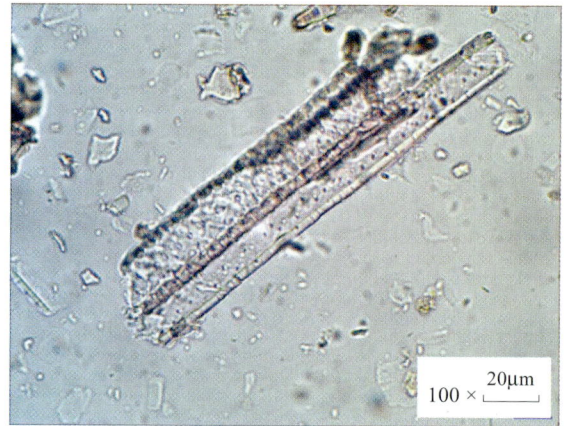

欧菝葜根－木纤维

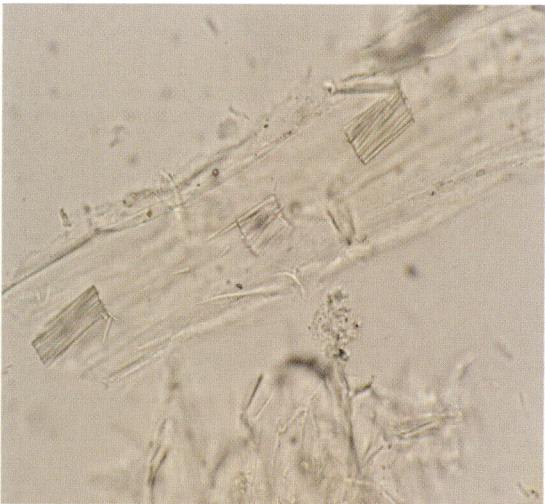

欧拔葜根－针晶束

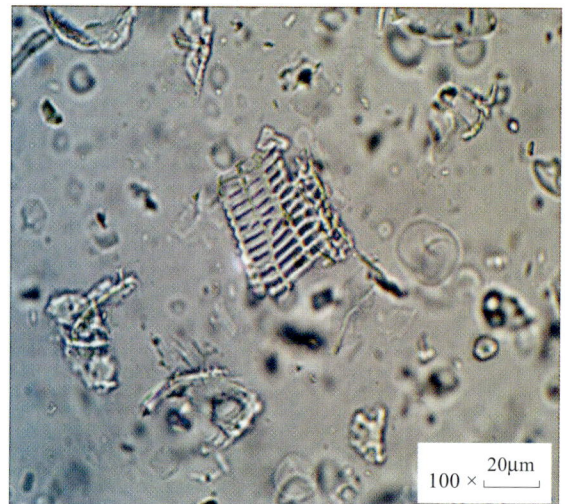

欧菝葜根－梯纹导管

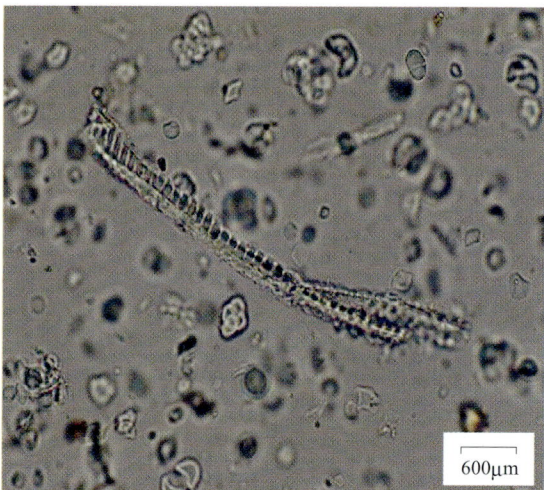

欧菝葜根－导管

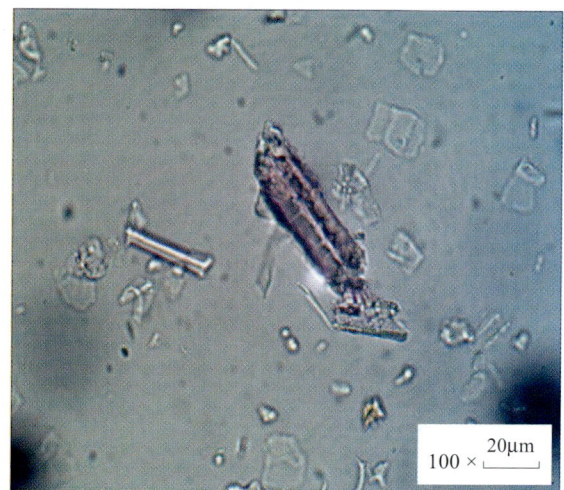

欧菝葜根－石细胞

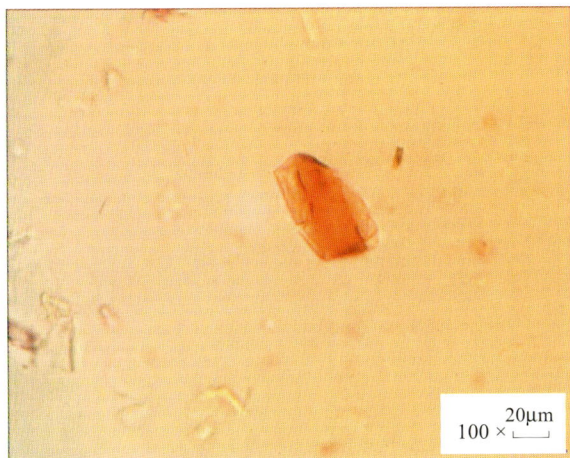

欧菝葜根－色素块

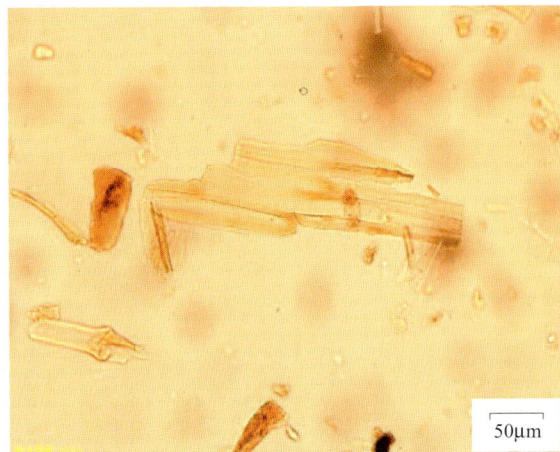

欧绵马－鳞片表皮细胞

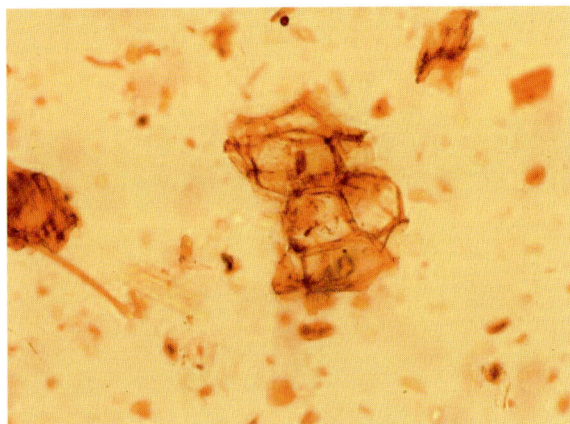

欧绵马－木栓细胞

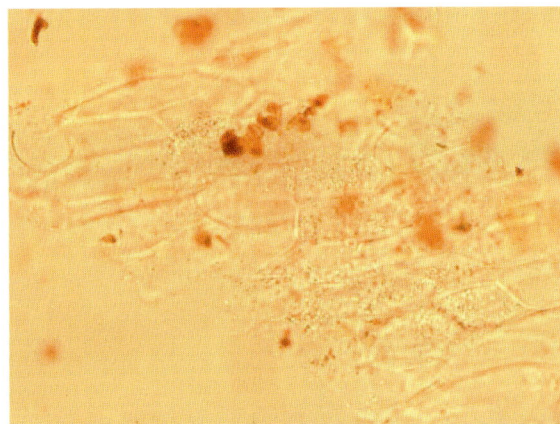

欧绵马－薄壁细胞

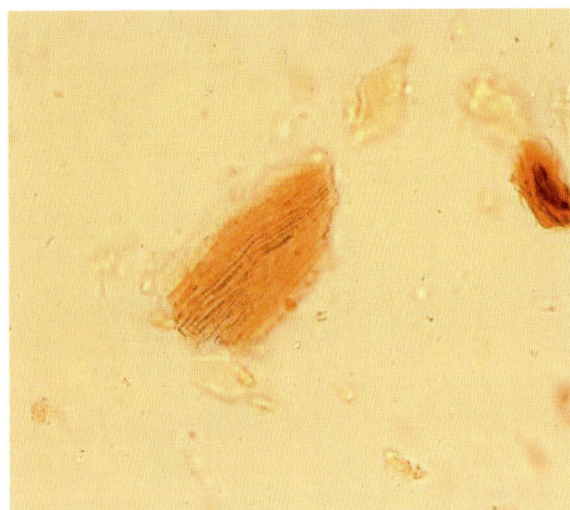

欧绵马－导管

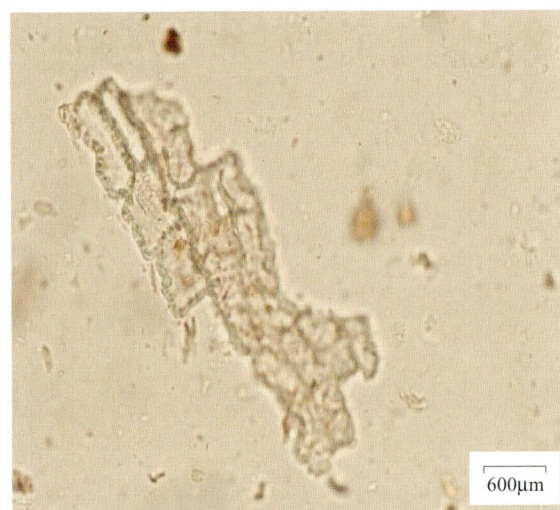

罗勒子－外果皮细胞

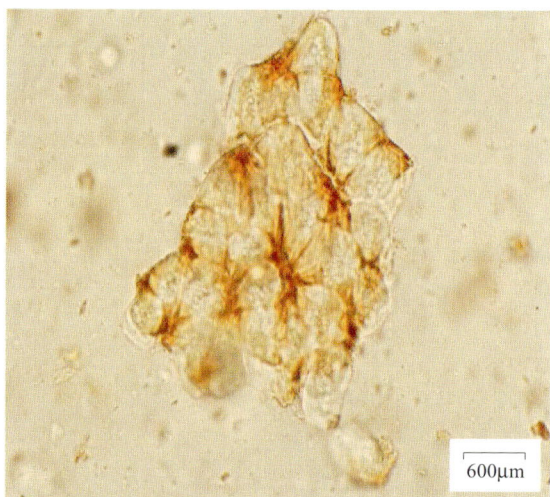

罗勒子–中果皮细胞

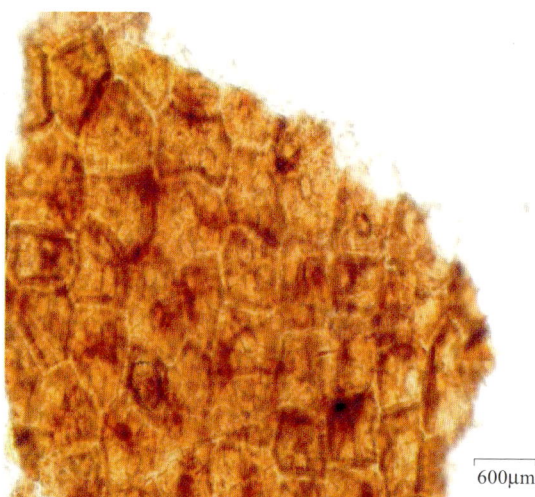

罗勒子–种子表皮细胞

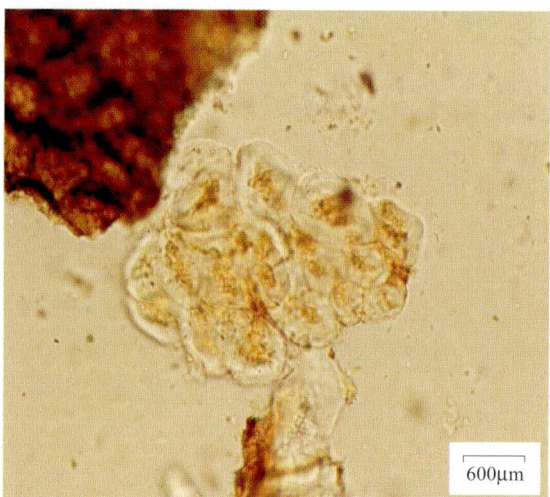

罗勒子–石细胞

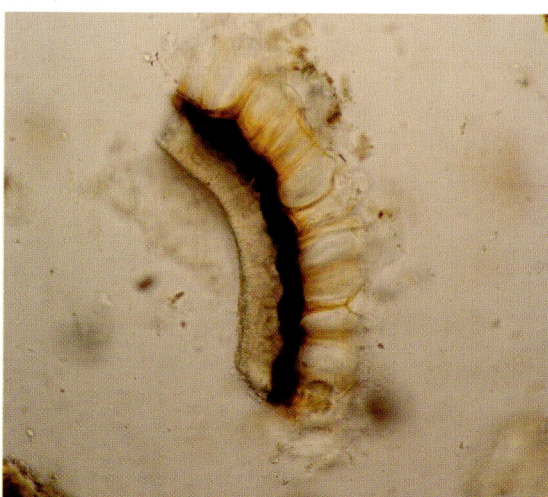

罗勒子–果皮表面黏液层

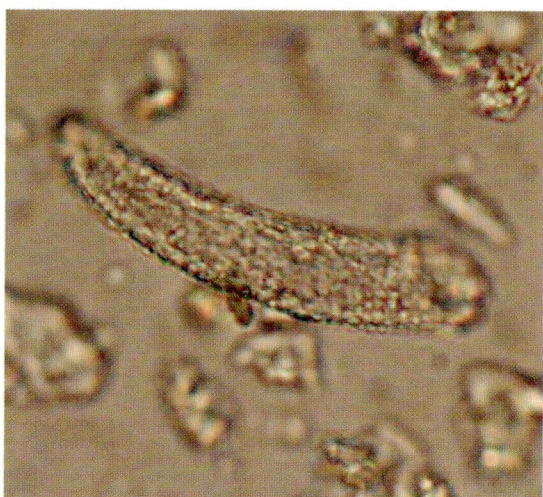

茴芹果–非腺毛

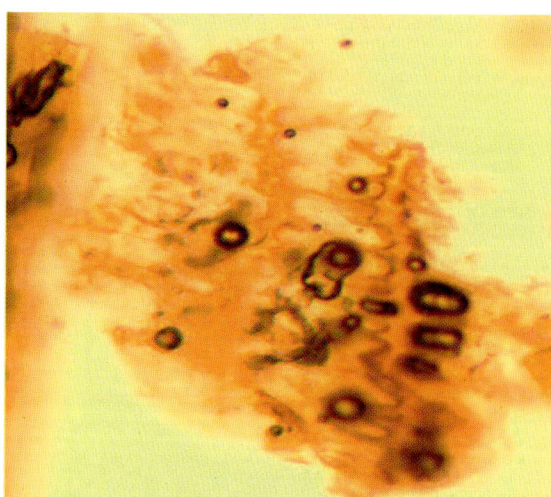

茴芹果–中果皮细胞

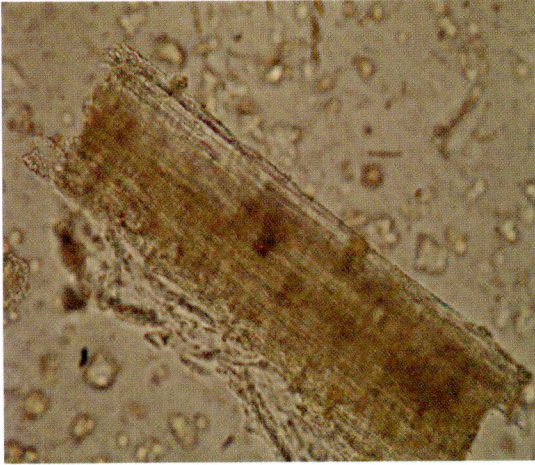

茴芹果－纤维

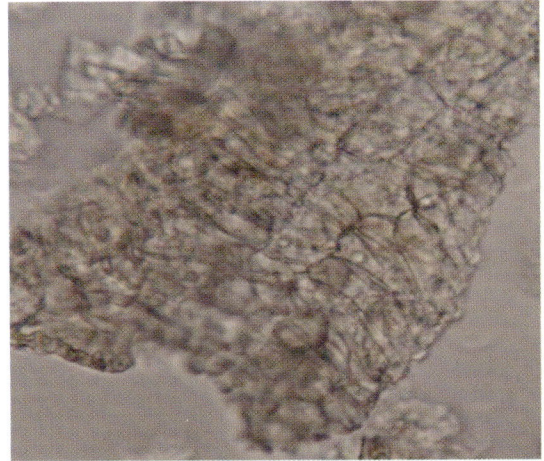

茴芹果－种皮细胞

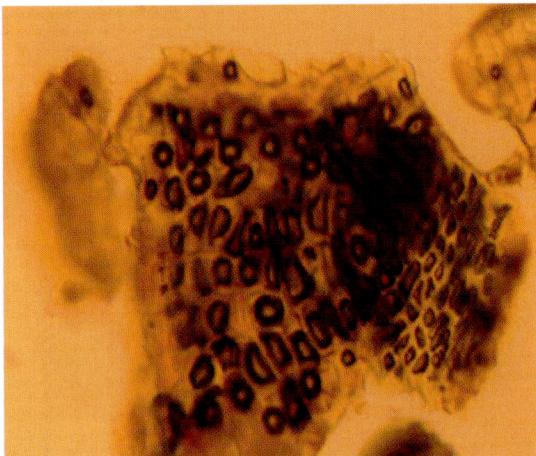

茴芹果－胚乳细胞

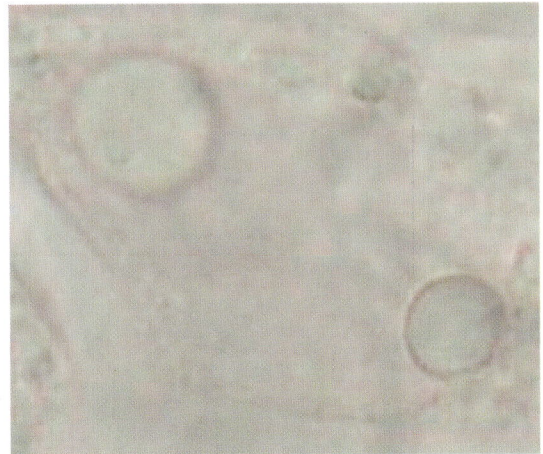

茴芹果－油滴

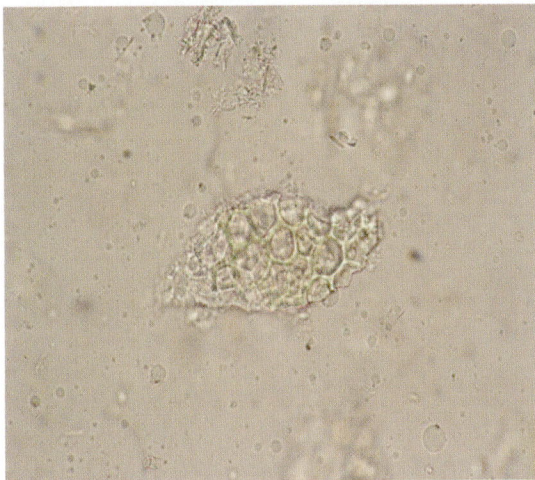

药西瓜－种皮细胞表面观

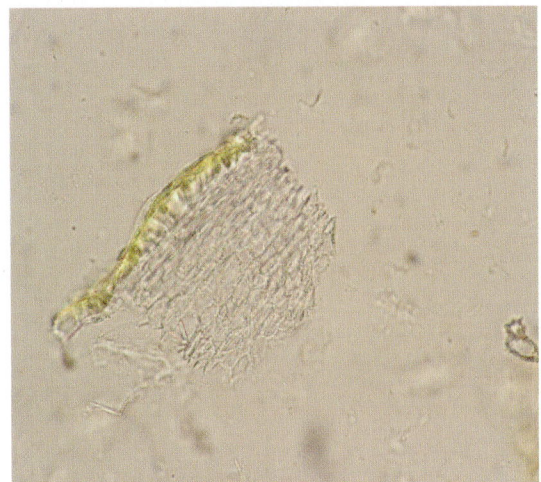

药西瓜－种皮细胞断面观

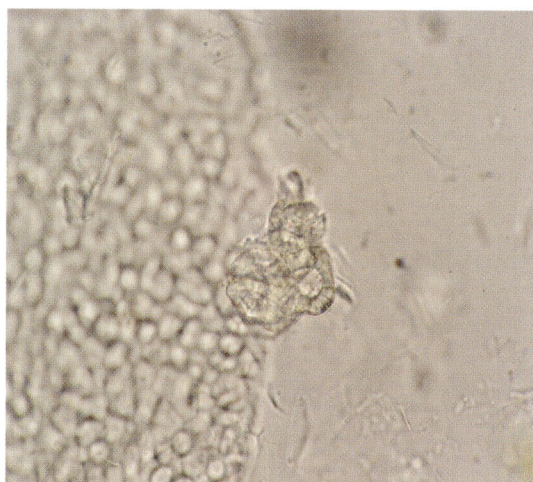

药西瓜－石细胞

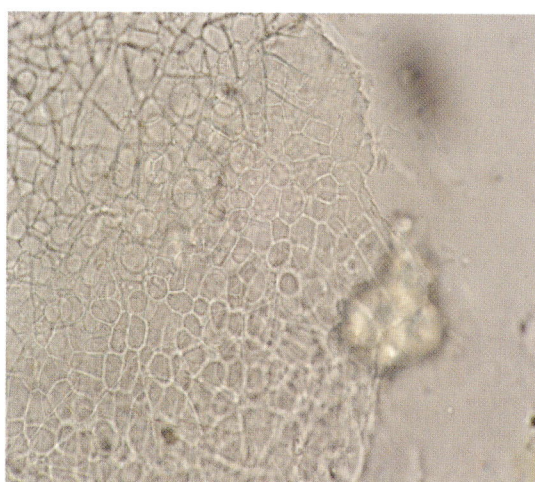

药西瓜－果皮薄壁细胞

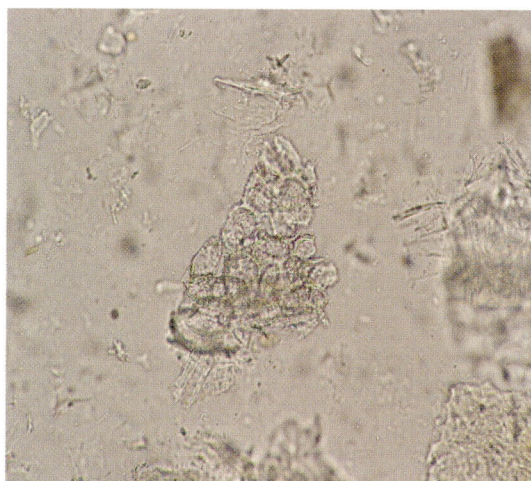

药西瓜－果肉薄壁细胞

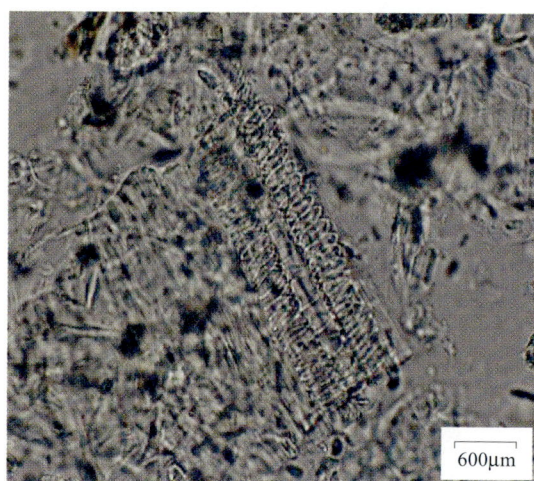

600μm

药西瓜－螺纹导管

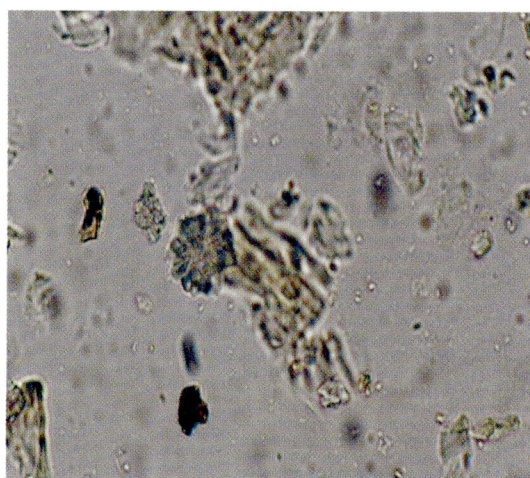

药喇叭根－草酸簇晶

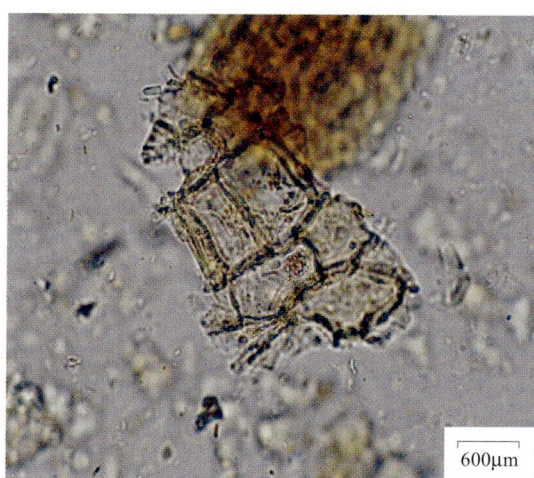

600μm

药喇叭根－木栓细胞

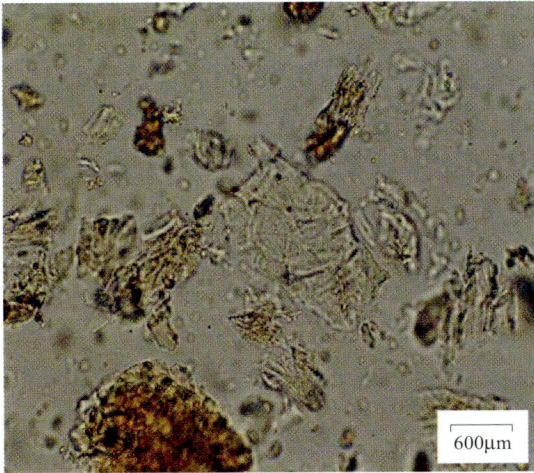

药喇叭根－分泌细胞

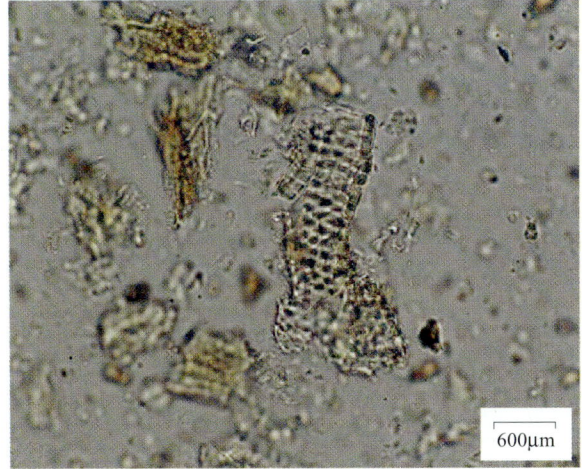

药喇叭根－导管

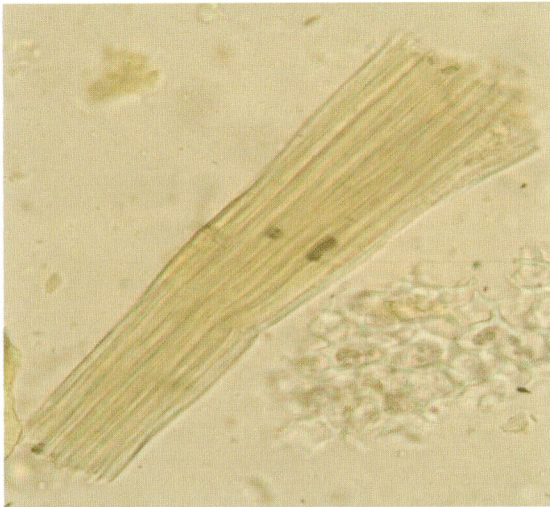

胡萝卜子－纤维

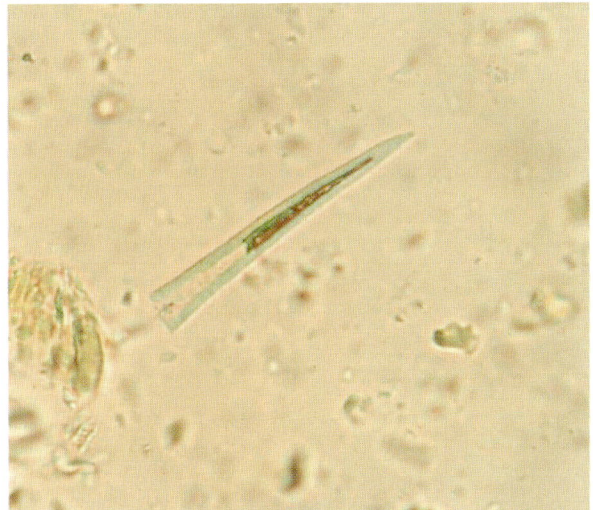

胡萝卜子－非腺毛

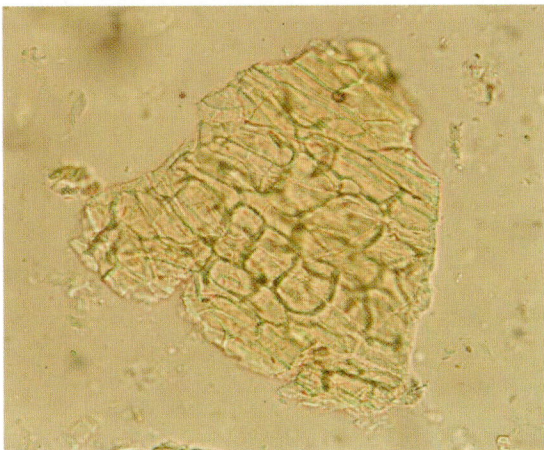

胡萝卜子－种皮表皮细胞

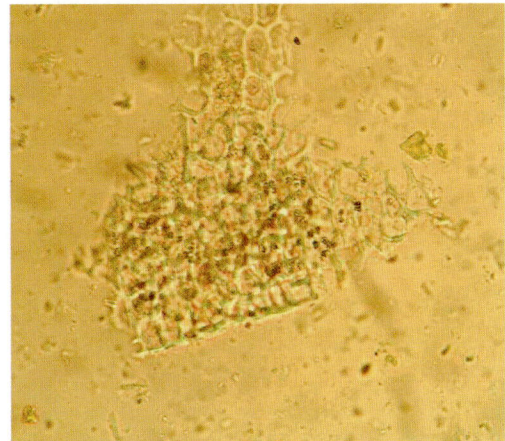

胡萝卜子－胚乳细胞

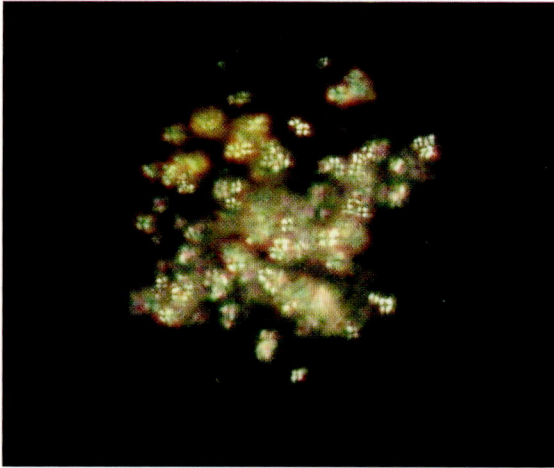

胡萝卜子-胚乳细胞

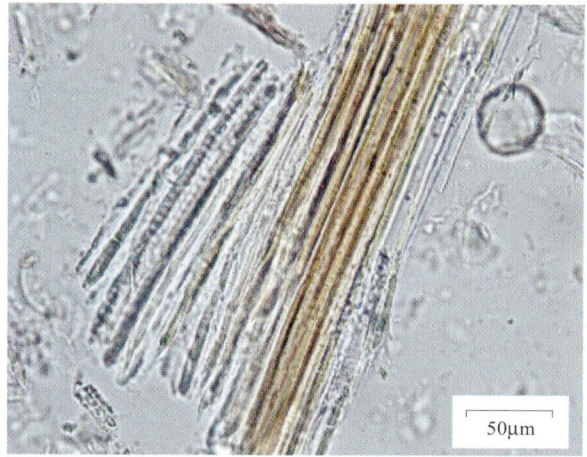

哈排斯-纤维

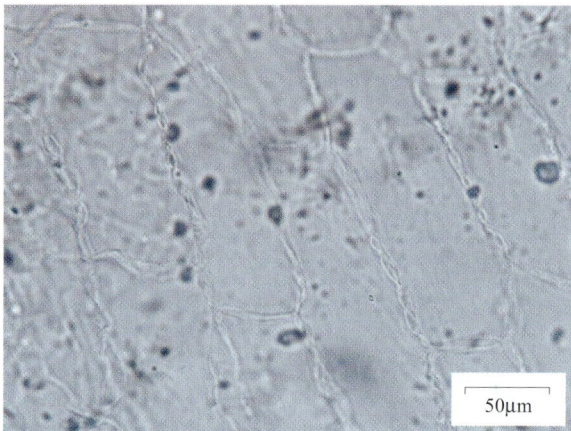

哈排斯-花冠表皮细胞

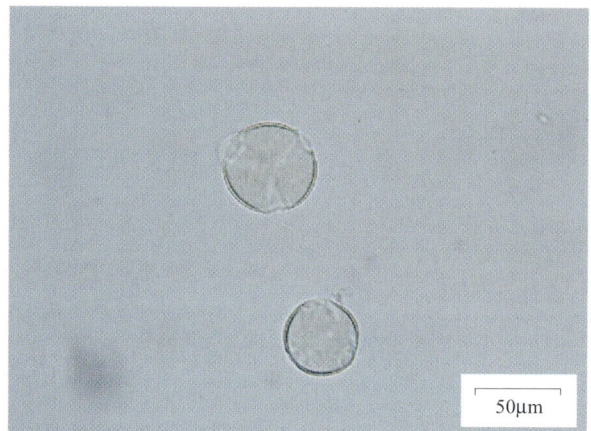

哈排斯-花粉粒

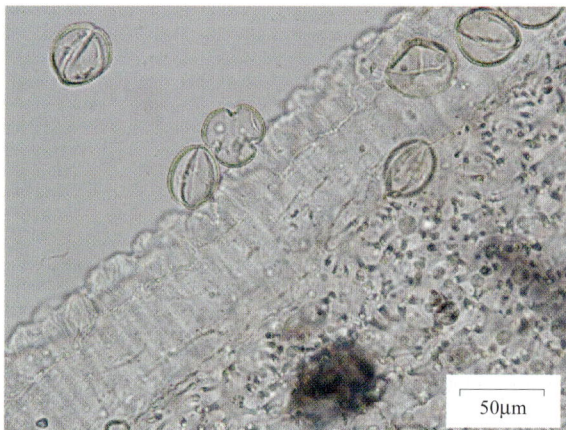

哈排斯-花粉粒

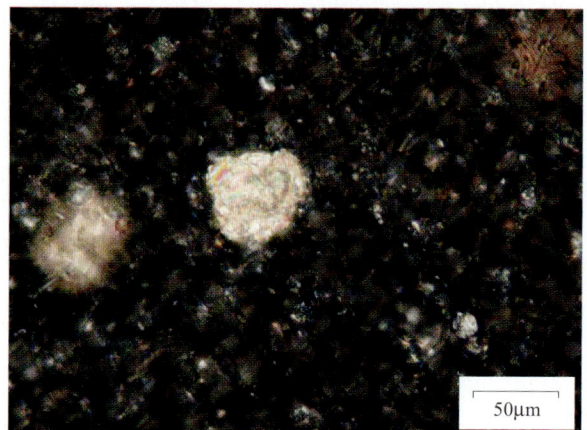

哈排斯-草酸钙簇晶

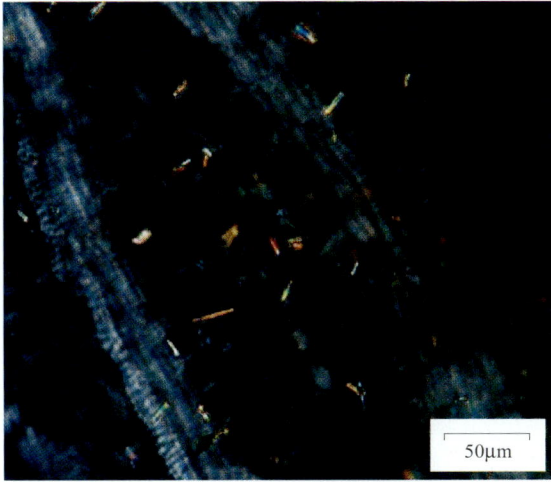

哈排斯－草酸钙针晶

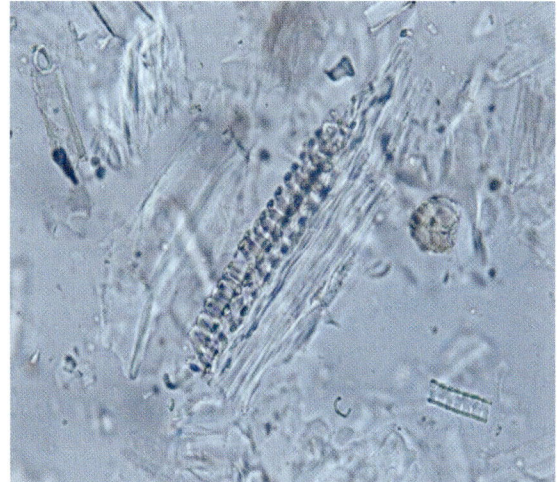

哈排斯－螺纹导管

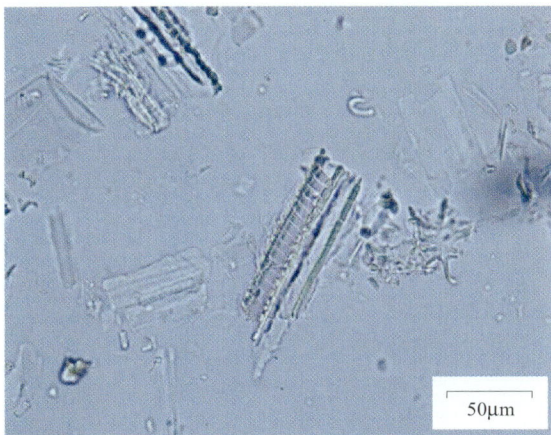

哈排斯－梯纹导管

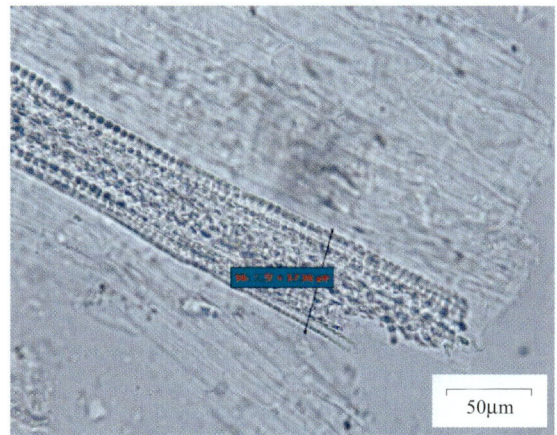

哈排斯－网纹导管

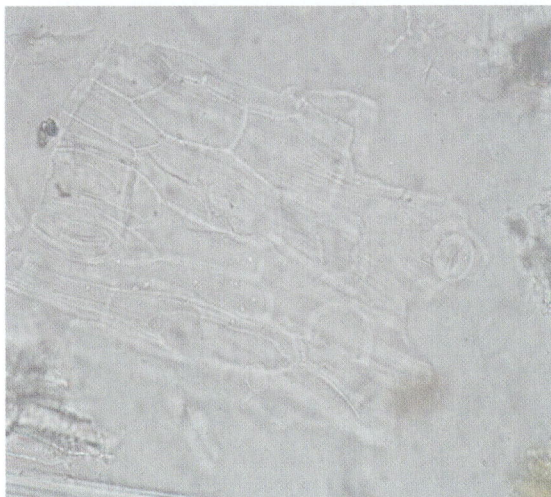

香青兰－气孔

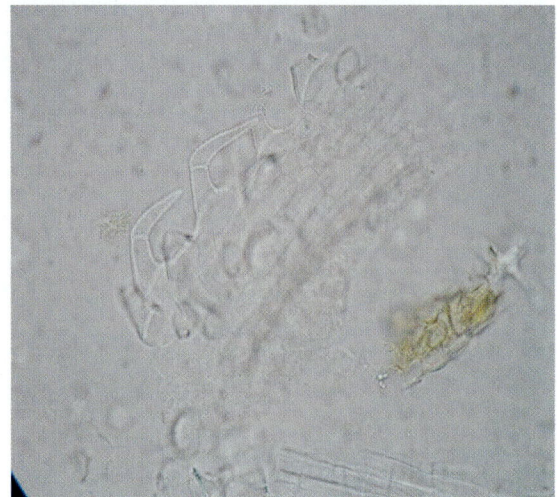

香青兰－非腺毛

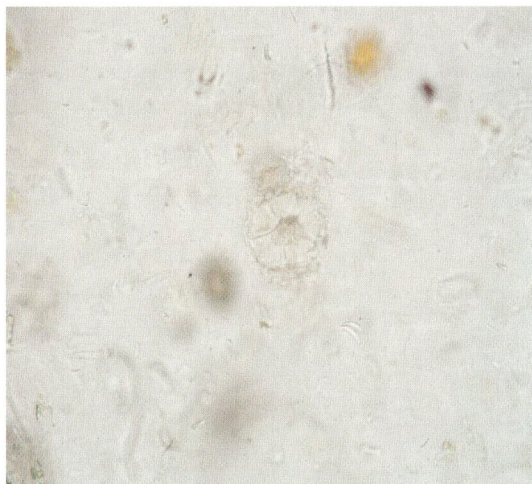

香青兰－腺鳞

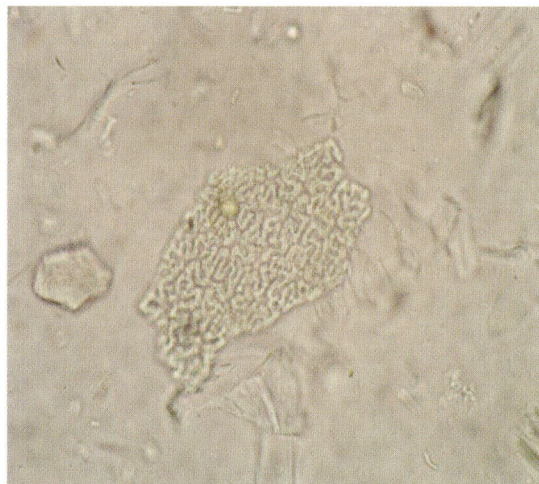

香青兰－花萼表皮细胞

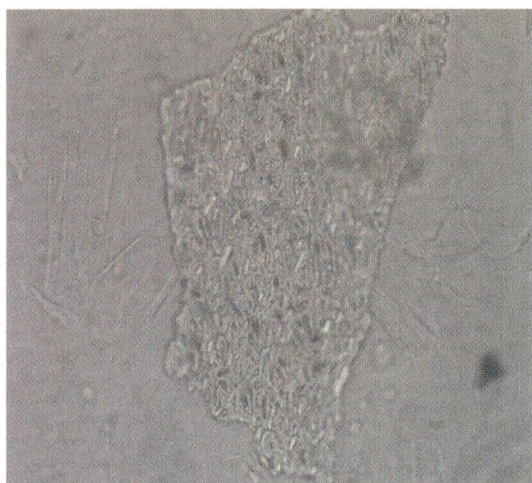

香青兰－花萼表皮细胞

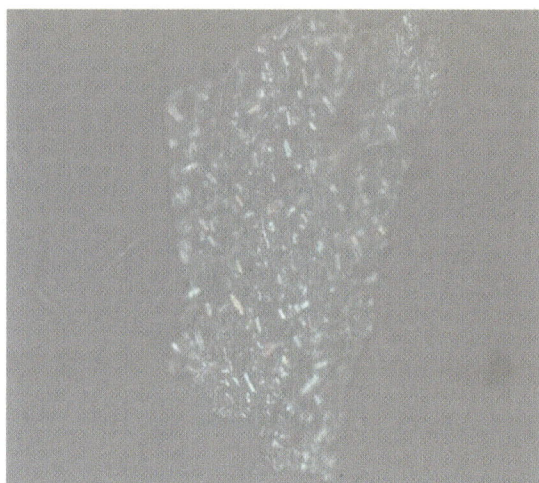

香青兰－花萼表皮细胞（内含草酸钙柱晶）

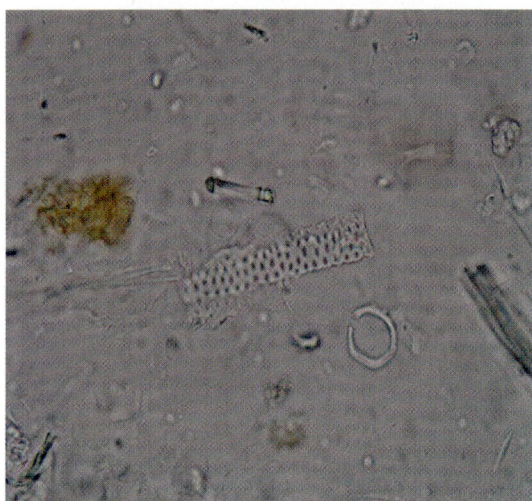

香青兰－网纹导管

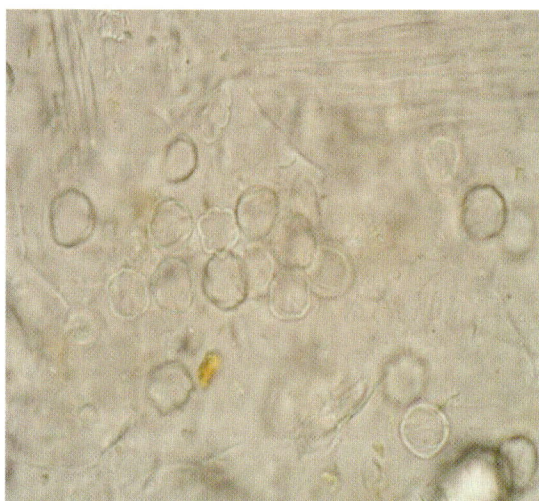

香青兰－花粉粒

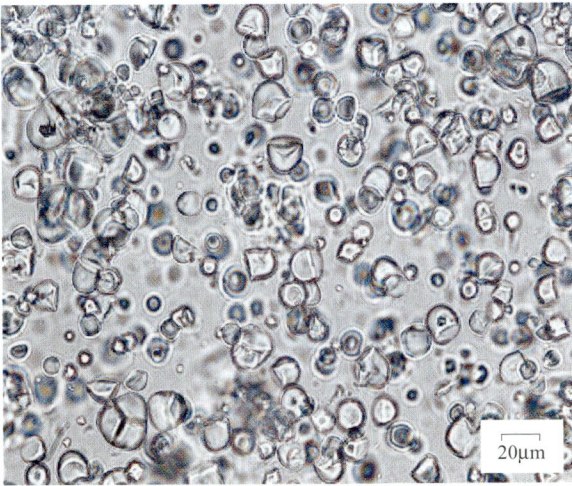

秋水仙－淀粉粒

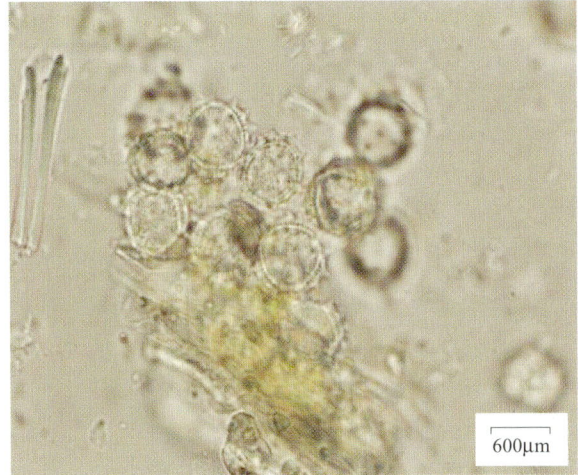

洋甘菊－花粉粒

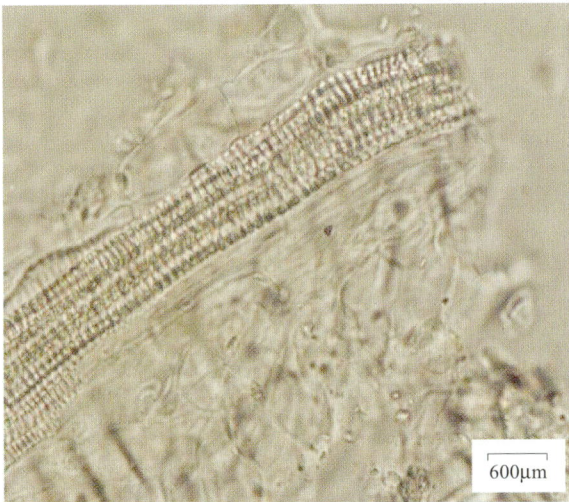

洋甘菊－螺纹导管

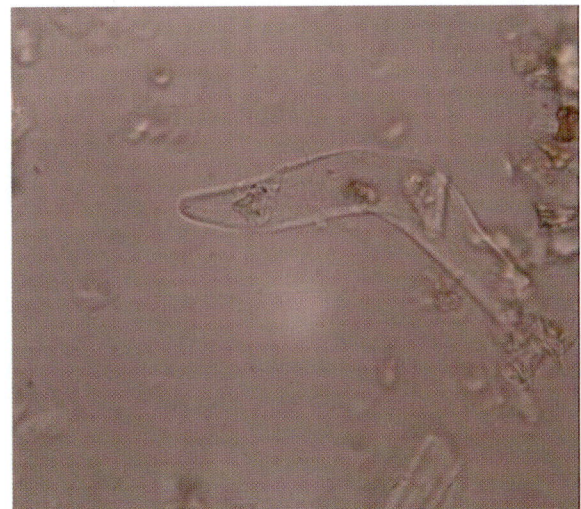

洋甘菊－非腺毛

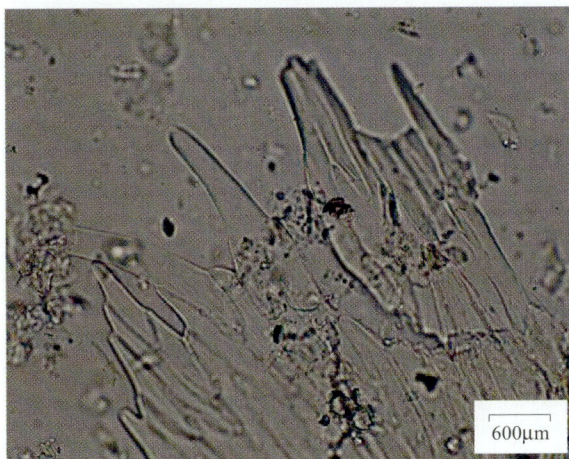

洋甘菊－柱头表皮细胞

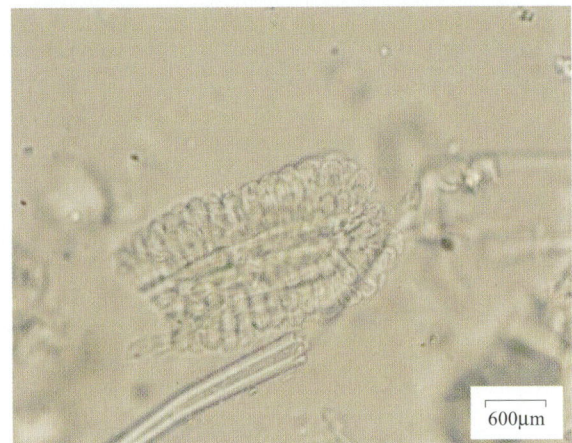

洋甘菊－花瓣表皮细胞

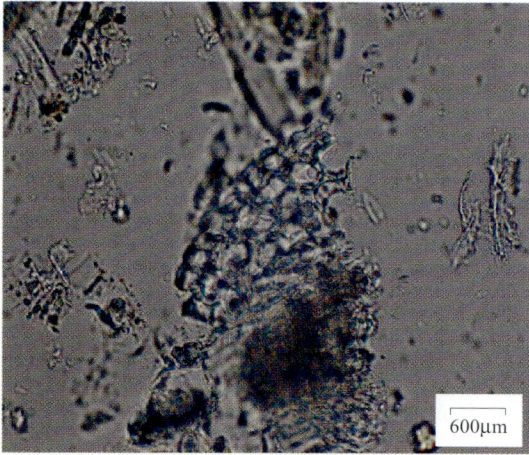

洋甘菊－子房厚壁细胞

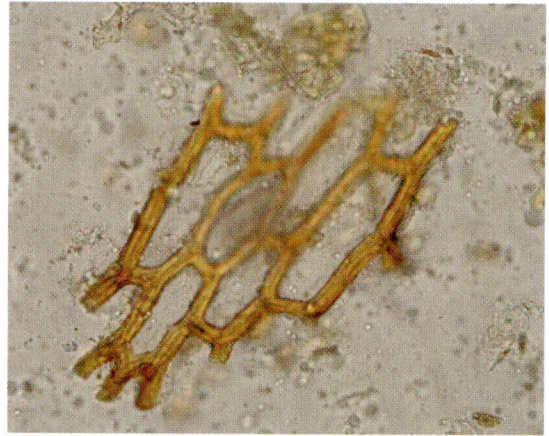

骆驼蓬子－种皮表皮细胞

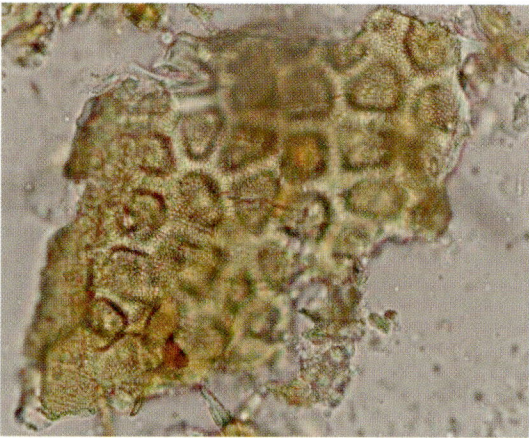

骆驼蓬子－内种皮细胞

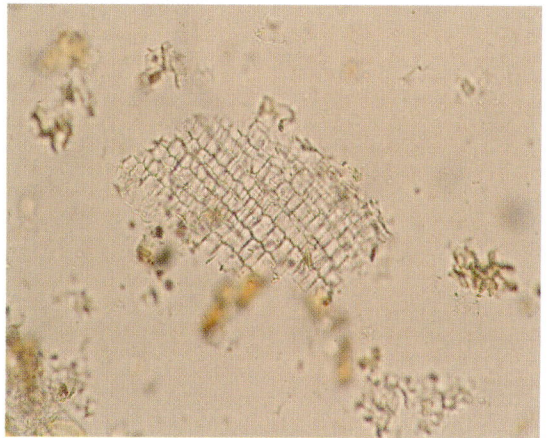

骆驼蓬子－内种皮细胞

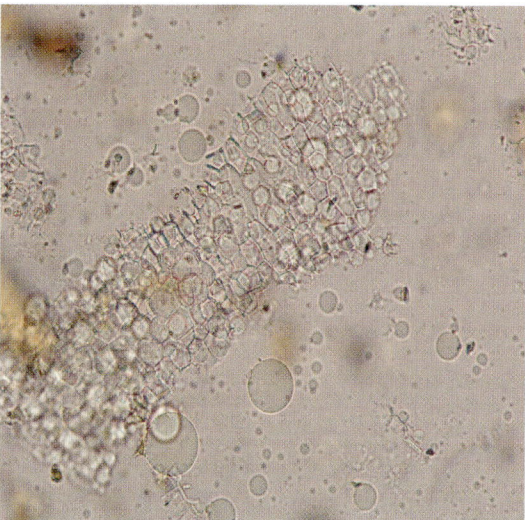

骆驼蓬子－胚乳细胞

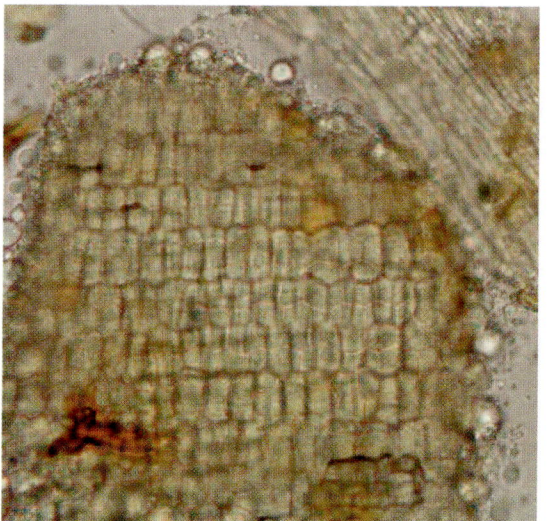

骆驼蓬子－胚乳细胞

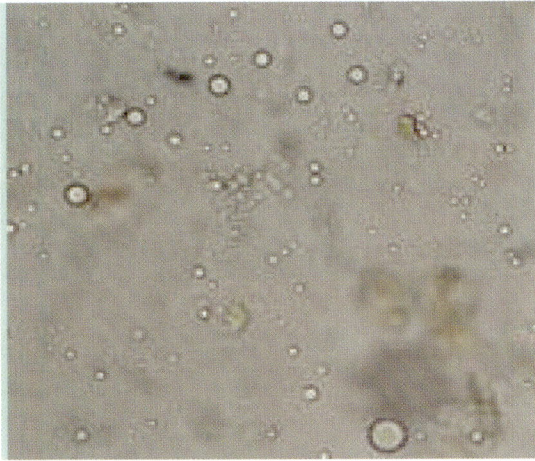

骆驼蓬子–油滴

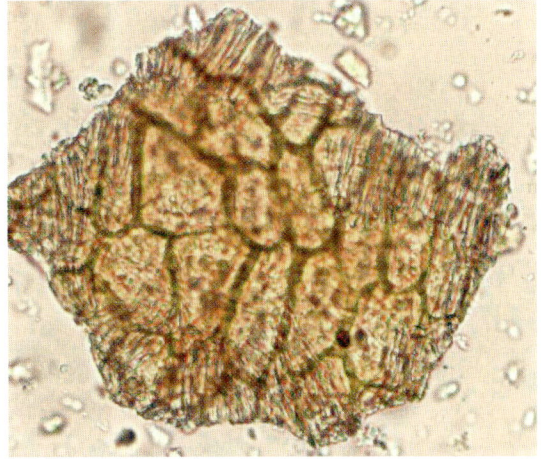

莳萝子–表皮细胞

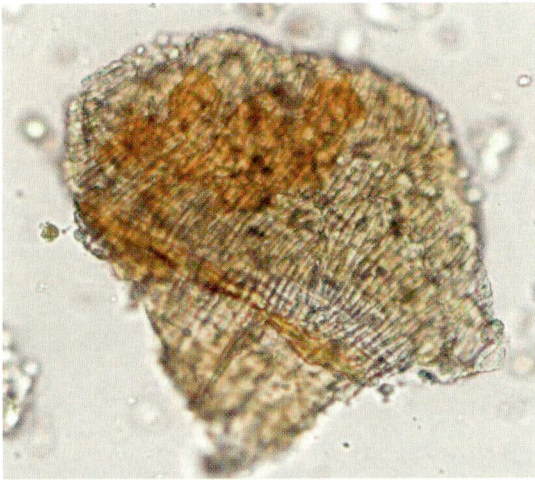

莳萝子–内果皮镶嵌细胞

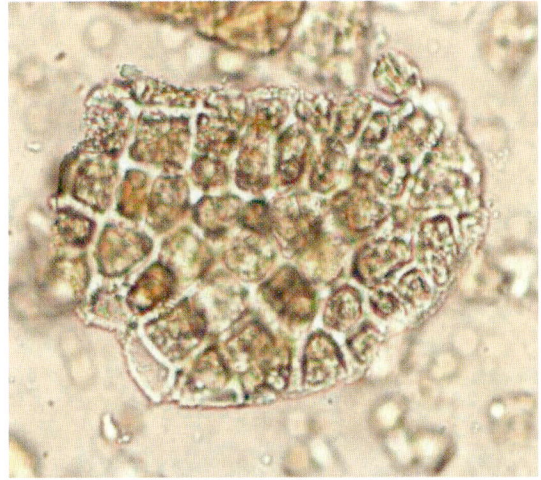

莳萝子–胚乳细胞

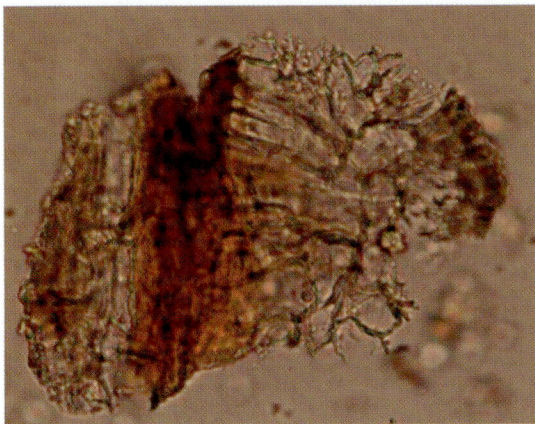

莳萝子–油管碎片

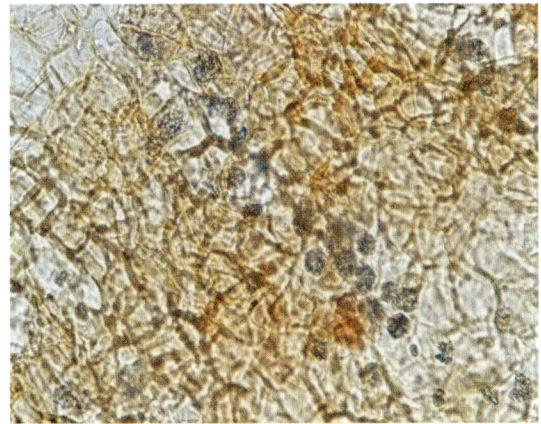

铁力木–花萼表皮细胞

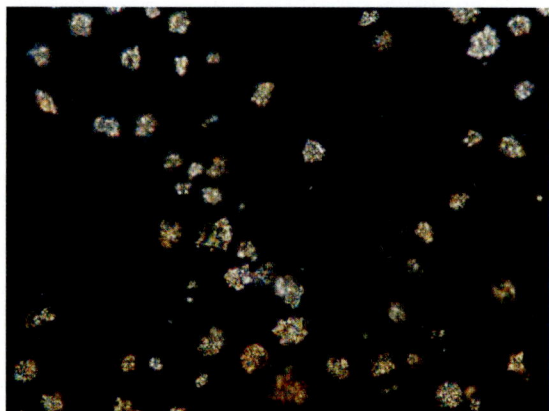

铁力木－花萼表皮细胞（草酸钙簇晶）

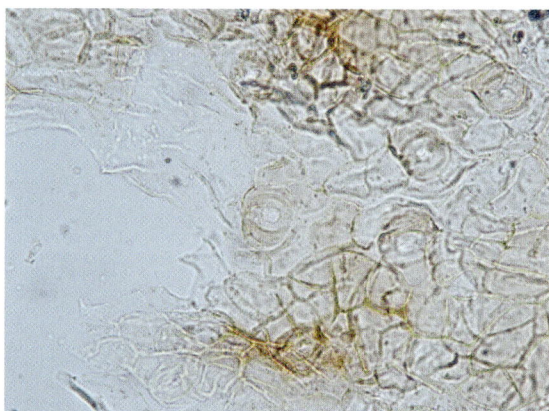

铁力木－花萼表皮细胞（气孔）

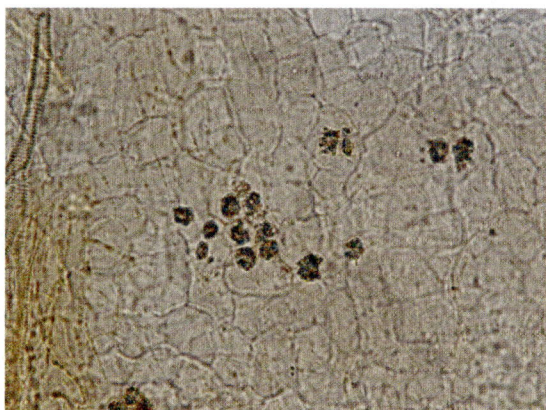

铁力木－花瓣表皮细胞

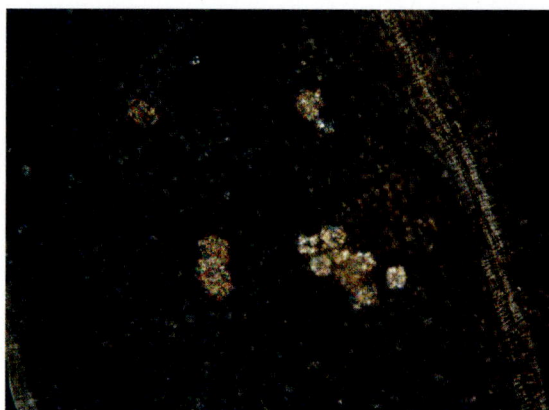

铁力木－花瓣表皮细胞（草酸钙簇晶）

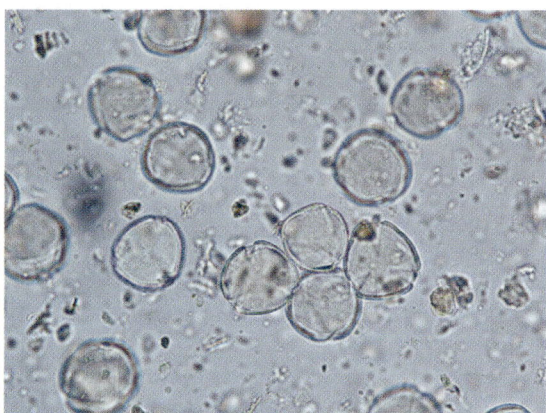

铁力木－花粉粒

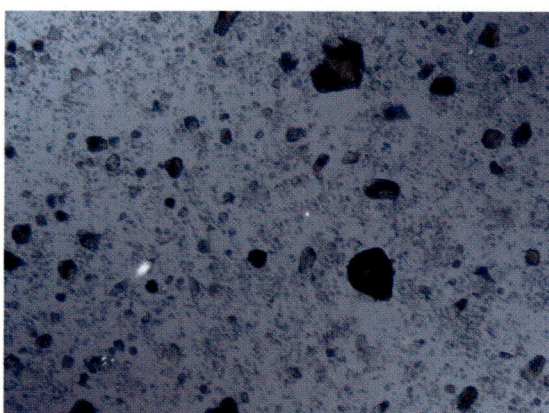

琥珀（在显微镜偏光下）

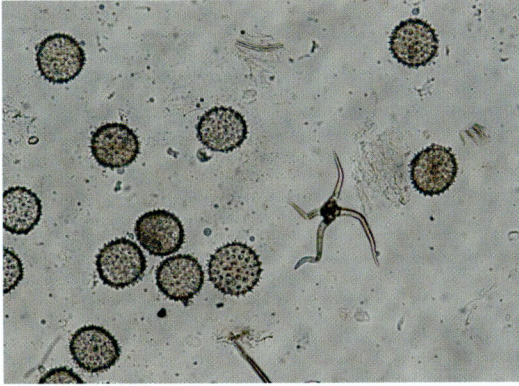

棉花花－花粉粒

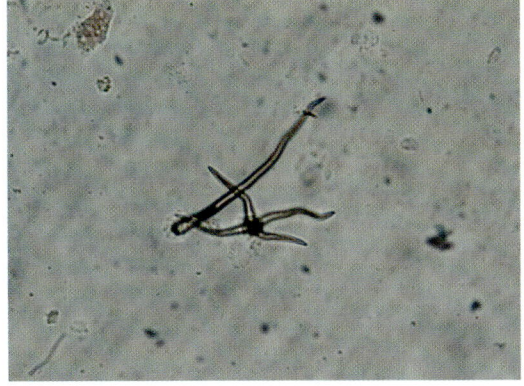

棉花花－非腺毛

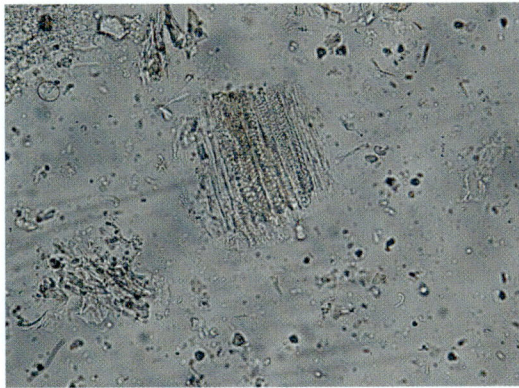

棉花花－导管

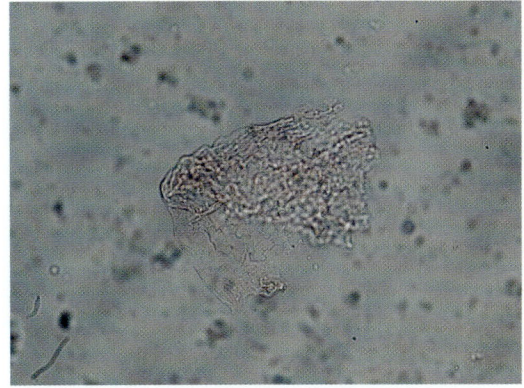

棉花花－花冠下表皮薄壁细胞

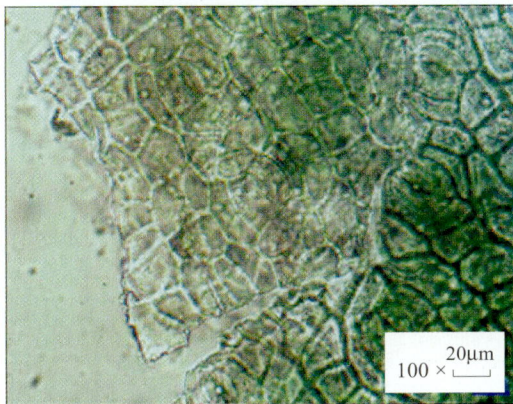

黑果越橘－表皮细胞及气孔

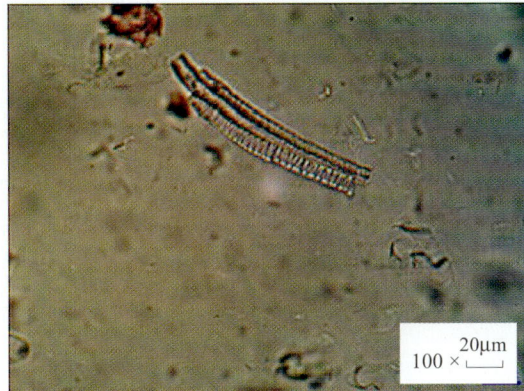

黑果越橘－导管

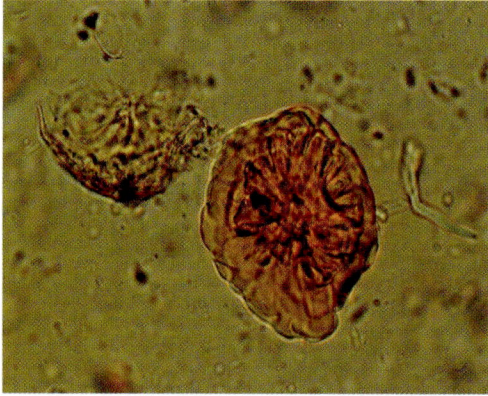

楸荚粉－腺毛

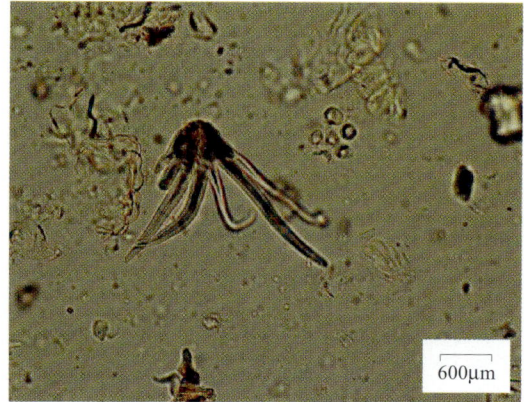

楸荚粉－非腺毛

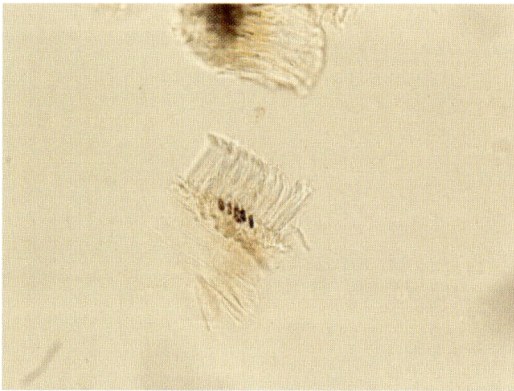

鹰嘴豆－栅状细胞

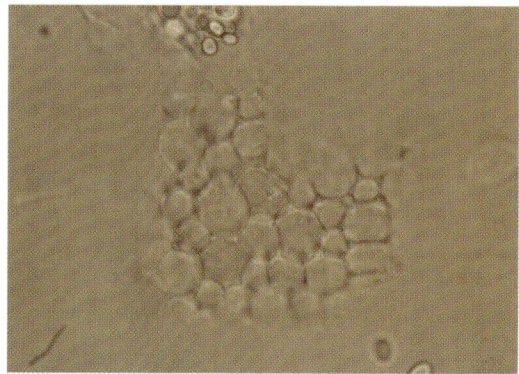

鹰嘴豆－薄壁细胞

薄层色谱图片

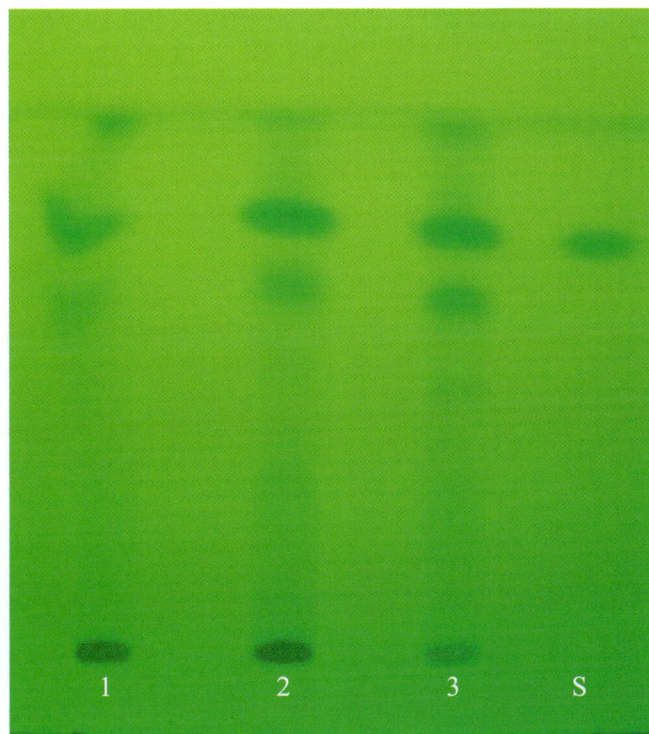

一枝蒿薄层色谱图（254nm）
S 一枝蒿酮酸对照品　1－3 一枝蒿供试品

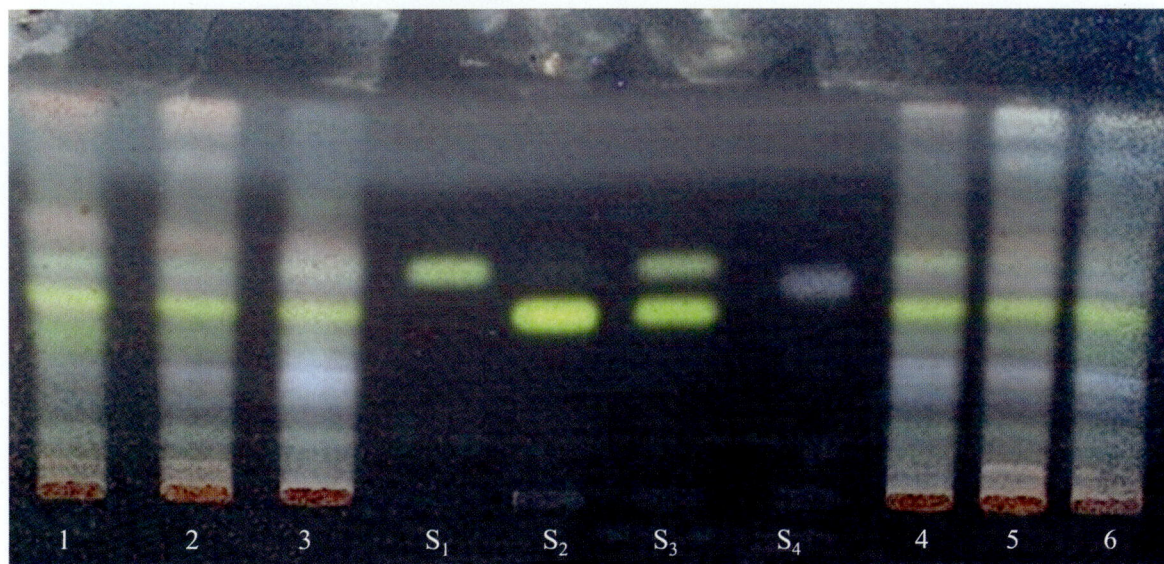

卡西卡甫枣薄层色谱图（365nm）
S₁齐墩果酸对照品　S₂熊果酸对照品
S₃齐墩果酸和熊果酸混合对照品　S₄白桦脂酸对照品　1－6 卡西卡甫枣供试品

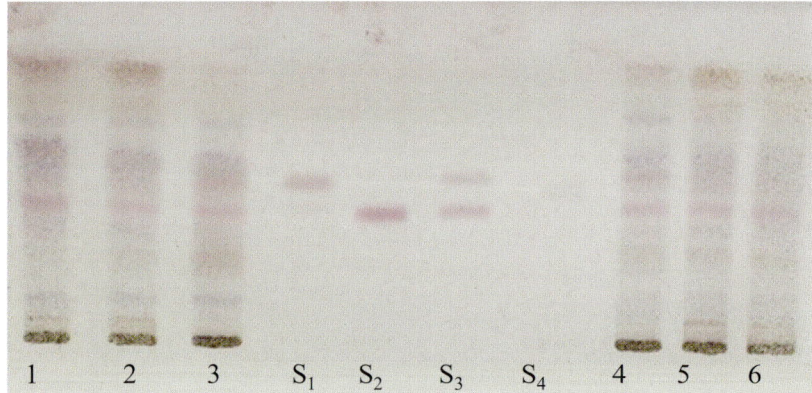

卡西卡甫枣薄层色谱图

S₁ 齐墩果酸对照品　　S₂ 熊果酸对照品
S₃ 齐墩果酸和熊果酸混合对照品　　S₄ 白桦脂酸对照品　　1－6 卡西卡甫枣供试品

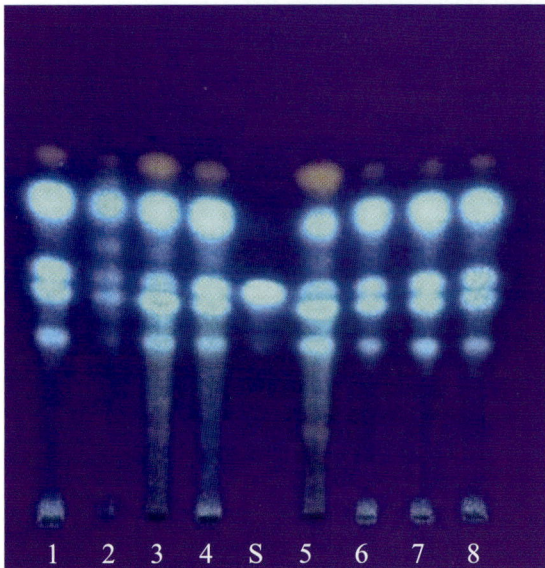

包尔胡特果实薄层色谱图（365nm）

S 山柰酚对照品　　1－8 包尔胡特果实供试品

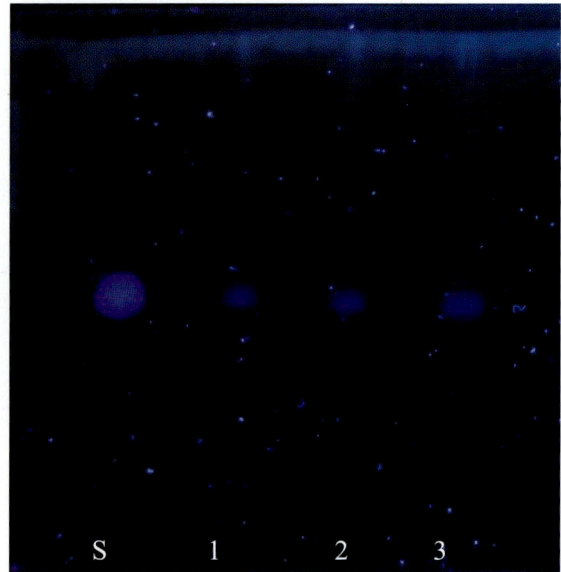

芝麻菜子薄层色谱图（365nm）

S 芥子碱硫氢酸盐对照品　　1－3 芝麻菜子供试品

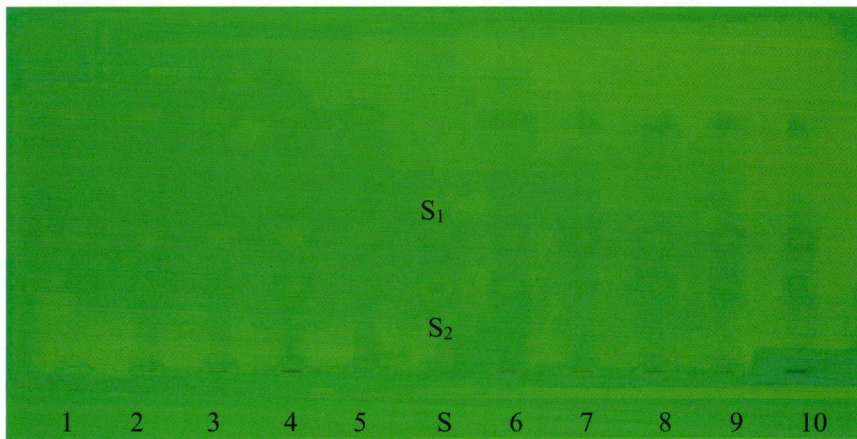

芹菜子薄层色谱图（254nm）

S₁ 芹菜素对照品　　S₂ 木犀草素对照品
S 芹菜素和木犀草素混合对照品　　1－10 芹菜子供试品

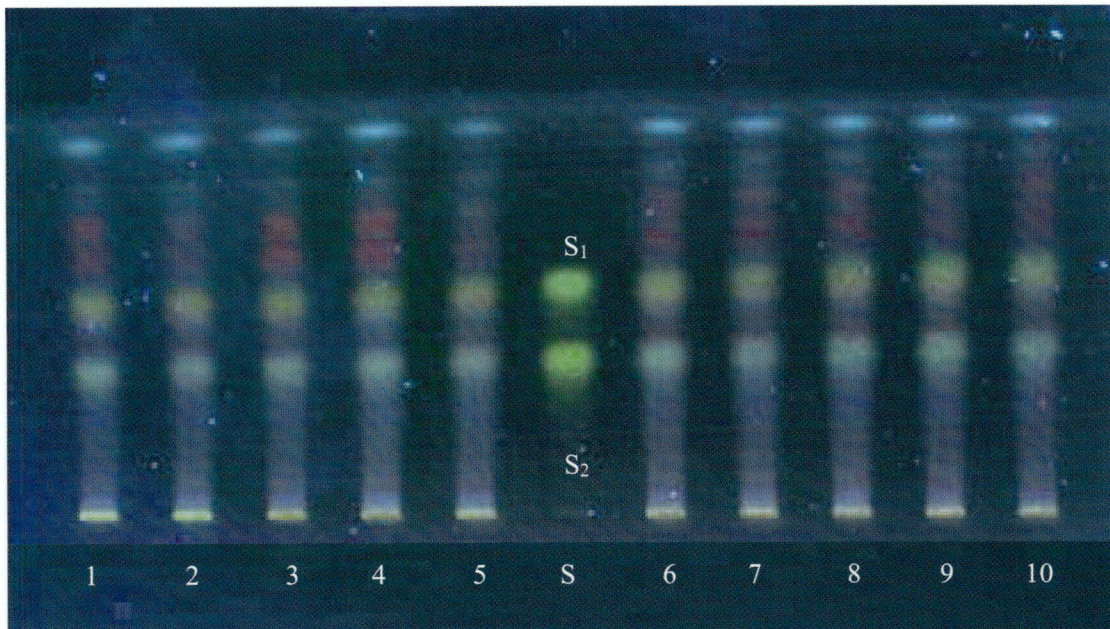

芹菜子薄层色谱图（365nm）

S₁ 芹菜素对照品　　S₂ 木犀草素对照品

S 芹菜素和木犀草素混合对照品　　1－10 芹菜子供试品

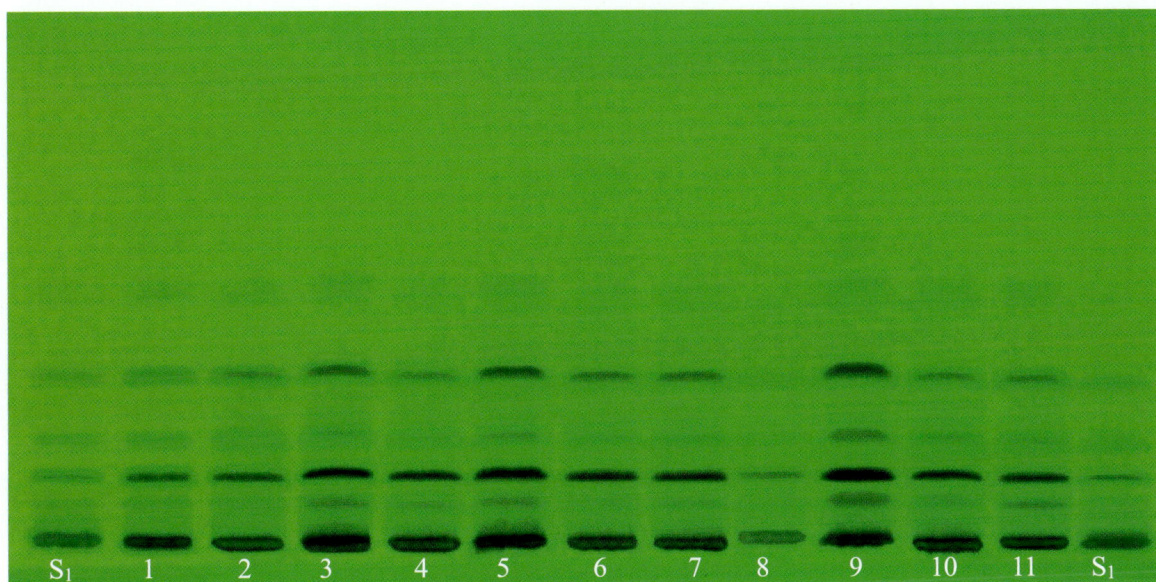

阿里红薄层色谱图（254nm）

S₁ 阿里红对照药材　　1－11 阿里红供试品

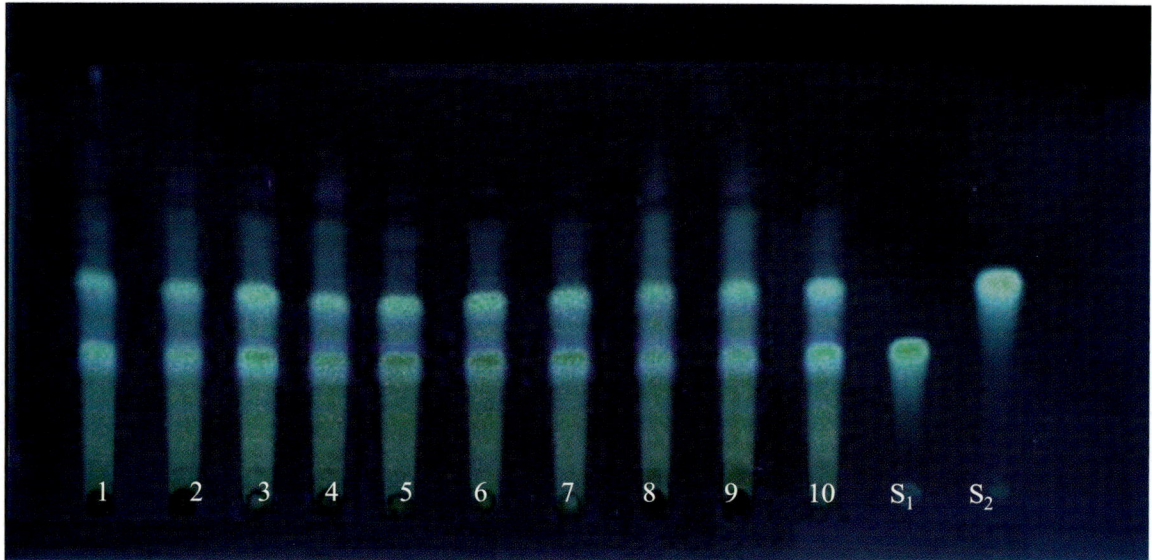

阿育魏果薄层色谱图（365nm）

S₁槲皮素对照品　S₂山柰素对照品　1－10 阿育魏果供试品

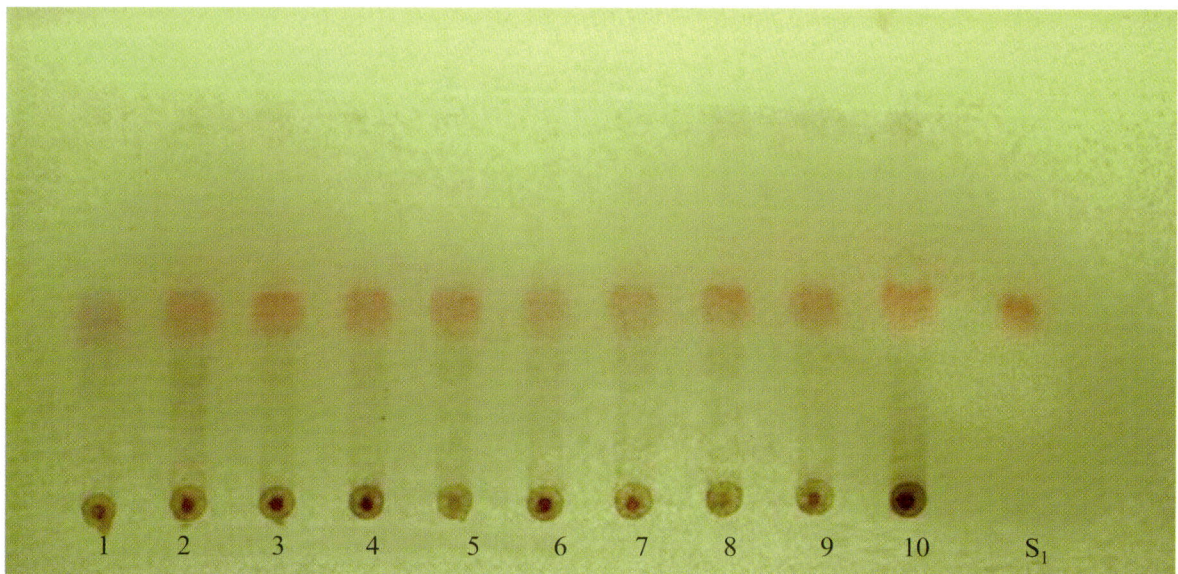

阿育魏果薄层色谱图

S₁麝香草酚对照品　1－10 阿育魏果供试品

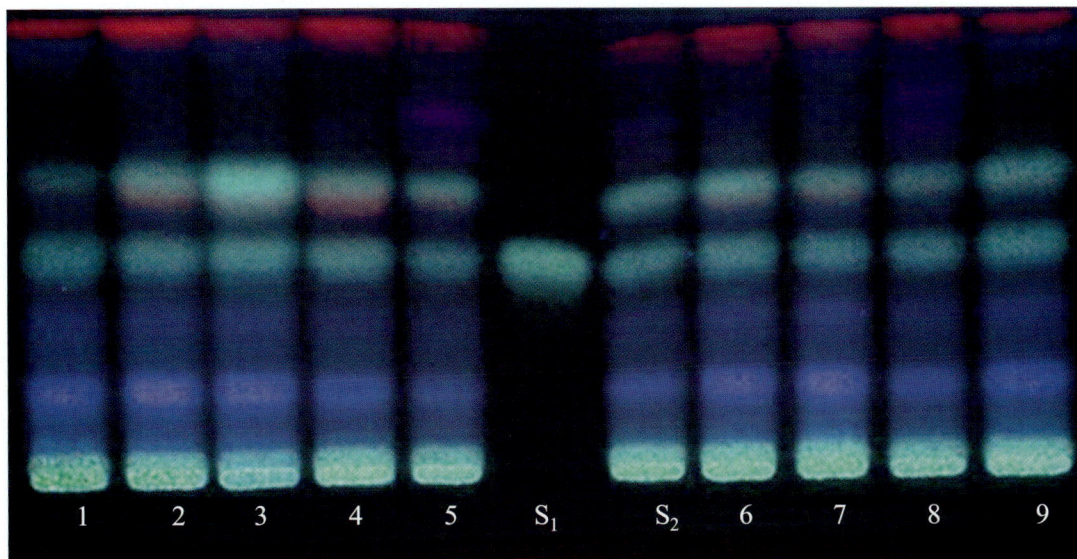

孜然薄层色谱图（365nm）

S₁ 木犀草素对照品　　S₂ 孜然对照药材　　1-9 孜然供试品

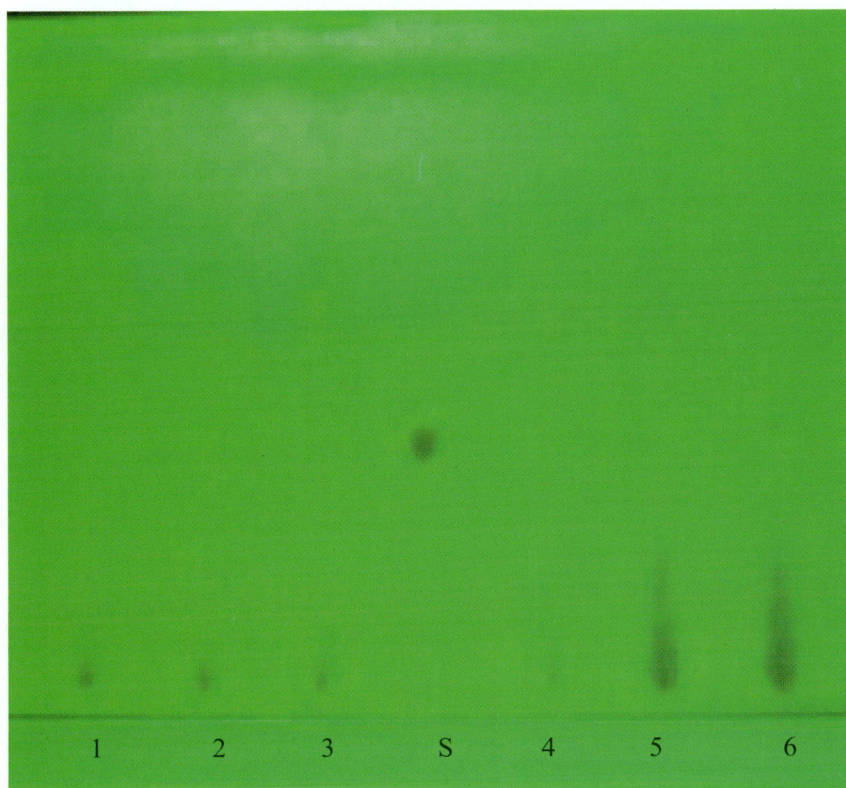

刺山柑果薄层色谱图（254nm）

S 腺苷对照品　　1-6 刺山柑果供试品

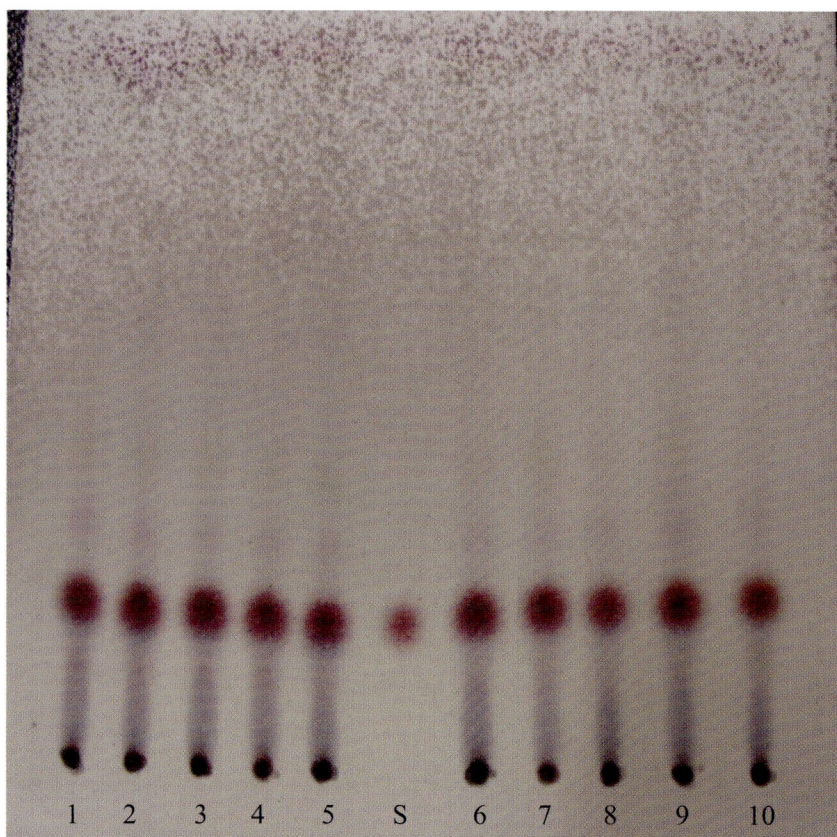

欧菝葜根薄层色谱图

S 菝葜皂苷元对照品　1-10 欧菝葜根供试品

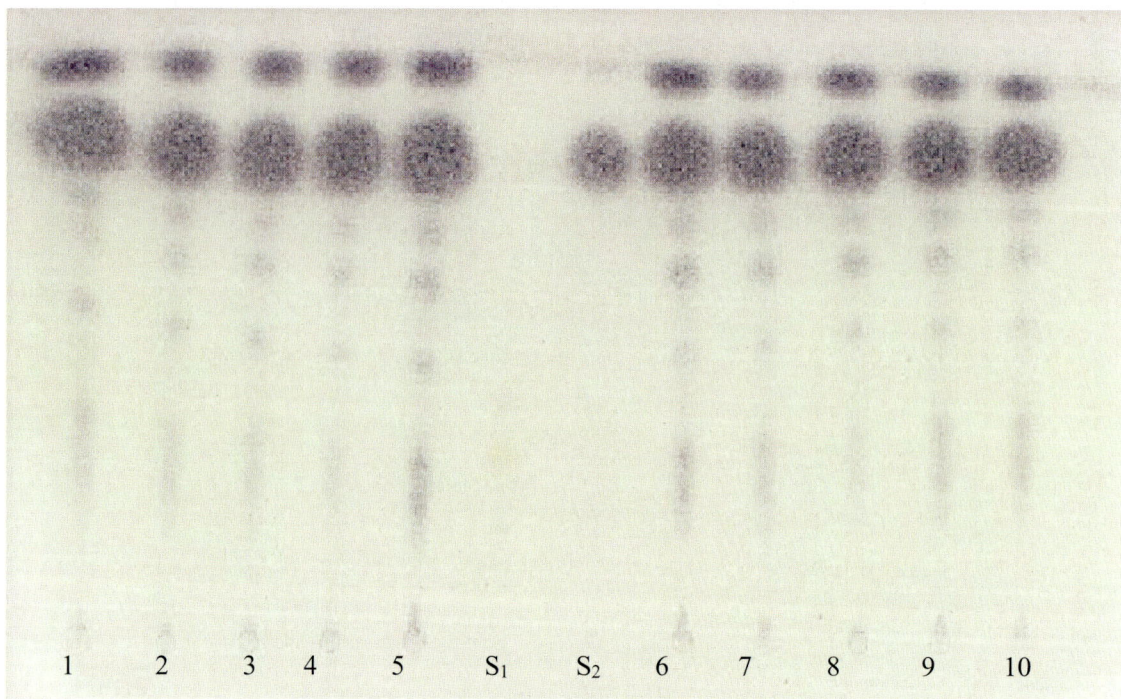

茴芹果薄层色谱图

S₁ 茴香醛对照品　S₂ 茴香醚对照品　1-10 茴芹果供试品

胡芦巴薄层色谱图

S 胡芦巴碱对照品　1 炒胡芦巴供试品　2 盐制胡芦巴供试品　3 胡芦巴供试品

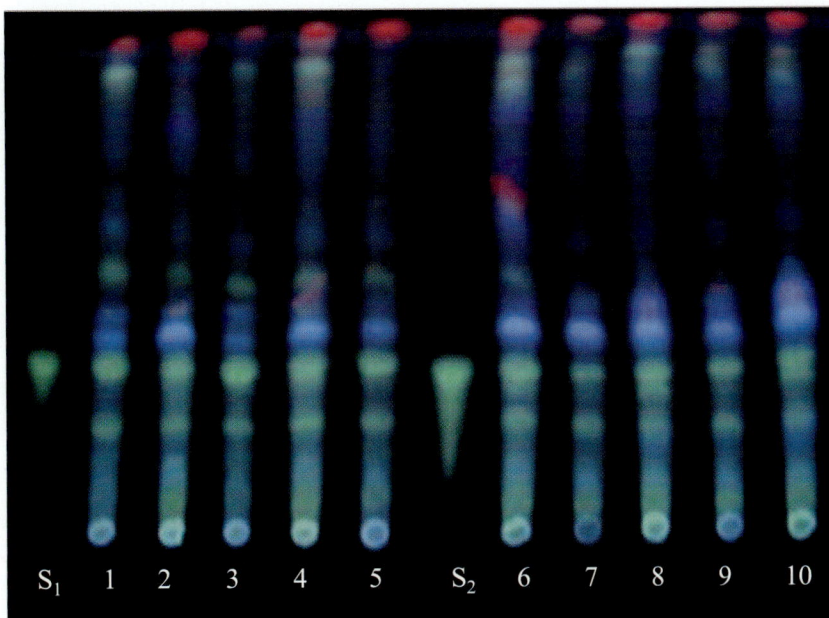

香青兰薄层色谱图（365nm）

S₁ 田蓟苷对照品　S₂ 田蓟苷对照品　1－10 香青兰供试品

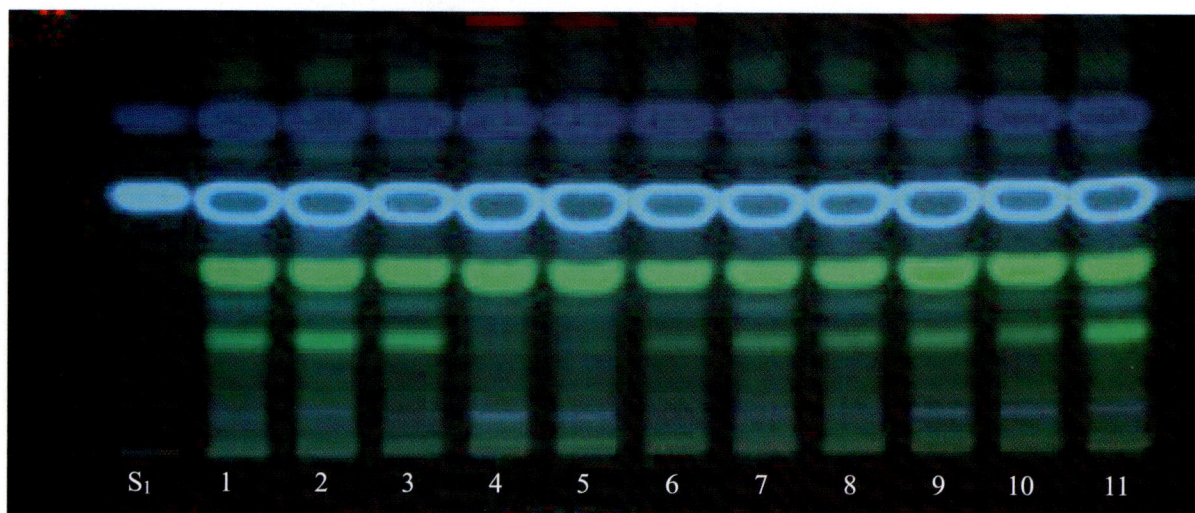

骆驼蓬子薄层色谱图（365nm）

S₁骆驼蓬碱和去氢骆驼蓬碱对照品　1－11骆驼蓬子供试品

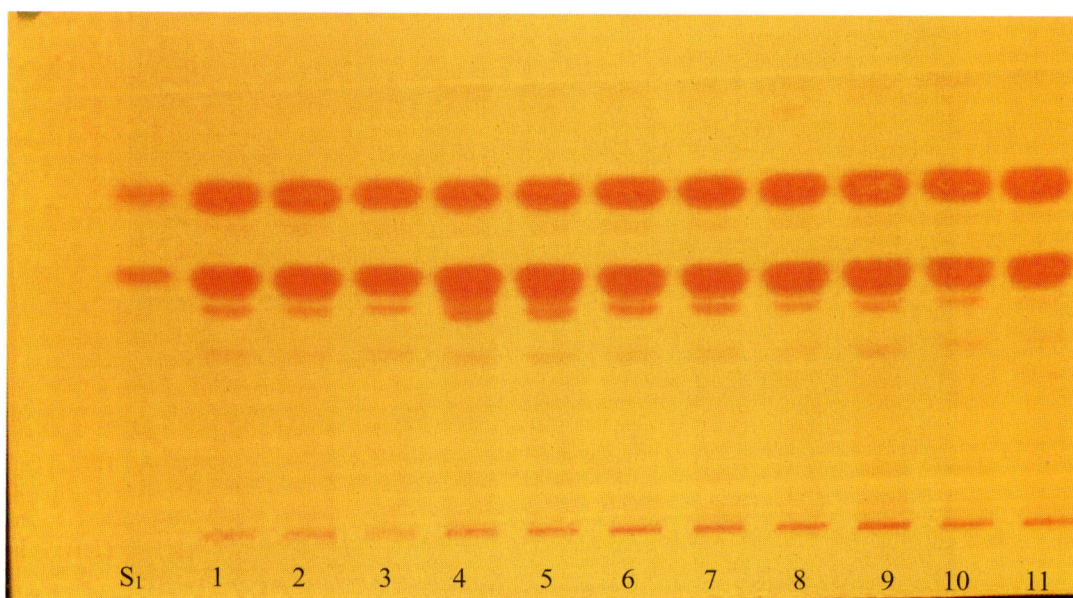

骆驼蓬子薄层色谱图

S₁骆驼蓬碱和去氢骆驼蓬碱对照品　1－11骆驼蓬子供试品

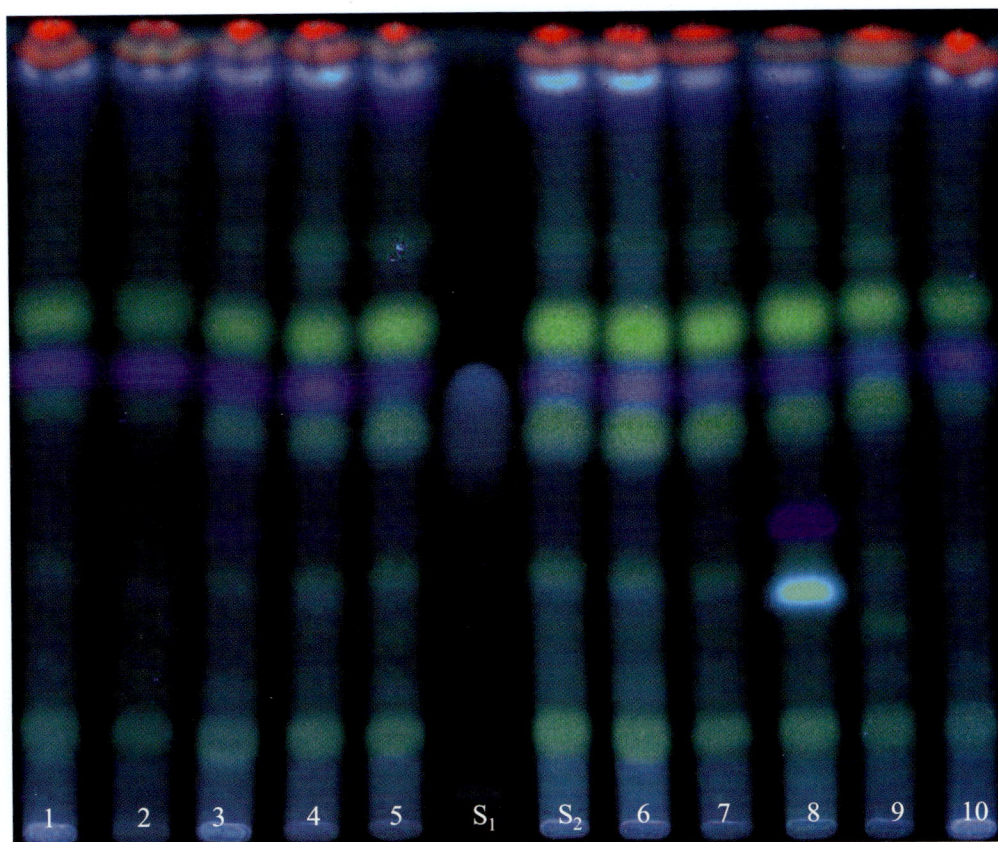

莳萝子薄层色谱图（365nm）

S₁ 绿原酸对照品　S₂ 莳萝子对照药材　1－10 莳萝子供试品

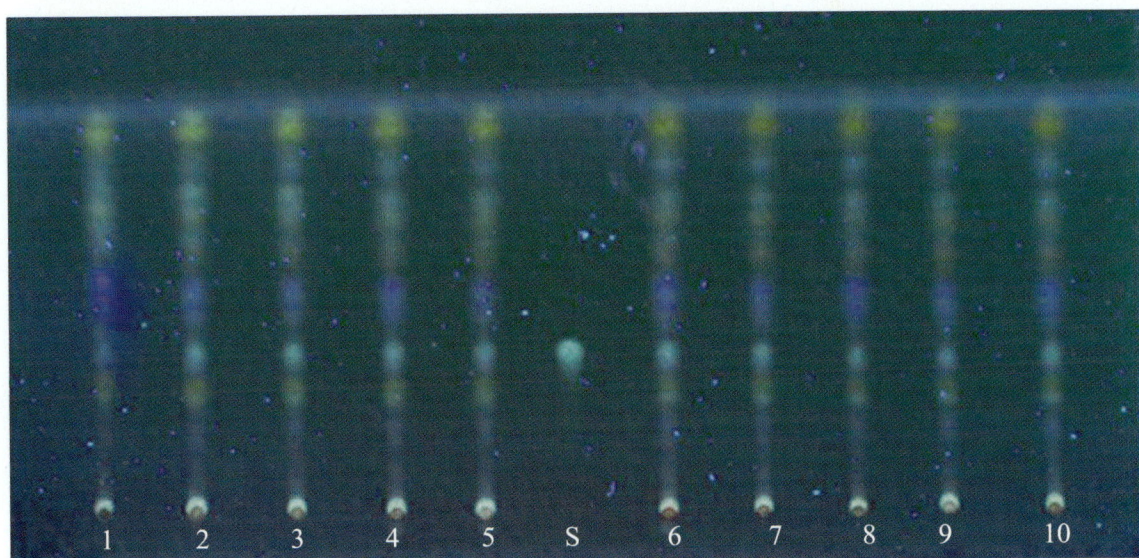

铁力木薄层色谱图（366nm）

S 槲皮素对照品　1－10 铁力木供试品

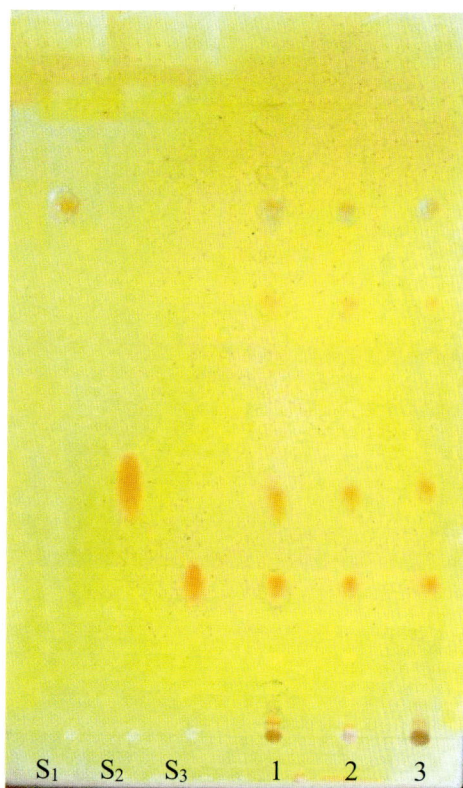

罂粟壳薄层色谱图

S₁ 盐酸罂粟碱对照品　　S₂ 磷酸可待因对照品　　S₃ 吗啡对照品
1 罂粟壳供试品　　2 蜜制罂粟壳供试品　　3 醋制罂粟壳供试品

中 文 索 引

（按汉语拼音顺序排列）